家庭心理健康自助手册

叶大江　著

河北大学出版社
·保定·

家庭心理健康自助手册

出 版 人：朱文富
责任编辑：田 阳
装帧设计：张彦琪
责任校对：王亚薇
责任印制：常 凯

图书在版编目（CIP）数据

家庭心理健康自助手册 / 叶大江著 . -- 保定 ：河北大学出版社，2021.5（2023.7 重印）
ISBN 978-7-5666-1837-5

Ⅰ. ①家… Ⅱ. ①叶… Ⅲ. ①心理健康－手册 Ⅳ. ① R395.6-62

中国版本图书馆 CIP 数据核字 (2021) 第 068270 号

出版发行：河北大学出版社
地址：河北省保定市七一东路 2666 号 邮编：071000
电话：0312-5073019 0312-5073029
邮箱：hbdxcbs818@163.com 网址：www.hbdxcbs.com
经 销：全国新华书店
印 刷：涿州市般润文化传播有限公司
幅面尺寸：170 mm × 240 mm
印 张：19.75
字 数：291 千字
版 次：2021 年 5 月第 1 版
印 次：2023 年 7 月第 2 次印刷
书 号：ISBN 978-7-5666-1837-5
定 价：58.00 元

写在前面的话

我们普通人通常都认为，心中的“苦因”是原生家庭或过往的创伤造成的。就像一堆干柴起火是由一根火柴点燃的，表面看起来确实是火柴点燃了这堆干柴，火柴是起火的“因”，实际上干柴本身可燃才是主因、内因，火柴是“缘”，或者叫外因。一切外因要通过内因才能起作用，这是常识。

本书的目标就是指向“内因”，人心会觉得苦的内因。书中通过 21 个价值观、21 个角度，来帮助读者看清楚内因。几十篇文章就是几十面“心中的镜子”，照见造成痛苦的内心冲突，就是底层价值观与现实的冲突。心灵进入没有冲突的状态，“苦因”没了，自然除去心中一切苦。

作者引用了大量的“生活场景”和非常生活化的真实的咨询案例，力求用最生活化的语言，把看似复杂的心理问题表述得简单、清晰。用这么一本小书的篇幅，用一个最根本的办法——觉知，使读者解决心中的一切苦。书传递的是知识、方法，“觉知”的能力需要在日常生活中无时无刻地训练。一篇文章的学习，一日“觉知”的练习，都会有收获。日积月累，功到自然成，就像一粒种子长成一棵大树，需要足够的时间，但是没有难度。

【初心】“回到初心”是这个时代的流行语，我们的初心是：定位于服务家庭，解决家庭成员、亲朋好友之间的“相爱相杀”，尤其是“亲子之间”的相互伤害。2020 年疫情期间，居家办公学习生活促进了家庭成员的情感交流，同时家庭矛盾也集中爆发了，这也成了本书编写的“第一动机”——把所有的“经验”分享出去，让更多人受用。秉持“此事不一定由我成，此功不一定由我立，此利不一定由我得”的价值观，真诚地希望每个家庭都能和谐幸福。

【自助】本书撰写过程中，着重从咨询师和求助者两个角度来写，即师、生两个角度。读者也可以是“咨询师”的角色，比如家长充当咨询师，孩子充当学员。书中还加入了大量的“思考题”，让读者参与思考、参与到自助解决问题中来。每一篇文章的最后都有“读者参与”，让读者思考，迁移到自身来运用。一般的心理问题家庭成员之间自己可以解决，家庭中大部分的“小事”无须求助于职业的咨询师。还有，因为我们国家的实际情况受到“家丑不可外扬”“清官难断家务事”“只有精神病才找心理咨询师”等观念的潜在影响，家庭有这方面困难，也很难去找别人求助，找专业人士求助的就更少了。当然，有资质且具备这个能力的咨询师资源稀缺、咨询师水平良莠不齐、求助者经济上的压力也是相关的重要因素。自助是当下一个不错的选择。

【镜子】本书定位为读者的“镜子”比较合适。读者以常识、通识为基础就能够读懂这本书。书中的每一篇文章都像一面镜子，从不同的角度照见心理“阴影”，只要照见了，就照亮了，自己就能解决自己的问题，可以自己“修理”自己，也可以读懂了指导亲朋好友，学会“修理”别人。当然最主要的还是“自己修理自己”，这样会来得更直接、更高效。书中最后一个模块“引经据典篇”，把传统的文化依据推荐给大家做个参考，那些是经过历史验证的经典之作。

【期望】书中所用的方法和案例都是在实践中“千锤百炼”过的。因为作者在实际工作中就是咨询师、一线工作者。案例解析是直接面对求助者咨询实践的经验积累。经验、知识本来就是集体的智慧，本来都是学来的、继承先人来的，写成书就是大家的了，没有任何门槛，大家可以任意使用。编写这本书就是期望更多人能够从中受益，其中也包括咨询师同行，希望作者可以为同行提供可供参考的案例经验，帮助他们提高咨询服务水平。

【感谢】首先，感谢多年来在生活和工作中积极参与、无私帮助我的线上线下的朋友们；其次，感谢在本次编写、出版中众多朋友的各种支持；

最后，要提前感谢的是读者，期待众多的读者通过阅读本书，能够解决自己的困惑和困难。每个人只要学会帮助自己，就朝着“人人真善美、天天爱和乐”的目标前进了一小步，这一小步从全社会整体看，着实就是一大步。因为只要每个人自己心中充满了爱，对别人就不会有伤害，这是我们所有人都梦想的美好景象。

如何阅读和使用本书

本文作为一篇导读和使用指南，站在作者角度专门讲解如何阅读和使用本书，希望有助于读者获得更大的收益。

读者朋友们可以在阅读心态上，把本书当作与作者进行跨时空对话的“媒介”。借助于本书，等于是我们在对话、在探讨，不把作者当权威、当老师，只是朋友间的探讨、交流。

【案例故事】讲述对应这篇文章的背景。有助于读者了解、同理类似的场景。用文字沟通损失是很大的，有了背景的铺垫，读者再有类似的场景来迁移到自己的经历，更容易有感同身受的体验，也更容易同频交流。

【核心冲突】本文重点要解决的冲突。读者如果有针对性地阅读，除了看标题，最重要的是阅读这个部分。如果读者也有类似的冲突需要解决，那么这篇文章可能就能够帮到你，做到目的明确的阅读。

【过程重现】咨询、辅导、交流的过程记录。这个部分是对话的形式，没有完整地呈现对话的过程，只截取关键部分或者比较合乎整个流畅沟通的需求部分。真实的过程中常有“跑题”和无关紧要的对话，那些都省略了。在这部分中，读者可以依据自身的需要把自己带入角色中。辅导与被辅导，两种角色都可以体验和使用。这主要是帮助读者身临其境地了解辅导、对话的过程，了解提问的方法、技巧，更好地从中观摩和学习。

【学习要点】作者想要传达的要点，也是学员可以学习到的内容提要。这个部分很多是以“问句”方式出现的，读者带着这些疑问进行阅读，或许能更好地吸收到应有的精华。

【观念升级】只用于价值观部分。这里体现的是一般的、大众化的价值观是什么，本文想要传达的价值观是什么。这两个价值观是有“差异”或者是“冲突”的。读者通过阅读这部分可以同时了解多种价值观，至于如何判断，完全由读者自己选择。

【生活观察】引导读者回到自己的生活去观察、去发现，让读者找到相同、相似的场景和感受，以便有一个共同的出发点来阅读本文。生活观察又是最重要的切入点，没有观察和发现，本书的内容就变成了“无病呻吟”。对生活没有观察和反思，人就会很容易不断地犯相同的错误。这部分的目的就是启发大家对生活要留心，逐渐学会在生活中仔细观察和反思。

【详细解读】本文的正文内容。这部分内容以观察、分析、解读为主，也会有一些经验的介绍和方法的推荐。

【层层深入】本文的详细内容部分。从一个核心观点出发，层层分解、步步深入，让读者参与到探索中来，加入到纸面交流中来。

【原文引用】本文主要引用的内容出处、原文内容。主要来源于传统国学经典中的名句。

【参考译文】对引用的经典语句的解读。这部分内容只是个参考解读，不是学术研究，不作为研究、考证的依据，只供读者参考。

【学以致用】从引用经典语句出发，如何运用到自己的学习、工作、生活中来。这部分是该书的主要内容，其中的解读与运用，值得大家思考和学习。

【读者参与】每篇文章的末尾部分，是留给读者思考、自己解决问题的部分。读者不只是阅读借鉴本书内容，而且需要切切实实地解决自己的困扰，把本书当工具书来用——关键就在这里。

阅读本书还有一个关键：本书有大量的“问句”，很多文章中也有“留白”。这些就是想让读者参与思考和回答。如果读者愿意花时间和精力来做，那将是作者最真诚的期待，也将带给读者最大的收获。读者自己思考获得的理解与感悟是读者自己的。作者写出来的，毕竟是作者一家之言，一个角度的见解而已，你的视角很重要，你的收获更重要！那就和作者一起来“完成”本书完整的写作吧，空白处就交给你了，谢谢！

目录

第二篇 常见底层观念解析篇 \\\ 85

第三篇 生活大观篇 \\\ 165

第四篇

引经据典篇 \\\ 269

第一篇：案例深度解析篇

本篇全部由真实的案例改编，采用对话的形式来编写，目的是还原对话的场景，有情景感，方便读者阅读与借鉴。对话的过程隐藏着辅导的“次第”，换句话说，对话的顺序也很重要。对话的过程就是辅导的过程，就是学员观念转化、思想跃升的过程。

本篇还有一个作用，那就是给非咨询行业的读者一个窗口，让他们了解咨询师日常是如何辅导学员的，尤其是了解咨询师如何“提问”。提问非常关键，咨询师不是教知识的老师，咨询师更像是导游——思想和心灵世界的导游，引导学员向内看、看懂自己，从而把自己从心理困境中解放出来。

爱只能给予，不能索取，越索取越匮乏！

彻底扫空伤心和委屈

【案例故事】李女士来哭诉她受到的“不公平”待遇：她是小学老师，平时上班劳累，回到家里还要做一堆家务。老公什么也不干，回到家就只会刷手机、玩游戏，小学四年级的儿子也跟他爸爸学。她感到十分痛苦，经常在家里和老公吵架，儿子也经常因为作业问题、玩手机问题被她打骂。她对家庭生活绝望到离家出走，多次想离婚却又放不下儿子，故一直处在“忍受”的痛苦之中。她长期很伤心，情绪低落，因一点小事就容易发怒，常觉得自己非常委屈、痛苦。她怎么也想不通，自己为家庭这么付出，这么尽职尽责，这个家怎么还会变成这样呢？更严重的是，儿子现在已经和他爸爸一样，吵不过她就和她打架！为什么他们不能理解她一点，她把所有的东西都投入到家里了，时间、精力、金钱，包括自己的学习成长也是以他们的利益为先，明明应该被温柔以待，最终却得到这样的“结局”，她要崩溃了。

【核心冲突】李女士觉得自己付出很多，却没有被家人温柔以待，没有得到自己想要的关心、温情、爱。付出和收获的不对等，使她感到委屈、愤怒、痛苦不堪。

【过程重现】老师：我感觉你压抑着很多委屈、愤怒和痛苦。你想从老公那里得到什么？

学员：我就是希望得到他的关心和爱。

老师：关心和爱你能够要得到吗？

学员：以前还偶尔能够要到，现在越来越难了！

老师：以前是怎么要到的呢？

学员：我一不高兴、脸色一变或者发点小脾气，他就会来哄我、关心我。

老师：以前这么做能够成功，现在这么做也应该能够成功才对呀。

学员：我觉得以前他是爱我的，现在他不像以前那样爱我了，所以现在这样做没用了，甚至有时候大吵一架都没用了。

老师：你认为方法没问题，而是他变了，对吗？

学员：以前我们一起上楼，我把东西递给他，他就会帮我拎着，现在……（学员一边抹眼泪，一边罗列好多件事情，用来证明她老公变了）

老师：真不容易，都这么多次了，你还打算继续这样下去吗？

学员：我也不想呀，就是不知道怎么办了。（继续抹眼泪）

老师：好的，我们一起来看看怎么办才好。我们一起来探讨一下，你的实际情况是不是这样的：你感觉到不被关心、不被疼爱了，你很委屈、伤心，然后就找机会发泄出来，借此机会想要老公哄你、关心你、疼爱你，对吗？

学员：是呀，难道不是这样吗？不找老公要，找谁要？

老师：你有没有怀疑和反思过自己的方法可能有问题呢？因为你已经要过很多次，却越来越要不到。

学员：没有！你说怀疑自己，怀疑什么？

老师：类比一下，我们拿一把钥匙去开门，使劲拧也没打开，我们不换把钥匙再试试，而是继续拧，有没有这样的感觉？

学员：（瞬间表情凝重起来）没有想过，一直都是这样做的。

老师：正常情况下，大家都这样做，不奇怪。我来告诉你一个非常浅显，同时又非常隐蔽的“原理”，你和我一起来了解、验证一下，说不定你就会彻底明白了。我们先来明确一个简单的定义：把有重量、有体积的物质称为实物质或阳物质，反之把没有重量、没有体积的物质称为虚物质或阴物质。这个你可以听明白吗？

学员：可以，老师你可以举几个例子吗？

老师：实物质就不用我多说了，手机、苹果等全部是实物质。知识、能力、抱怨、爱、指责、宽容等，这些都没有重量和体积，算是虚物质。实物质通过拿进来，也就是索取会增加，通过给出去会减少，对吗？

学员：对的。

老师：别急着回答，自问自答一下，再感受一下。

学员：（静默了几秒钟）老师，是这样的。

老师：实物质拿进来，自己拥有的会增加，那么对于虚物质呢？对于爱、关心这些虚物质呢？你自己多次尝试找老公索取，越索取越得不到，你发现有什么不对的吗？

学员：什么？没有发现有什么不对呀。

老师：发现不了，这也正常。我刚才说过，这是很明显又很隐蔽的原理。虚、实物质，一虚一实它们是相反的，获取的方法也要相反。实物质要通过“拿进来”才会增加，你来推导一下，虚物质怎样才会增加呢？

学员：那要通过“给出去”才会增加。

老师：对了，这就是“天道规律”，而不是道德说教。你用自己的经验去印证一下，比如你抱怨别人，你自己会越来越爱抱怨；你指责别人，你会发现指责会越来越多。而当你分享知识给别人时，你的知识会越来越多；你用自己的能力帮助别人，你的能力会越来越强。来，你慢慢体会一下，不着急。

学员：（脸色越来越凝重，突然又笑又哭）老师，怎么会这样呢？难道我之前几十年都做错了吗？

老师：我理解你的心情，我也有过同样的经历。我们都人到中年了，但你知道“半瓶酒”的故事吗？（停顿）

学员：不知道。

老师：我们去买酒，到家门口时摔了一跤，酒瓶破了，剩下半瓶酒。这时候是哭，还是笑？

学员：这个我知道，如果我想摔跤了还能剩下半瓶酒，太好了，那就笑。如果抱怨自己不小心，这么倒霉，那就哭。

老师：非常好。虚实物质，虚物质要给出去，才能增加。爱要不断地给予，自己才能拥有爱，才会获得爱的能力。现在人到中年才懂，是该哭，还是该笑呢？

学员：那还是笑的好。

老师：恭喜你！你知道为什么过去这么苦了吗？知道将来该怎么做了吗？

学员：知道了，真的明白了，这也太简单，但是也太坑人了！

接下来，我们又聊了一些轻松愉快的话题。很快，这个学员当天就回去实践，给老公问候、拥抱等，虽然老公说她是不是神经线搭错了，但是她一样很快乐，同样是做家务，心情却完全不同了。她的夫妻关系、亲子关系全部慢慢地转变了。虽然还是会有些反反复复，但整个家庭氛围已经大为改善了。她老公说这次咨询真的救了他一家人，还亲自来感谢我。

【原理提炼】实/阳物质通过索取、拿进来会增加，给出去会减少；虚/阴物质通过给予、给出去会增加，索取会减少。这是非常浅显的“天理”，但是很多人都做错，并且错到完全不自知！特别需要注意的是，有时我们因为索取习惯了，索取不到就愤怒、委屈。想要彻底转变旧习惯，就需要时常觉知、提醒自己。

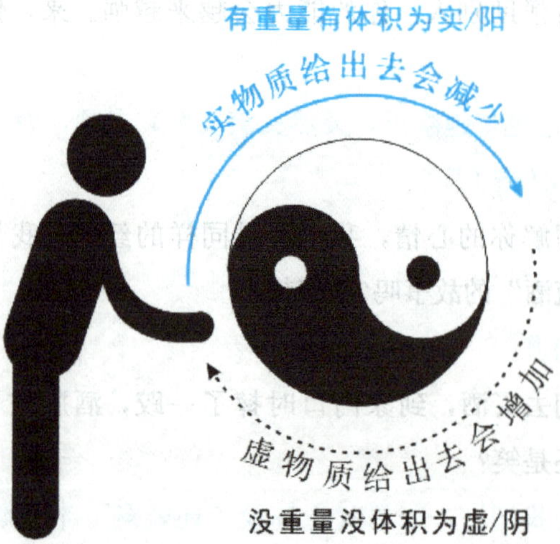

【读者参与】请你在自己的记忆库中检索一下，定位到其中的一件事，

一件自己觉得愤怒或委屈的事，并把这件事情用一句话描述出来，然后问问自己需要什么，这个需要是虚物质还是实物质，要用什么正确的方式才能得到，从而彻底避免自己受伤。

1. 事情是什么？

2. 需要（想得到）什么？

3. 它是实物质还是虚物质，得到它的正确方式是什么？

别人伤害你一次，你却伤害自己无数次！规避记忆、错误思维的伤害。

止住忘不掉的伤痛

【案例故事】有一个叫小美的女生，20岁出头，个子不高，但长相姣美，属于那种典型的小巧玲珑的东方美女。我们共同的朋友带着她来找我，她不敢一个人来。见面时她低着头，两只手一直做着各种小动作。我让朋友在客厅喝茶，我们到小办公室里面对面聊。她一张口就哭了，轻声抽泣到全身抽搐。原来她六七岁的时候被爸爸的同事性侵了，但又不敢说，后来还有在公交车上遭遇咸猪手的经历。她怀疑自己现在已经患上“恐男症”了，不但不敢和男性谈恋爱，就连坐电梯、走路时有男人跟得近都会很紧张。甚至她最近已经在同“女朋友”交往，这种非正常的生活使她十分痛苦。

【核心冲突】此时，从她被性侵至今已经过去10多年了，法律诉讼时效已过，报复不可行，忘记做不到，这使她越来越痛苦。

【过程重现】我拿出纸和笔，一边聊着一边画，等到她平静下来了，我们就切入主题聊。

我：事情显然已经都过去了，10多年了你还一直处在过去的伤痛中，还经常想起被性侵的事，对吗？

她：是的，只要有男人靠近我，我就会不自觉地想起，还有自己晚上一个人睡也会怕。

我：被性侵，真是件不幸的事，我能够理解你的感受。那我们一起来想一个问题，过去的已经过去了，神仙来了也没办法挽回，对吗？

她：是的。

我：显然过去的事情对今天的你还有巨大的影响，对吗？

她：是的。

我：那么，请问连接过去和现在之间的纽带是什么？

她：（思考了一小会儿）就是我会经常不自觉地又想起这件事，想起来就停不下来，就会很痛苦、很害怕。

我：这个纽带就是伤痛的记忆，是记忆对吧。假如我能够像删除电脑中的指定文件一样，把这个记忆帮你删除了，你就没东西可想，也就没痛苦了，对吗？

她：但是，没有办法删除呀！我就一直想要忘记，可就是忘不了！

我：是的，没法删除，所以我说的是假如，假如能够删除，是不是就能够止住这个痛苦呢？

她：应该会。

我：现在就是忘不掉、删不了，怎么办呢？

她：我就是不知道呀！

我：那好吧，回到你被性侵这件事本身。我们现在有三个办法：一是法律诉讼，二是报复，三是淡化忘记。除此之外还有没有其他的方法呢？

她：法律诉讼，我没有证据，而且时间太久了，甚至对方具体是哪个人我也忘记了……报复也不行，两败俱伤。没有其他办法了。

我：很好，你分析得很清楚。你听说过惊弓之鸟和“一朝被蛇咬，十年怕井绳”吗？

她：听过，我现在就是这样的。

我：你发现了吗，过去痛苦的记忆会记得特别久，为什么？

她：因为会经常想起来，触景生情。

我：是你一个人这样，还是大家都这样呢？

她：应该大家都差不多吧。

我：为了让你更深入理解记忆的作用，我们来观察一下其他动物。请问是人类的繁殖能力强，还是蟑螂的繁殖能力强？

她：当然是蟑螂。

我：蟑螂、蚂蚁等，当你要拿火烧它，它会逃跑，但只要离开温度影响区，它们又开始慢慢走了，完全忘记了刚才的危险。甚至当它们从被烧死的同类身边经过时，也跟没事似的，继续该干什么就干什么。但如果人类也这么不长记性，能够繁衍生息到现在吗？

她：不能。

我：你看，我们人类的大脑有“长时记忆”的能力，能够牢牢记住、经常回放重大的伤害事件，这是老天给人类的功能，它有效避免了人类的灭绝，但是我们经常用这个功能来干什么呢？你看看是不是这样的：过去的伤害，如同被捅了一刀（我拿着笔示意），我们时不时想起来，是不是约等于又捅了自己一刀呢？这么算下来，是性侵你的人伤害你多，还是你自己伤害自己更多呢？

她：我自己！（泪崩）

我：是不是我们误会了老天，错用了老天给我们的长时记忆功能，错用回忆来伤害自己了呢？

她：（哭泣中，许久才说）那，我应该怎么办？

我：你看，你的大脑是不是可以想过去，可以想未来，可以想这里，也可以想老家的父母，哪怕我拿着枪逼你不能想，但也并不能真正控制你，对吗？

她：是的。

我：那好，你要想什么是你的自由，如果你偏要去想过去的痛苦，别人有办法吗？

她：没有！

我：那你知道应该怎么办了吗？

她：没有别的办法了，只能不去想，慢慢忘记它。

我：你知道你痛苦那么久的根本原因了吗？

她：我知道了。

我：别人伤害你一次，你通过回忆伤害自己无数次。我们为什么要把造成自己痛苦的主要原因拿回来，这么做有什么好处？

她：好处？

我：主要原因在自己，还怨别人吗？

她：没法怨了。

我：不怨了，心里还苦吗？现在立即感受一下，问问你自己。

她：（沉静了一会儿）好像好一些了。

我：我们在上学时，没人教我们了解自己，没有人告诉我们如何正确地使用自己的记忆功能，所以我们错用了记忆用来趋利避害的功能，使它伤害到了自己。不知者不为怪，现在你能够彻底原谅自己了吗？

她：可以。

【原理提炼】长时记忆是人类的强项，是天赋的"好东西"，请别用它来记仇和伤害自己，我们应用它来积累知识和趋利避害。这不是转念，是真实地、不自欺欺人地把痛苦的主要责任归结到自己，归结到无知的犯错，这样更容易释怀，容易放过自己，彻底原谅自己，从而摆脱痛苦。我们需要知道，恨别人，苦的是自己！

【读者参与】如果你也有忘不掉的伤痛，在本文的最后，也请你做一个自我疗愈。

1. 一句话描述你的伤痛：

2. 反复阅读本文，总结一下我们痛苦的根源在哪里，谁应该为此负主要责任，我们应如何摆脱痛苦？

3. 长时记忆是人类大脑特有的强大功能，思考一下：这个功能带给我们的好处是什么？坏处是什么？观察生活，仔细思考，把想到的都写出来，你一定会有所收获。

4. 结合上面的"原理提炼"，用它来指导自己彻底化解怨气和伤痛。

从心理视角看时间，消除了心理时间，心理痛苦将无处藏身。

时间根本就是个骗子

【案例故事】我时常和几个朋友一起喝茶聊天，谈心理问题，聊心灵成长。有几次我们聊到了“时间”这个“敏感话题”，每个人都能够随便举几件事情出来，证明过去的事情对自己有伤害。我们似乎很容易就证明了过去是存在的，是曾经存在过的，所以根本没有想过“时间存在与否”这个问题，对此我们进行了一次比较激烈、深入的现场讨论。

【核心冲突】时间存在吗，时间以什么形态存在，时间存储在哪里，时间有什么作用等。

【过程重现】我：我们一起来探讨一个问题——时间真的存在吗？

朋友：笑话，这个问题还用探讨！时间当然存在了，没有时间，你怎么赶飞机、怎么坐火车、怎么约会、怎么上班！

我：你说的没错，这是外在的、物理的时间。现实社会中没有时间，人们将无法统一行动。因为不同的国家，可能处于不同的时区，他们设定了不同的时间，但可以精准换算。我再校准一下问题——比较深入的问题，你思考一下再回答。请问：过去是不是已经过去了，消失了？

朋友：是的。

我：未来到来的时候就是现在，对吗？

朋友：未来就是还没来，比如我现在可以知道有明天、后天。

我：（举了一下眼前的茶杯）你能够用你的舌头去品尝明天、后天的茶吗？

朋友：不能！

我：显然，我们拥有的只是现在，也就是只能活在当下，只能吃当下的东西、呼吸当下的空气、感觉当下的温度，等等，对吗？

朋友：这是显然的。但是，过去曾经存在呀，谁没有过去呢？未来虽然无法完全把握，但是该来的还会来，比如明天早上太阳一定会升起，对吗？

我：明天的太阳当然会升起来，哪怕被乌云遮蔽，太阳肯定还在，这点我们都认同。我再问你明天、后天这些未来的时间存在在哪里？

朋友：明天自然会来，不需要存在在哪里。

我：好吧，我们来换一个动物视角，比如是蚂蚁这种没有长时记忆的动物。假如我们没有了长时记忆，3 秒钟前的事情就全部忘记了，没有了记忆，思考也就没有了原材料，对吗？

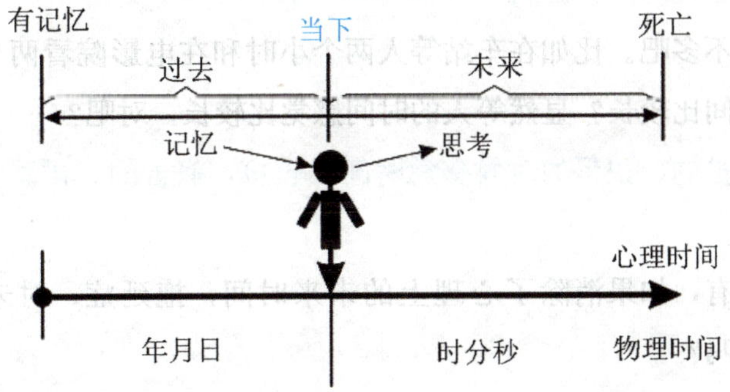

朋友：思考和记忆有什么关系？

我：来，请你想一想：我六姑姑的小女儿养的是什么宠物，叫什么名字，得了什么病，应该怎么治？

朋友：我明白了，这些在我的记忆里不存在，所以无法思考，硬要想也是依据一些已有的信息进行推理。

我：继续，此刻以前的所有记忆都没有了，文字、钟表、一切学来的知识都清空了，只剩下动物的本能，请问昨天、明天还存在吗？换个动物视角来说，对于蚂蚁而言，昨天、明天存在吗？

朋友：从这个角度来思考，那肯定是不存在了。

我：我们可以初步得出一个结论——时间对于人类，对于有记忆有思考能力的人来说是存在的，对吗？那么当这些条件不满足时，时间就不存在，准确地说是人类发明的这些有关时间的知识和计时方法、计时工具，对于没有记忆、没有思考能力的人或动物来说是没有意义和价值的，对吗？

朋友：哪怕人类都灭绝了，其他的物种同样生存在地球上，同样有客观的存活时间，那么时间对于它们同样有意义，怎么会没有意义呢？

我：又绕回去了，客观存在的东西，独立于人类而存在的东西，那是它们的事情。我们只是借助一个动物视角来看记忆和思考的关系。现在回到主题，我们主要来看人类心理上的时间，和这个心理上的时间对我们人类有多大的影响。我们引入一个暂时的名词吧，叫作心理时间。我们接下来就讨论心理时间。

朋友：心理时间，那就是一种时间感了，对吗？

我：差不多吧。比如在车站等人两个小时和在电影院看两个小时电影，哪个心理时间比较长？显然等人的时间感觉比较长，对吧？

朋友：是的，快乐的时候感觉时间比较短，痛苦的时候感觉时间很长，很难熬。

我：还有，如果消除了心理上的未来时间，拖延症、对未来的恐惧、焦虑还存在吗？

朋友：这个我不知道，没想过。

我：先降低一点思考难度，请问假如一个被医生诊断为他的生命只剩下最多三个月、也可能活不过一个月的高一学生，他还会对高考产生恐惧吗？换句话说，高考对他还有恐惧的威慑力吗？

朋友：那肯定没有了。

我：有些人知道自己活不了多久时，心态上反倒积极了，他们会想尽办法把剩下的为数不多的日子活好，把过去的仇恨、抱怨等也都放下了，把不应该去追求的、过度执着的目标也全部扔掉了，心胸一下子开阔了，心理负担也一下子全扔掉了。结果本来该死的时间到了，人却还活着，那就是赚了，继续这么活着，活多久算多久，结果多活了几年再去查，那该死的病早就自已好了。

朋友：是有这样的案例，这叫向死而生的活法，有很多人在推荐。

我：从这样的案例中，我们可以学习到什么？

朋友：就是心态好了，疾病也自然会好转，至少会有利于康复。

我：还有吗？心态是怎么变好的呢？

朋友：放下呀！

我：怎么放下的呀？

朋友：被医院诊断，没多久可活了，不放下又能怎么办呢？

我：放到我们自己身上，我们又没得病，也没有诊断书，我们能不能做到放下呢？放下时还要能够做到同样的心态和同样的效果。

朋友：这个应该是可以的吧，看情况。

我：你的回答很精准，我们中国人做事说话，很注意实际情况，不教条，讲究实事求是，具体问题具体分析。反观自身，你自己，你能否把心理时间去掉呢？看清楚心理时间是学来的、想出来的，把这个心理时间去掉，是不是就达到效果了呢？

朋友：我一时还没完全转过弯来。

我：好吧，认识了起源，就会认识根本。我们先来看清楚时间，时间不是固体、液体、气体，对吗？

朋友：是的。

我：我们再来探讨一下关于存在的形态，火焰是什么，钢琴曲是什么？

朋友：火焰是可燃物质的化学反应，钢琴曲是物体敲击发出的声音、是声波。

我：那么，时间是什么？

朋友：我不知道。

我：再换个角度探讨一下，一秒钟是多长，是天然有的还是人规定的？

朋友：人规定的。

我：延伸下去，一分钟有几秒钟，一小时有几分钟，一天有几小时，一年有几天，是不是都是人规定的呢？

朋友：肯定是的。

我：比如，我们中国现在用的农历，又叫夏历，据说就是夏朝制定的，也就是我们的华夏祖先制定的历法。里面还有二十四节气，这些都是先人规定的，对吗？

朋友：是的。

我：先人规定的，我们学习和应用，这些都是知识，是学习来的，对吗？

朋友：是的。

我：现在看懂了吧？时间对于我们来说，它是知识，是信息，是存储在我们大脑里的信息或记忆。

朋友：懂了，时间根本就是个骗子，它就是存在意识中的信息。

我：那好，看清楚了时间、心理时间，那就能看清楚过去的事情只是残留的记忆；明天、后天、未来这些心理时间，也只是学习来的信息。它们本质上都是一样的，都是记忆中的信息。

朋友：是的，我明白了。

我：我们现在懂了，也更多了一些理性，知道我们能够拥有的只有当下，也只能活在当下。过去再不想放下，也会自然放下；未来再多的恐惧，那也只是存在大脑幻想中的想法而已。这样就能把心安放在当下，也就是清除了心理时间，只剩下当下的时间。来，再喝一杯当下的茶，哈哈。

朋友：哈哈，喝茶！

【原理提炼】因为我们有记忆和思考推理的能力，借助记忆，我们会抓住过去不肯放下，会幻想未来，把未来不一定发生的事情借助推理能力来影响当下，搞得当下心神不宁。这就是心理时间带给我们的不良影响，当你真正看懂了心理时间，那么由它带来的不良影响自然会消失，心理痛苦自然无处藏身。

【读者参与】此刻，你看到这里问问自己：我能放下吗？我能够扔掉自己的心理时间吗？我看清楚心理时间的真面目了吗？

多看几遍案例，想一想、写一写，你能够自己写出来心理时间是如何形成的吗？当我们知道心理时间是如何形成的，就能够破解心理时间给我们带来的心理障碍，那么如果没有了心理时间的障碍，生活中哪些心理问题就会迎刃而解了呢？你值得花时间在这里反复尝试，相信会有意想不到的巨大领悟与收获。

千辛万苦证明了“错”全在别人，生气和痛苦的人却是自己！

“对错”比幸福重要吗

【案例故事】许女士是我多年的老朋友了，来学习是因为心中的“恨”已经爆了，差点和孩子爸爸动手。她来的时候把多年的苦水全都倒了一遍：他们没领结婚证，孩子出生到现在他一分钱抚养费没给；他特别小气，她拿点钱帮助别人，他就骂她多管闲事；就连她接受朋友送的衣服，他也会说三道四；最让人难受的是他说话非常难听，处处都带刺。孩子出生到现在都是她在养孩子，他几乎没管过孩子；当初为了让儿子上小学，把户口落在了他那里，结果儿子现在到了上小学的年龄，他却把孩子送到县城里的寄宿学校。许女士已经在寻找法律援助，想通过法律手段“夺”回孩子的第一监护权。

她才 45 岁，但头发几乎全白了，整个人憔悴不堪，身体也很差，常年有各种病痛。之前她来学习、做咨询的时候，一直在讲个不停，不论跟她讲什么，她都有“道理”立即反驳回来，辅导非常难以开展。直到最近一次深度对话之后，她才“安静”下来。她说自己身边的同事、父母、亲人都不理解、不支持她，她感觉自己生活在“众叛亲离”的状态中。

【核心冲突】她用非常多的“事情”证明孩子爸爸错得有多离谱，有多么不配做个父亲，件件都是“事实”，从而认定他就是个十足的“坏人”，一无是处。但是，极度痛苦的却是她！

【过程重现】我：我们已经聊了很多次，你的情况我也清楚了。你还有什么困惑要拿出来探讨的？

她：你们都说我错了，我觉得我没有错呀，尤其是有人说根本没有什么对错、善恶，难道孩子爸爸都没错，错的都是我吗，我不能接受！

我：好吧，我们重新校准一下问题，聚焦一下谈话的重点，这样你会比较清楚一些。我先给你一个基础的、解决困惑的思维模型。最底下一层叫“基础层”，讲的都是具体的人和事，也就是有对错、是非的层次；中间层是“逻辑层”，讲规律，不涉及具体的人和事；最上层先不讲，只是知道有它。

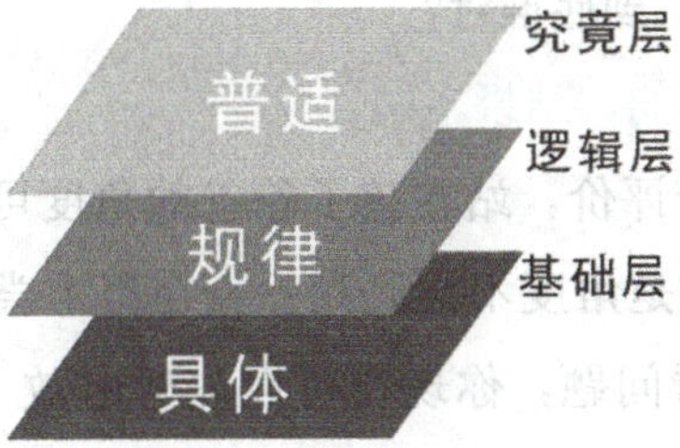

她：好，我就是卡在对错这里。还有，就是你们总说我不学会游泳，到哪个游泳池都不行。我是有两次婚姻，但我还相信爱情。我也看到生活中有很多过得很幸福的夫妻，只要找到合适的，怎么就不行，为什么需要改变自己呢？我觉得我没做错什么，要改什么呢？

我：好的，我们今天就聚焦这里，来深度探讨一下对错。你讲了孩子爸爸的很多错误，很多不对的地方，我给你简单复述一下，主要有五点：一，不给抚养费，不负责任；二，说话难听，经常出口伤人；三，小气；四，把孩子送去寄宿学校；五，什么都要管你。还有一些其他的细节，我就不多说了，大的方面我没有说漏吧？

她：没有，难道这些不是他做错了吗？作为一个父亲最起码要做的他都没做到。

我：好的，你讲到“最起码”，这是道德底线，你用道德底线来衡量孩子爸爸，证明他连底线都没有达到，他就是错。我听懂了，先放一放。我刚才给你讲了解决困惑的思维模型，你所列举的孩子爸爸的全部“罪状”，千方百计地证明了他是错的，他人品不行、道德不行，所有的事情都是你亲身经历的，证据确凿对吗？

她：当然了，这还不够吗？错得这么离谱！

我：好，你举的全部“罪证”都与具体的人和事有关，这是“基础层”的事情。俗话说“是非之地，不可久留”“不要搬弄是非”“清官难断家务事”等，就是因为纠缠在是非对错这个层面，很多事实在是讲不清楚，对吗？

她：这对错，不是清清楚楚的吗？

我：好吧，（我用手指沾了茶水，在桌上写了个“6”）你看，我看到的是 6，你看到的是 9，到底谁对？

她：都对，角度不同，结果不同。

我：比如小气这个评价，站在孩子爸爸的角度可能是节约，不舍得花钱。这不存在对错，这是角度不同。我一直在努力尝试的是，让你站在中间高度的“逻辑层”看问题，你现在可以先暂时放下对错，到“逻辑层”去看看吗？

她：可以，怎么看呢？

我：我来问你，你举那么多例子，浅层的目的就是证明他错了，你是对的。你千方百计证明了他是错的，好的，你成功了，你证明了他全错了，但是，你却更痛苦了。看清楚逻辑了吗？证明对方全错，痛苦却由你在承担，错是他的，痛苦是你的，天理何在？

她：他难道不应该受到惩罚吗？

我：聚焦一下，回到我的提问，你看懂你自己的逻辑了吗？

她：什么逻辑？

我：没听明白，我再说一遍。你不断地用生活案例、事实、道德、做人的底线等作为证据，去证明孩子爸爸做的都是错的。当你成功证明了你自己坚信的他就是错的，你是对的，但你自己却更痛苦了。你这么做的原因是什么，对你有什么好处？

她：我有什么好处，什么好处也没有！

我：换一个说法，如果没好处，你的大脑为什么会这么运作、这么思考，你怀疑过自己的大脑吗？大脑是不是像电脑一样中毒了，程序运算错误呢？当我们非常努力地证明了错都在别人，痛苦却由自己承担，大脑怎么会有这么奇怪的逻辑呢？

她：我从来没有想过这个问题呢！我好像有点明白了。

我：说说看，你明白了什么？

她：听你这么说，我好像明白了，这确实不太对劲，他做错了，却是我在承受痛苦，不应该是这个道理。他错了，应该是他受到痛苦的惩罚才对呀。

我：生活中人和人的冲突是造成痛苦的主要根源，尤其是与亲近之人的冲突，一般有四个步骤：一，长期相处，自然会有生活习惯、观念等冲突；二，因为冲突带来不好的感受，就会给对方一些评价，比如小气、脾气差等；三，不断用生活中发生的事情去证明自己给对方的评价，加强和确认自己的判断评价是对的；四，从积累到爆发，于是产生痛苦。你感受一下，是不是这么个过程呢？

她：（暂停了一会儿）是的。

我：看清楚自己大脑里的思维逻辑，现在倒回来，在具体的事件中看看对错。比如你说到你拿钱帮助别人，孩子爸爸觉得你多管闲事。你的角度是应该帮，也有能力帮，助人为乐是一种传统美德，对吧？

她：是的。

我：那他是怎么想的呢？

她：他就是说我多管闲事，自己又不是多有钱，连房子也还没买呢，自己都过不好，还去管别人。

我：好，他的价值观是先满足自己，有真正多余的闲钱再去帮助别人。他错了吗？持有这样的价值观，这么想的人非常多，对吗？

她：是的。

我：回到具体的某一件事上，你们之间的矛盾归根结底是“价值观”的不同，因为受到的家庭影响、学校教育、社会经验等的不同，人的价值观会有很多不同。包括，你愿意“捡”朋友的衣服来穿，他认为这样很丢脸，又不是买不起衣服，这是对惜物、对节俭的看法不同，也是生活态度的不同，这有对错吗？

她：但是他经常对我大吼大叫，脾气很不好，这让人很抓狂！

我：理解，同时你有没有大发脾气的时候呢？

她：有呀，遇到别人都好，遇到他我就成魔鬼了。我也这样！

我：你发脾气的原因是什么呢？

她：受不了了，然后就爆发了。

我：他是不是也是这样呢？你们是否相互把对方当作了情绪垃圾桶，相互宣泄情绪呢？

她：应该是这样的。

我：发脾气是否就是因为生活习惯不同、观念不同造成的冲突呢？

她：是的，现在我是看明白了，就是因为争对错，所以才产生冲突。

我：现在上升一层到“逻辑层”，离开具体的事情，来向内看一下，再一次看自己大脑里的思考方式。我们习惯于收集各种证据和道德依据，证明对方就是错的，结果是自己很痛苦，自己明明有理由，也应该生气，但却很痛苦。我们已经不知道多少次体验到生气和痛苦了，却还乐此不疲，一直这样做，为什么？

她：是经常这样做，像是上瘾了一样。

我：好吧，看清楚就好办了。你自己就会知道怎么办了。你现在明白我说的错是指思维方式的错，不是指具体哪件事上的错了吗？尤其是夫妻之间，在家庭生活中，生活习惯不同，说话不注意，金钱、教育等观念不同，这是普遍的现象。“横看成岭侧成峰，远近高低各不同”，就像盲人摸象的典故所讲，如果我们执着于自己这一个视角，去否定别人的视角，永远都扯不清楚，最终造成一堆的痛苦。

她：那怎么办？

我：在具体的事情上，别下结论和评判，尝试去问对方是怎么想的，都有哪些依据，对方是如何得出这样的观点等，也就是学会换位思考。因为“不同”，才需要包容。君子和而不同，小人同而不和。

她：就是不同！太好了，我今天对“不同”有了不一样的感受。

我：对，不同，所以你还要继续执着于自己的角度吗？还要持续争对错吗？争了对错，丢了幸福，实在是不划算。

她：我这下算是明白了，不同是一定存在的，对错是争不完的，我之前怎么就没发现自己的这个毛病，总是在争对错，结果总是自己生气、委屈和痛苦。

我：恭喜你，明白就好，重新来过，好好生活！

【原理提炼】我们很容易陷入具体事件的对错是非，而没有上升到逻辑、规律的层面去看待问题。我们没有发现自己大脑的运作模式存在缺陷，而是不断证明别人错，但承受生气和痛苦的却是自己。从人类学角度来看，这是人类从远古时代演化来的残留功能，即通过推卸自己的错误、指责别人，从而保证自己“有理”，不被部落驱逐。在远古时代，如果自己错了，被部落驱逐了，自己可能就没命了，这是个很强大的自我保护本能！但我们要时刻警惕，这个功能现在是否已经“过时”了，特别是在家庭生活中，有时不需要太在意对错，既然没有生命危险，无须过度自我保护。

【读者参与】请你借此机会来做个自我诊断，问自己几个问题：我能够坦然接受别人的建议吗？我能够接受并感谢别人的批评指正吗？在家庭生活中，我会不会急着和家人争对错，发生冲突时会不会倾听对方这么做的原因？自己会经常生气吗，如果会，是不是也是陷入了对错是非之争呢？

烦恼都是自找的，这说明自己就是源头，那就能自己清除！

烦恼都是自找的

【案例故事】柳同学是一名高中二年级的男生，他在浙江，请求远程视频聊天咨询。周日10:00咨询准时开始。他陈述了给他造成痛苦的主要有三件“大事”：一是考试时很紧张，遇到不会做的就更紧张，成绩出来很不理想，觉得对不起家长、老师，在同学面前更是抬不起头；二是到了高中，他变得几乎没有朋友，无法融入集体；三是每天教室、食堂、宿舍三点一线，两三个星期才休息一个周末。他现在整个人状态很不好，非常沮丧，已经到了每天都是“硬熬”又觉得始终熬不出头、非常疲惫的状态。

【核心冲突】高中学习压力大，我们往往很自然地认定巨大的压力来源于学校，但心知无力改变学校的任何东西，自己想要有所改变却又不知所措。

【过程重现】我：刚才你已经描述清楚了，主要就是考试紧张、没朋友、三点一线很难受这三个大的困难对吗？

他：是的，我感觉难受到已经受不了了，才让妈妈找了你。

我：好的，关于你自己的烦恼，还有其他的吗？

他：还有考卷发下来，我发现很多题都是不该错的，简直“裂”开了。我感觉自己已经很努力了，但还有许多同学看起来很轻松，成绩却比我好很多。

我：所以，你发现并不是所有同学都像你一样，你看到了别人有不一样的表现，对吗？

他：是的。

我：那么你认为造成这么大压力的主因是在学校、父母，还是在你自己呢？

他：应该是我自己吧，但是，我又不知道问题出在哪里。

我：那好，我们聚焦一下，我们一起来探讨探讨，看看问题到底出在哪里好不好？

他：好的。

我：这需要你配合，是我们一起来探讨，不是我一个人在找理由说服你，我们可以一起来探讨吗？

他：可以，毕竟这是我自己的问题。（很明显的疲惫和无力感）

我：我一会儿要你配合，你先看着我，我会给你几个简单清晰的指令，你照着指令做就行。

他：好的。

我：一，请你不要、不去计算 5 乘以 6 等于多少，不要计算 5 乘以 6；二，不要去想你爸爸叫什么名字，连你爸爸姓什么都不要去想；三，不要想杨梅，千万不要去想酸溜溜的杨梅，那会流口水的。（暂停几秒钟）请问，这三个指令你都做到了吗？

他：一个也没做到。

我：你大脑里出现五六三十了吗？清楚地看到大脑里出现计算结果了吗？

他：是的。

我：说到杨梅的时候，你有没有想要流口水的感觉？

他：有的。

我：再来一组指令，你继续去做，试试看，准备好了吗？

他：准备好了。

我：想一下你初三班主任长什么样，叫什么？想想你老家的房子是什么样子？任意想一件小时候让你觉得很快乐的事情，可以吗？（暂停几秒钟）这三个指令你都做到了吗？

他：做到了。

我：想一想，我让你做这两组指令的目的是什么，也就是为什么要让你做这样两组测试。

他：（想了一小会儿）第一组指令让我不要去想、不要去做什么，第二组是让我去做什么。第一组是失败的，第二组是成功的。但是，我不知道为什么。

我：你总结得很好，确实如你所说，两组指令就是这个意思，就是用来对比的。目的是让你看清楚大脑的工作方式，你不能禁止大脑，不让大脑不去想什么，但是你可以使用大脑，让它主动去想什么。这个最基本的原理，你已经亲自验证过了，是这样的结论吗？

他：是的，真的是这样的。

我：看清楚大脑是这么工作的：你没法禁止你的大脑不去想什么，但是你可以让你自己的大脑按照你的指令去想点什么。明白这个原理，对你有什么启发？

他：我还是不明白，这跟我的困难有什么关系？

我：好的，回到你其中的一个困惑，你觉得现在没有什么好朋友，他们似乎都不太愿意和你一起玩，你觉得和初中的时候很不同。你是怎么想的呢？你有没有主动去和同学们谈谈，去问问是什么原因造成他们没有更多地跟你一起玩？

他：我觉得是不是因为我的成绩不好？有的同学和我在一起玩了没多久，就又疏远了。

我：同样成绩不好的同学，也不会跟你一起玩吗？

他：我没有去问过，也没有认真跟他们聊过。

我：那好，结合刚才我们一起探讨的原理，你觉得同学不跟你玩，是不是你自己想象出来的呢？其实你并没有去做、去认真地表达想要和同学们做朋友的意愿呢？

他：是的。

我：那你知道该怎么做了吗？

他：老师，我好像有点明白了！

我：说说看，你明白了什么？

他：我可以让自己去想，想一些解决办法，想一些让自己开心的事情，想一些自己真正想要的东西。

我：非常好，还有吗？

他：老师，我好像没有问题了，什么问题都没有了！

我：是吗，非常好！其他两个问题都没聊，你就没有问题了吗？

他：是的，我觉得我没有问题了！我可以想自己想要的，其他那些不想要的不就被“挤”出去了吗，我可以解决自己的问题了！

我：那太好了！我们今天就聊到这里，好吗？如果还有其他的疑问，再让你妈妈联系我，再见！

他：老师，谢谢你，我可以了，没问题了，再见！（明显感受到已经笑出来的、愉快的感觉）

（他出去把手机交还给妈妈，他妈妈跟我用语音聊了一会儿）

她：怎么这么快，我们跟他谈了很多次，你们才聊了半小时左右他就跟我说没问题了。

我：你们不是专业的，谈不明白很正常。我没有劝，也没有说教，而是用引导的方法让他看到自己的问题在哪里，并且他自己可以解决。非专业的谈话通常不是劝就是说教，效果肯定没有他自己领悟的好。

她：我看到他笑了，好像压力一下子就没有了。

我：是的，他自己解决了自己的困惑，并且自己找到了方法。（闲聊了一会儿，结束）

【原理提炼】遇到烦恼我们应首先看懂大脑工作的基本原理，看到“思想是自由的”，是能够被自己自由使用的；其次，引导自己看到烦恼都是“自己想出来的”；最后，引导自己看到解决办法。解铃还须系铃人，当这个孩子看到自己能够主导，自己就是自己的主人时，信心一下子增强了，笑容也出来了。

【读者参与】我们也来自我诊断一下：你的生活中有没有一些“感性”的小烦恼呢，比如因为某人说了什么难听的话而难过很久；给朋友发消息，很久没得到回复，于是开始胡思乱想；无意中说了些什么话，担心朋友误解，自己翻来覆去睡不着等等。如果你时常也会有这些小烦恼，应该如何处理呢？

心里苦的根源是什么

【案例故事】一个叫风的女人，她28岁的时候在父母“逼迫”之下嫁给了一个相亲对象。他们结婚后没多久就生了一个儿子，然后离婚了，接着又复婚了，最后又离婚了。后来风自己带着儿子来到厦门定居。现在差不多10年过去了，孩子上了小学六年级，“叛逆”严重，跟妈妈又吵又打的，最后完全不上学了，风痛苦得受不了。风的妈妈也时常跟他们住在一起，也会跟风的儿子吵架，三代人搅在一起，全都很痛苦。我在给风的儿子做辅导的时候，让儿子去拥抱一下妈妈，儿子却连手都不让妈妈碰。

【核心冲突】他们陷入严重的情绪冲突中，每个人都在指责、都在发泄，但不知道“出口”在哪里。

【过程重现】我：通过你的描述我得知，你在28岁的时候被你父母逼着嫁给了孩子爸爸，对吗？

风：是的，当初我妈妈……（各种一哭二闹三上吊之类的描述）

我：我听清楚了，这么多年你一直都在痛苦，心里很苦对吗？

风：是的，这么多年都已经苦到麻木了。

我：那你清楚苦的根源在哪里吗？

风：就是那段让人痛苦的婚姻，难道不是吗？

我：从直观上看是的。但可以深入一些，我们一起来找一下你内心痛苦的根源在哪里，好吗？

风：可以的。

我：从这个问题开始，你们去民政局登记了吗？

风：登记了。

我：登记的时候，有没有人拿刀架在你的脖子上，逼你签字呢？

风：没有。

我：接下来，在洞房花烛夜的时候，有没有来几个人把你按住，扒光你的衣服让你被强奸呢？

风：没有。

我：那你说被迫结婚是什么意思呢？

风：……（沉默、犹豫）

我：是不是在那个时候你自己选择了听从父母的话，选择让父母顺心呢？

风：是我自己选择的。（脸上的表情开始出现明显变化，眼神变得明亮了）

我：你之前认为自己是“被迫”的，对吗？

风：是的。

我：接下来，你过了长达10多年的痛苦的单身生活，辛苦地独自承担抚养孩子的责任，这一切你是做给谁看呢，换句话说，你为什么这么做呢？

风：（沉默了一会儿）做给我妈妈看。

我：为什么要做给你妈妈看？

风：（沉默）

我：你是不是想用你的痛苦，证明你妈妈之前的逼婚行为是错误的，从而让跟你一起生活的妈妈也一起痛苦？

风：是。（泣不成声，然后表情亮了，露出了久违的笑容）

当天20:47分我收到了风的微信。微信中有一段话是这么说的，我一字不差地抄下来：“叶老师好厉害，三言两语就把我十几年的心结解开了。现在再回想过去种种就像看了场电影，自己就像局外人。好神奇！”

后记：又过了几天我收到风发来的微信说，她约前夫见面了，还在家里煮饭给他吃，孩子记事以来第一次见到了爸爸。她又在微信给我留言说：“心灵工作者真的好神奇，叶老师真的好厉害！记得几年前他跟踪我到单位，我当时正在干活，回头看到他时，手里的东西莫名其妙地就飞了出去，然后莫名地生气到发抖。但我昨天的心态很平和，感觉如果可能的话，我应该不会介意和他做个朋友（笑的表情），这心态变化真的是完全颠覆想象（调皮表情）。”

风前几天告诉我，她和儿子的关系修复得非常好，孩子今年9月也要回学校上学了，她两天前刚刚为了他上学方便搬家到学校附近。

【原理提炼】俗话说：叫苦连天，仿佛苦的事情都是“天”干的。其实只要心不甘、情不愿，心里就会感受到“苦”，这是天生的感受苦的能力和方式。再好的事情，只要“被迫”，或者觉得是“被迫”，心里都会有苦，甚至会演化成“暴力”反抗事件。

【读者参与】如果你的心里也有一些“苦”，并且你有意愿要自己疗愈自己，接下来的“主角”就是你自己了，请依照着下面的提示自我疗愈。

1. 用一句话写出：我的痛苦是什么？（比如××失败让我很痛苦、××事情的发生让我很痛苦之类的，注意别被我诱导，这只是示范）

2. 用一句话写出：在这个痛苦里，我的期待是什么？换句话说，我希望事情是怎样的才使我满意。

3. 用一句话写出：在这个痛苦里，实际发生的事情和结果是什么？

4. 落差=你期待的结局－实际的结果，请自己评估一下这个落差有多大？

5. 你如何在一念之间消除这个落差呢？落差消除了，痛苦还在吗？

类似的案例还有很多，甚至有些案例的主角情况严重到长期处在抑郁、自残甚至自杀未遂的状态，通过辅导和自我疗愈，大多都能够起到很好的、立竿见影的效果。既然自我疗愈这么简单，如果恰好你也有“痛苦”“烦恼”的事情，就试着自我疗愈一下看看。自我疗愈私密安全，放心做吧。

循序渐进是自然法则，找到合理的顺序，问题已经解决了一大半！

疗愈自己不需要外部条件

【案例故事】她通过朋友加了我的微信，第一句话就说："叶老师，我想杀一个人，一个害了我一生的人。"事情在意料之中，那个人指的就是她的老公，她甚至听到别人说他们是夫妻都会很不舒服，不想跟他有任何关系。简单沟通之后她来到我的工作室，是下午上班期间请假"偷跑"出来的，傍晚还要准时回家，否则她老公就会和她吵架。私聊开始的时候，她问我要了几张 A4 纸，自责地说准备得好好的又忘记带了。然后她在纸上边写、边画、边讲。关键因素就三个人：她本人、她老公、她自己的妈妈。她老公因为钱的问题和她妈妈已经没有了往来。她老公常年有病，但是对她却是控制严格，她感觉生活没有任何"空间"，压力巨大。同时，她花费近 20 万元报名 MBA 学习，周末也安排得满满的，时间总是不够用，整个人非常紧张。结婚前她的年收入有 30 多万元，结婚生子之后再出来工作，积蓄全花光了，工资也没有以前高。一系列的事情已经把她"压迫"得无法招架，不知道即将在哪一天崩溃。

【核心冲突】她的事情太乱、太杂，找不到头绪，找不到下手处，更不知道解决自己痛苦的关键在哪里。她已经迷失在工作、赚钱和家庭关系的痛苦之中。

【过程重现】我：在你刚才画的这张纸上，来标注上序号，一是夫妻关系问题，二是钱的问题，三是工作和学习问题，四是你老公和妈妈冲突的问题。你认为哪个是优先要解决的问题？

她：钱的问题。你看，钱的问题解决了，他就不会整天跟我计较，也就不会跟我妈发生冲突，我工作也不用这么拼命。我现在周末还要去上MBA的课程，一点空闲时间也没有了。

我：好的，顺着你的思路，现在关键来了，钱从哪里来？

她：钱要去赚呀，我现在的工作收入没有结婚前高，结婚前做翻译，在外企工作收入很好。现在不行了，所以要去学习，提升能力。

我：钱不是凭空来的，对吧。那是通过工作，通过学习提升能力，提高收入才能解决的，对吗？

她：是的。

我：那么优先解决的不应该是工作和学习的问题吗？

她：对呀！我也乱了。

我：你现在的工作收入没有以前高，你希望通过学习提升能力从而提升收入，这是很好的思路。那么，现在问题聚焦在：你如何才能在工作学习中提升能力，这背后的关键是什么？

她：我不知道，是什么？

我：你现在能够全力以赴的工作，并且专注于提升、改进和有创造性地工作吗？

她：不行，整天都忙得不可开交。

我：那么学习呢？能够静下心来高效地学习吗？

她：也不行，经常心烦意乱的。

我：要改善工作质量，提升学习效率，关键在哪里，清楚了吗？

她：还是不太清楚。

我：显然，工作的关键是你的状态，学习的关键也是你的状态，你现在状态怎样？

她：状态很差，很烦、很累，时间安排得也非常紧，整个人长期都在焦虑的状态中。

我：那是不是改善你当前的状态才是目前首要的事情呢？

她：是的。我要怎样才能改变呢，钱的问题没有解决，那些烦心事怎么解决？

我：注意，又绕回去了，绕回钱的问题去了。钱的问题——工作问题——学习问题——状态问题——钱的问题，这样就是死循环了。

她：我不知道怎么办了。

我：你有没有想过，状态问题就是一个人的心理调节能力的问题。调节自己的心理，不需要外部条件，不需要钱，不需要别人的支持，更不需要文凭学历等支持，只要你愿意，你就能直接去做，直接就能解决。

她：我从来没这么想过。我就只是想着去解决这里写的四个问题。（指了指标注在纸上的序号）

我：你感受一下，状态问题解决了，心情也愉快了，其他问题是不是就迎刃而解了呢？

她：差不多，至少会好很多。

我：那我们就聚焦到如何解决状态问题，好吗？

她：好。

我：我们来探讨一个不依赖于任何外界的人事物的解决方案，你看怎样？

她：有这样的方案吗？

我：有，我们一起来看一下。从你画的图和描述中来看，你也是比较有逻辑的，那我们就用比较逻辑的方法来尝试一下。第一步，先来看看我们的大脑是如何应对外部刺激的。我来下达指令，你来执行，都是很简单的指令，你准备好了吗？

她：好了。

我：闭上眼睛，现在执行指令——不要想 7 乘以 8 等于多少，不要计算 7 乘以 8；不要想你爸爸叫什么名字，连名字有几个字也别想；不要想杨梅，不能去想酸溜溜的杨梅，千万别想。（再重复一遍）好，现在睁开眼，上面三个不要想的指令，你做到了吗？

她：没有，一个也没有做到。

我：现在再来一组指令，闭上眼睛听。想想你家的客厅是怎么摆放的，你妈妈长什么样子，想想你大学毕业拍合照时的场景。好，现在睁开眼，这几个指令你都做到了吗？

她：都做到了。

我：看清楚了吗？我们的大脑是这样一个机制——你越禁止它去想，它就越想个不停，根本无法禁止。但是它可以被我们引导去想什么，你让它想什么，它就想什么。是这样的吧？

她：是的，但是这有什么用呢？

我：拿你的纸来，我给你画一个示意图，你就知道有什么用了。（边画边解释）你看得出来关键点在哪里吗？

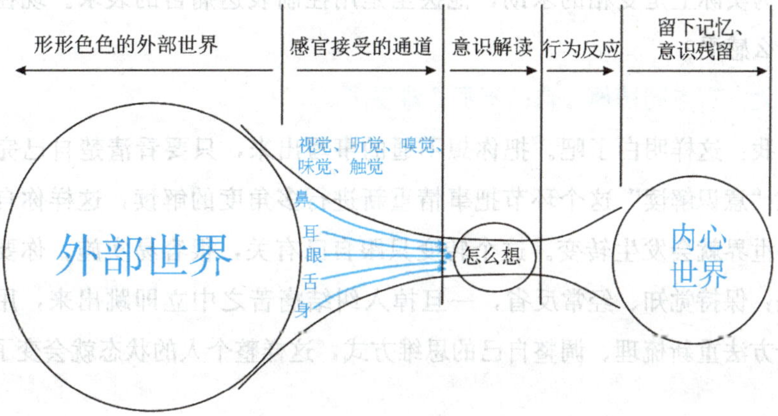

她：在怎么想。

我：对，我故意这么画的，把这里画得窄窄的。刚才让你闭眼做测试，就是用在这里，你可以自由地、不受任何限制地去想。换句话说，怎么想完全是你自己的事情，跟别人无关。是这样的吗？你仔细感受一下，别急着回答我。

她：（停下来好好看了一会儿图）是的。

我：现在来看你老公控制你的问题。你老公一直有病，你又这么能干，曾经也年收入几十万，你认为他一直在控制你，甚至希望你不要上班，只在家带孩子，是这样的吗？

她：是的，他什么都要管我。

我：你还可以怎么想？尝试换到你老公的位置去想——自己有病，老婆又这么优秀，你心里会怎么想？

她：怕我跑了。（笑）

我：怕你跑了，怎么办？

她：各种查，控制我。

我：知道他的想法了，你会怎么想、怎么做？

她：他也不容易，我大概知道怎么去做了。

我：关键在你自己的心情和状态。你认为他在控制你，你就会抓狂；你认为他是在担心、焦虑，甚至是因为处在恐惧而做出来这些行为，这样的行为实际上是变相的求助，他甚至是用控制表达痛苦的哀求。现在你心里什么感受？

她：有点同情他，自己不那么难受了。

我：这样明白了吧。把你想不通的事写出来，只要看清楚自己完全可以在“意识解读”这个环节把事情重新进行多角度的解读，这样你自己的内心世界就会发生转变。这个转变只跟自己有关，很容易实施。你要注意的是：保持觉知、经常反省，一旦掉入纠结痛苦之中立即跳出来，用今天这个方法重新梳理、调整自己的思维方式，这样整个人的状态就会变了。

到了傍晚，她接到老公的电话，很快就回去了。两天后她给我发来消息：“叶老师，听您分析后，这两天我的心情都特别平静。我对学习有了清晰的方向，对知识有了新的追求，这可以让我的注意力集中到那方面。未知的东西还有那么多，我怎么可以无休无止地内耗下去。我这次可能是被叶老师疗愈了。”

【原理提炼】看似一团乱麻的事情，通过“教练式”的引导让当事人自己厘清顺序，最后从“自我意识”这个根本之处下手，快刀斩乱麻。

【读者参与】利用上图中的模型，看一看、想一想，把困扰自己的某件事、某个困惑也代进去思考一下，尝试自我疗愈。

没看清边界，越界操心，明显就是自找苦吃！

我们高估自己了吗

【案例故事】凤还是个未婚的姑娘，她因为和老板产生冲突而离职，至今还无法释然，感觉非常难过，因为是多年前的学员，她直接就来找我了。她的老板是个五六十岁的女人，据说是花费近百万元开了一个幼儿兴趣培训机构，主营业务就是给小朋友讲故事、教小朋友讲故事。因为疫情期间全民封闭在家，整个经营陷入困境，员工工资都无法发放，凤也因此离职了。但是因为老板和凤是某个学习班的同学，平时以学姐学妹相称，此时学姐就说她“落井下石”，破坏了她的梦想，甚至用下跪等“道德绑架”的方式求她不要离职。哪怕现在已经离职了，凤做梦时还常会吓醒，内心非常难受。她来求助时，一讲到这些就泪流不止。

【核心冲突】凤的离职已经是事实，但她的内心还无法释怀，总觉得对不起学姐，处于愧疚自责之中。

【过程重现】我：我听清楚了，你现在已经离职了，对吗？

她：是的。

我：那意味着离职造成的冲突已经是“过去式”了，没错吧。

她：是的，我也知道过去了，但就是难受。

我：事情是过去了，但心理上过不去，是吗？

她：是的，想起来还是难受，莫名的难受，甚至还会做噩梦。

我：理解，我在亲人出车祸，自己却没有足够的钱去帮忙的时候，也有过类似的感受，我也难受了很长时间。在这件事中，最让你难受的是哪个时刻？

她：就是学姐几乎是哭着说，说我们破坏了她的梦想，我心里很难受。

我：你也认为她的梦想是你破坏掉的？

她：（沉默、沉思）

我：你认为你有能力破坏别人的梦想吗？

她：（一脸错愕、惊讶的表情）

我：你是不是高估了你自己呢？

她：（表情变化复杂，然后又笑又哭）对哟，我有能力破坏别人的梦想吗！她想要做什么、坚持什么那是只有她自己才能决定的事。我怎么一直都没转过弯来呢！

我：还难受吗？

她：我不难受了！太神奇了，就这么简单！

我：是的，就这么简单！

她：老师，你怎么这么厉害！

我：不是我厉害，只是我知道一个基本原理而已。

她：什么原理，可以告诉我吗？

我：很简单，人的事就三类：自己能够决定的事、能够影响别人的事和只能关注的事。遇到“难事”我就会问自己，这件事是哪一类，决定、影响、关注？通常完全属于自己的事，基本可以自己决定，比如睡前看哪本书；别人的事，哪怕是最亲近的夫妻、亲子、父母，那都是别人的事，基本上只能影响，不能决定；我知道对方是谁，但对方压根不知道我是谁的，这类的事只能是关注。我给你画三个圈，你就明白了。（相关阅读《社交观》）

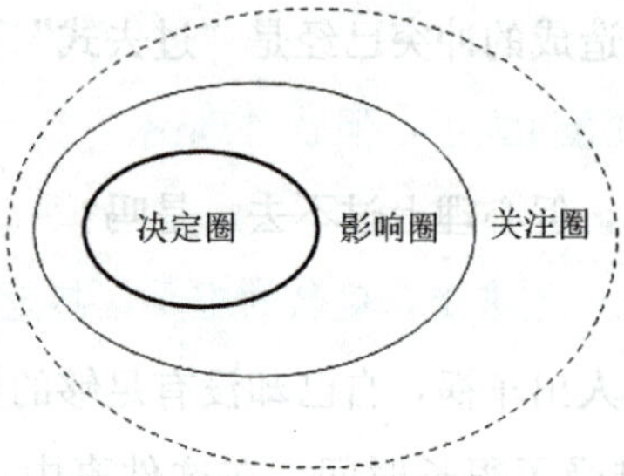

她：那我这件事是什么圈？

我：你离职这件事有两个方面，对你而言你的心情、想法属于决定圈，你老板的事情属于影响圈。对你老板而言，她接下来怎么做属于决定圈，你们离职与否属于影响圈。

她：那我为什么会这么难受呢？

我：你想一下，老板说你破坏了她的梦想，你认同了她的这个观点，你也认为你有责任，所以愧疚自责，是吗？

她：是的，是的！

我：很明显，你没搞清楚影响圈和决定圈的边界，她的事情你只能是影响，不可能是决定。她的梦想是她决定圈的事情，她把责任推给你们，这是明显的边界不清晰。

她：老师，我彻底明白了！

因为是老学员、老朋友，回去之后她又在微信跟我聊了一些其他事情。她感叹于一件小事让她纠结了将近一个月之久，这一个月来她的心里非常难受，基本上什么事情都不想做，就在那儿混日子。又感慨道解决心理问题原来可以这么简单直接。在后来的时间里，她经常过来和我一起聊天，解决了一个又一个困惑。

【原理提炼】事情就分三类：自己能够决定的事、能够影响别人的事和只能关注的事。看清楚事情是哪一类，就会明白边界在哪里。对自己是这样，对别人也是这样，别人也是这三类的事情。对别人的事，我们最多只是影响，不可能是“决定”。

【读者参与】找一件令自己纠结不清的事，给它分类，看看它属于哪个圈的事情。看清楚属于哪个圈，你自己就应该会知道怎么处理才是合适的。

用结果作为第一驱动力，会导致紧张焦虑！

“我”体内装的是什么发动机

【案例故事】有一个来我这里的求助者，是个30多岁的女人，是朋友带她来的，我连姓名都没问。她一遇到“大事”就紧张，比如今天的大会需要她发言，她前一天就无法睡觉，当天更是紧张到发抖、出汗。最近一次，因为升职后她经常需要主持一些重要会议、商业谈判等，每到这样的时刻，提前几天她就开始紧张焦虑了，到了会议的前一个晚上，更是几乎整夜失眠。第二天她拖着疲惫的身体，强打着精神去上班，会议上也是高度紧张，时不时就在暗自发抖。会议一结束，她整个人像泄了气的皮球，非常疲倦，甚至几天都提不起干劲。

【核心冲突】自己也知道不需要紧张，也告诉自己没什么好紧张的，可她就是莫名其妙的紧张，自己完全控制不了，已经严重影响到工作和生活了。她的身体紧绷，经常生病，常常感觉到很累。

【过程重现】我：我听明白你的困惑了，你不知道自己为什么这么紧张，这么焦虑，对吗？

她：是的。

我：你想要知道这个原因不太难，但需要我们一起来探讨和发现，行吗？

她：可以，从哪里开始呢？

我：从你的成长环境开始吧。你爸妈对你怎样？你能够说一些你们相处时的具体事情吗？这有助于我更多地了解你。

她：我爸爸基本上不管我，他只管做他的事情。我妈妈对我很好呀，对我特别关心，也经常鼓励我、奖励我，几乎没有打骂过我。

我：非常好。你能够说几个具体的，你妈妈怎么对你好的例子吗？

她：比如我在初中的时候，成绩也是一直非常好的。有一次我在全校考试中考了第一名，我妈妈还给我买了新衣服，零花钱都多给了不少。

我：如果考得一般呢？

她：那当然就什么也没有了。

我：你中考、高考这些大考成绩如何？

她：没有平时好，中考的时候还行，到了高考就远没有平时考得好。

我：就高考吧，你认为是什么原因造成了你没有平时考得好。

她：就是紧张呀，毕竟是大考。

我：你认为这些都很正常，对吗？

她：是的。

我：你有没有发现不太对的地方？

她：没有呀。

我：我们回到你的当下，你是不是特别在意每一次谈判、每一次会议的结果呢？

她：是的，现在这些项目都挺重要的。

我：重要的高考，重要的项目，它们之间有什么共同的东西呢？

她：我都会紧张，都特别紧张。

我：我已经听明白了，这些你都紧张，所以我才在这里专门问你，这些紧张都是什么原因造成的？

她：就是因为它们都很重要呀。

我：那好吧，我换个方式问你，是不是每个人都会紧张，比如你的上司来主持你现在的会议，他会紧张吗？

她：不会，他很从容，淡定得很，毕竟是经过大风大浪的老领导。

我：他不会，你会，那说明是“你”会紧张，你有遇到大事就会紧张的“内因”，对吗？我不知道用什么词合适，暂且叫内因吧。

她：有道理。

我：你的紧张的内因是怎么形成的呢？回忆一下你上学的时候，考试紧张的时候，你都是怎么想的呢？

她：我就想一定要考好，不能让妈妈失望，考好了才有奖励。这有问题吗？

我：偶尔一两次没什么问题，你妈妈一直是这样做的吗？

她：是的，从小到大都这样，做好了给我奖励，做不好就什么都没有。但是，我妈妈没有骂我，更没有打我。

我：没有打骂，你妈妈是已经做得不错了。同时，她这种方式培养了你什么价值观呢？

她：什么价值观？不懂！

我：面对大事、面对成功和失败的观点，你是怎么面对失败、面对成功呢？

她：我非常渴望成功，不允许自己失败，因为失败意味着什么都没有了。

我：这是不是"克隆"了你妈妈的做法呢？

她：呀！你不这么提醒，我还真没有发现，我真的也是这样，我跟我妈妈一模一样，太重视结果、太重视成功了。

我：在你会紧张的谈判之前，在你的紧张里，你有没有反复自我强调不要失败，不能失败？

她：你怎么知道？我就是这样的，经常告诉自己这个很重要，这个涉及多少钱，一定不能失败，等等。

我：我曾经也这样过，所以我知道。而且我是咨询师，各种案例都可能遇到。

她：他们也像我一样吗？

我：也有比你更紧张的，甚至失败了想要自杀的都有。通常要求完美型的父母、经常使用奖惩的父母，他们的子女都会比较看重结果，越看重结果，在结果没有呈现之前就会越紧张。

她：我终于明白了！我只要把能做的尽量做好，不执着于结果就好了。不执着于结果，我应该就不会这么紧张了。我之前一直以为就应该这样，这样才叫重视，才叫负责任。

我：恭喜你把自己搞明白了！你年纪轻轻就能够升职，跟你之前这么严格要求自己、这么重视结果也有关系。这种紧张和执着，也不是完全没用，只是你自己要明白，在事情上要重视、要严谨、要努力付出，在心情上要放松，对结果要重视，但是不要过分。这样调适好自己的状态，工作和生活都会更舒服一些。

她：看来是我自己装错了发动机，总是用结果驱动自己，哈哈！

【原理提炼】奖惩教育会导致孩子对结果过度关注，会造成莫名的紧张。对于重要的或有危险的事，我们就自然会紧张起来，这是有利于我们生存下来的、老天设定的机制。比如开车进入危险路段，我们自然会集中注意力。适度紧张有利于发挥得更好，但不能过度。

【读者参与】对事情过于紧张，通常多少都是由于执着于结果的好坏。想一想，你有这样的经历吗？回到那个场景做个自我分析，看清楚自己，有助于未来更放松。

看清楚每个词语背后都有对应的东西，背后的东西才是重点！

似是而非导致稀里糊涂

【案例故事】这是一场“群口相声”，一场有主题的多人讨论交流。这个主题不是预设的，而是在聊天过程中由某个学员发起的。她向我提问，问题涉及“分别”与“分别心”有什么不同。这是一个典型的细微概念混淆，并由此引发了一系列类似的提问，搞清楚这些问题后，一群人都有种恍然大悟的感觉。本文把这个交流现场的对话关键部分写出来，给大家做个参考。

【核心冲突】每个概念都有对应的实际内容，相近的概念非常容易混淆，如果没有机会被点醒，甚至会一直滥用概念，最终导致在生活中稀里糊涂。

【过程重现】学员：叶老师，现在咱们的工作室有那么多支持者，就说钱的方面，有给很多的，也有给很少的，甚至不给的。我在给他们送课程的时候，难道不应该有分别吗？

老师：你为什么会有这样的提问呢？说说看。

学员：你不是经常告诉我们，不要有分别心，难道不应该区别对待吗？

老师：我好像听明白了，你似乎是不太明白“分别”与“分别心”，对吗？

学员：这有差别吗？

老师：差别太大了，从文字上看，这两个都有“分别”，看起来差不多。我来仔细地讲一讲，你用心感受一下。分别，就是分辨、识别，这是一种判断能力。分别心，这是一种心态、一种思想。我给你举个例子，你或许就明白了。我这里经常有很多学员来求助，对这些经常来的学员，我知道不知道哪个学员有钱，哪个学员没钱呢？

学员：当然知道了。

老师：好的，知道就叫能够分别、分辨。那么，我有没有因为有人钱多就服务好一些，钱少就服务不好一些，有没有呢？

学员：没有，这也是我一直纳闷的地方，我怎么就做不到呢。

老师：先不提做到与否的事情。你们仔细感受一下，分别和分别心这两个词语背后代表的东西。分别背后代表的是感官与思维的组合能力，分别心代表的是思想的活动，值不值得做、愿不愿意、看得起看不起、道德不道德等，这些都是评判和取舍。

学员：我太高兴了，终于明白了。这个问题其实困扰我很久了，我却连怎么提问都不知道，今天无意间解开了，真高兴。

老师：还有吗？这样的情况其实还挺多的，因为概念不清导致行为混乱。

学员：比如说呢？

老师：好，我来提问一下，宽容和纵容有什么差别？一个孩子把家里的花瓶打碎了，父母亲怎么做是宽容，怎么做是纵容？

学员：从来没想过呢。

老师：现在就想，慢慢想。

学员：（思考了一会儿）要是我的话，就是告诉孩子，以后注意点，说几句就算了，把碎片处理掉也就算了。

老师：很好，这是你的做法。这算宽容还是纵容呢？

学员：我搞不清楚。

老师：你们看，宽容和纵容这两个行为可能表现出来是一样的，都是算了，不去责罚孩子。那么差别在哪里呢？既然不在外在的行为，那么差别就在心里了。纵容的父母，他的心里可能是不得已的，反正管不了，花瓶已经被打碎了，孩子还经常这样，有什么办法呢。宽容的父母，心里是平静和慈爱的。不论发生几次，他们看到孩子的顽皮，不是说一两次就可以教好的，所以无论事情发生多少次，父母都有耐心，都会认真告诉孩子应该怎么做，这才是安全的、没有破坏性的。

学员：这下我明白了，原来听你的网课时，也是听了好几遍，怎么就没听懂呢。

老师：学习、听课的过程，不是在被动接收，而是在听的那个当下，就像此刻我们在交流，双方是需要聚焦到语言背后代表的那个真正的东西，确认聚焦到那个共同的东西才有真正的交流。

学员：什么东西？能否再说清楚一些。

老师：好的。大家看，“门”这个字，你们一群人听到门这个字，可能脑袋里面闪现的画面都不太一样。可能是普通的房门，可能是柴门，也可能是各种大门。但是，始终是差不多的，都是建筑物用来闭合、打开的通道。也就是大家对门这个字有共识存在。这是外部的事物，很好理解。但是，对于内心世界呢，比如说“委屈”，你们都说说，看看是什么。

学员：在家里付出很多，却不被认可，委屈。

学员：本来明明可以得到，却得不到。

学员：被冤枉了，那才叫委屈。

老师：你看，都不太一样，对吗？

学员：是的。

老师：看到了吧，都不一样就有可能发生冲突。在沟通中，有很多冲突是完全不必要的，甚至可以说生活中绝大部分的家庭冲突都是不必要的，大多都是立场不同、角度不同造成的“误会”。

学员：那怎么办呢？

老师：我再来给你们举一个真实的例子，我们在沟通中要确认焦点、确认双方对关键词的理解是相同的，也就是说概念和概念代表的东西是一样的，这样沟通才不容易造成冲突。

比如，在一次家庭冲突中，因为孩子沉迷游戏，妻子指责老公不管孩子，但老公认为他已经在尽力管了，双方有明显的冲突。这时候老公忽然想起来确认双方的“管”是什么意思，他理解的“管”肯定和孩子妈妈没说出来的“管”有明显的不同。

这时候，孩子爸爸就平静地问了一句："我们停止指责，来确认一下，你认为的管，是什么意思呢，是控制，是没收手机，还是把孩子抓来骂一顿，到底是什么意思？"孩子妈妈一下子就愣住了，支支吾吾，说也不是一定要没收手机。孩子爸爸说我认为的管是管道、是连接，是平心静气地跟孩子沟通交谈，慢慢地把正确的理念、做法传递给孩子，这需要一个过程。这个过程没有抱怨和指责，更没有控制。明白了管背后的内涵，接下来，观念就统一了，夫妻就能够比较好地、方向一致地去引导教育孩子。

学员：对呀，我们经常吵架都不知道为什么吵，吵到最后也没有个结果，都是双方都生气，不欢而散。

老师：再来一对很近似的概念，尊重与顺从，这两个词语代表的东西有什么不同？

学员：尊重不一定要顺从，顺从不一定有尊重。我是这么想的。

老师：很好，能够用生活实例来说明一下吗？

学员：比如说吧，周末要出去玩，孩子爸爸不愿意出去，我就尊重他，我带着孩子自己出去就好了。

老师：这和顺从有区别吗？孩子爸爸不出去，坚持宅在家，也有可能是你顺从了他。

学员：这个还真不知道了。

老师：尊重有几个明显的特征，尊重要在事先，态度是平和的，没有不满和抱怨，懂尊重的人内心有平和宽容的能量。顺从有可能是感觉被迫的、事后的，心理上不舒服的。你有这个感受吗？

学员：比如在预备出去玩之前，我跟孩子爸爸商量，征求他的意见并且明确表示他愿意与否都行，尊重他的选择，这是尊重，对吗？

老师：是的，同时关键在你自己，如果你感受到不舒服了，心里在暗暗责怪他总是不跟你们一起去玩，这时候就变成顺从了，甚至是无奈的屈从。其中的关键在于你自己真实的起心动念。

学员：还是选择尊重好，这样自己不难受。

老师：当然，现在你明白这二者的细微差别了吗？在沟通的时候，多注意自己的起心动念，这个就是大方向，大方向一错相当于出发的时候就走错方向，越走双方就会越远。

学员：还有你经常说到的需求和欲望、欲求有什么差别吗？

老师：你自己举几个例子看看。

学员：比如说吃东西，我经常吃到不知道饱，吃到撑，这算欲望吗？

老师：满足了身体的需要，就叫需求，这是实实在在的需求。满足心理上的、超出实际需求部分的需求，可以叫欲求。比如买车，我的一个朋友他基本上两三年换一次车，从10多万的车换成20多万的，最近又换成四五十万的，这是需求还是欲求？

学员：这应该是欲求。

老师：我不知道，这只有当事人自己知道。如果他不停换车是在满足交通出行需求外，增加了面子需求、炫耀的需求等心理需求，那就是欲望，这部分是无法被满足的，只会被越撑越大。

学员：看来不能随便评价别人。

老师：再来看一个比较难把握的感受，怕和恐惧，它们有什么差别？

学员：在我看来基本上一样。

老师：从语言运用上基本相同，但把它们放入不同的语境中去感受一下，我怕蛇、怕黑，等等；一想到要上台演讲，我就感到非常恐惧……

学员：怕什么是具体的，恐惧是有点幻想出来的，是这样的吗？

老师：是的，对一个可能害怕的东西或事件，一直去幻想、用思想去想象如果真的遇到时的情景，不断地想就会越想越害怕，这样的状态就会造成恐惧。严重的还会变成幻觉，形成迫害妄想症。我见过一些案例是这样的，把什么事件都往最坏的方向去想，结果长期生活在焦虑和恐惧之中。

学员：还有一个呢，依靠和依赖，这个界限好像也不清楚。

老师：这个应该比较容易搞清楚吧。人和人之间需要依靠，协同互补，不要在心理上形成依赖。依靠是指事情上的、具体的，依赖是心理上的。不太容易把握的是“度”，如果对别人的依靠超过自己需要承担的部分，别人变成主要的，自己的事情反而自己承担得少，在心理上希望别人承担得比自己多，这就差不多就是依赖了。

学员：今天收获真的好大呀。以前从来没有这么细致地、用心地去体会自己的想法和感受。

老师：用心生活，带着敏锐的觉知去生活，整个生活都会有不一样的味道。有句名言说，生活不缺少美，只是缺少发现美的眼睛。我补一句，眼睛也不缺，缺乏的是一颗敏感细腻的心。

【原理提炼】我们应注意捕捉对话、冲突中的关键词，并准确地把这个词语拎出来，接着用语言设定一个不是争论的氛围，然后就这个关键词背后代表的内涵进行挖掘，争取对概念背后的内涵、外延都取得一致的意见，这样就可以消除冲突。

【读者参与】冲突不可怕，看懂这些自己去实践一下：回想一下最近跟什么人有过什么样的冲突，自己回忆一下场景是什么？冲突的关键在哪里？冲突集中在哪个关键的概念上？这个概念背后代表的内涵、外延各是什么？双方的差异在哪里？照着这样的思路去理顺，你一样可以解决很多冲突，冲突被解决了，内心的气也就顺了，整个生活都会更加美好。

发现烦恼、痛苦的藏身之地，立即解决一切烦恼和痛苦！

烦恼和痛苦隐藏在哪里

【案例故事】这次来访的是一个年过半百的优雅女人，但优雅精致的打扮掩盖不住她的焦虑和痛苦。在来找我之前，她就已经在微信里“预先说明情况”，给我留了几十条语音，时长超过一个小时。前面一些语音我还认认真真地听了，听到几十条，我也听不下去了。事情简直是太多了，从老公讲到大伯，从妈妈讲到婆婆，从女儿讲到未来女婿，从年轻讲到现在。似乎没有一件事是顺心的，但每一件事又通过她的努力结局都还算不错。她长期神经衰弱、失眠，需要靠药物才能比较好地睡觉，这样的状况持续有 10 年左右了。

【核心冲突】完全找不到重点、焦点，同时每件事都是重点、焦点，因为每件事都能够引起她的焦虑与痛苦。只要已经带来痛苦，这就是“卡点”，卡点太多以致无从下手。

【过程重现】我：昨天夜里我听了你给我的语音留言。我大概完整地听了一多半，后面一部分，我实在是没精力往下听了，只是抽着听了一些。

她：对不起，老师，是不是我太啰嗦了，我只是想把我的情况，我的困惑说得清楚一些。

我：没事，我不是责备，而是如实告诉你。同时，我也是因为听明白了，就像医生望闻问切一样，已经搞清楚了，就没有必要听得更多了。

她：老师，我的问题在哪里？

我：我们来一起认真地查看，你会自己看到的。从那些语音中听起来，你对太多事情都很不满意，对身边几乎全部的亲人都有很多的不满意，是这样的吧？

她：我是说到了很多，但也不是全部不满意。

我：多少不是重点，因为你语音里提到的人和事，已经很多了。你能够回忆一下，这些事情有什么共同的特点吗？

她：（一脸茫然）什么意思？

我：好吧，我们先从一个点开始，一点点探索下去。比如说你女儿的恋爱，你对她谈过的几个男朋友都很不满意，对吗？

她：是的，我说过的，你看她谈的都是啥男生，这么多好男生，她怎么选的都是这样的，我实在是理解不了。

我：好的，你能够总结出一二三四五来吗？什么样的男生才是你女儿应该挑的好男生？

她：最起码……（重复了一些老生常谈的东西）

我：好的，这些条件是你女儿认可的条件，还是你认可的条件呢？

她：大家不都这样的吗？

我：我问的是你有没有用心倾听你女儿的心声，她认为什么样的男生是她喜欢的呢，你刚才描述的这些条件，是你单方想的，还是跟你女儿协商过的呢？

她：那这是我想的，我想大家也是这样想的吧。我女儿为什么总是不听，就是想气死我。

我：用你的标准，给她选老公，有点牵强吧？

她：那也是我未来的女婿，也要一起生活的呀。

我：你说的，我全部认可，也是人之常情。接下来，跳出这件事情来，来看你的思维方式。我们每前进一步，都会跟你确认，确认不是我强加给你的，可以吗？

她：好。

我：我们把你女儿应该找什么样的男生，这件事应该怎样叫作 X，列方程，给第一个参数。可以吧？

她：可以。

我：实际上她找到的叫作 Y，这是第二个参数，没问题吧？

她：没问题。

我：我们现在来做个减法。X－Y＝Z，这个差值就是理想和现实之间的落差，对吗？

她：是的。

我：我从你的全部描述中发现，不论是哪一个人或哪一件事，你都很有自己的看法，并且非常认定事情就应该这样。你之所以这么确定，依照的是三个标准：一是大家都是这样认为的，也就是主流价值观这样认为；二是你经历过的，你曾经亲自验证过不这样就是不好的；三是你理解的，你依据经验推理的。

她：好像是这样的。

我：我是在跟你确认你的思维方式，你考虑事情的方式和依据。我没有乱说吧？

她：大概是这样的，没错。

我：结合刚才的公式，你的标准叫 X，实际情况叫 Y，中间的落差就是 Z，这个 Z 值越大，落差越大，你心里受到的冲击就越大，可以理解吗？

她：可以。

我：你把这个公式套用一下，套用在你语音留言的其他事情上，让你比较难受的事情上。

她：我女儿的工作，在选择工作上吧，这件事情冲突也挺大的。

我：说说看。

她：我只有一个女儿，当然希望她在离家近一点的地方上班。而且一个女孩子，没有必要去折腾太多，找一份稳定的工作，考个公务员什么的就好了。但她就要自己去折腾，我给她介绍的关系、安排的事情都很好，她却全部拒绝了。

我：我知道这事，你套用一下公式。

她：我希望我女儿离家近一点、稳定一点，收入差不多就行了，这是 X。她跑去南方打工，还想要自己创业，又远又不知道未来怎样，这是 Y。减一下，差异还是挺大的。

我：减出来的Z值越大，差异越大，痛苦越大，没错吧。

她：是这样的。

我：你再看另外一件事情，也套套看。

她：老公吧，在家做的哪件事情都挺不顺心的。让他做什么都做不好。就说炒菜，让他不要炒这么烂、这么咸，无论说多少次都没用。经常搞得没法吃，气都气死了。

我：你期待的是说一两次他就按你说的做，这是X，现实是你怎么说他都没听，这是Y，这两个落差大吗？

她：当然大了。

我：你看懂了吗，你家有什么大事吗？有关系国家安危、民族存亡的大事吗？是不是全部是小事，生活习惯不同、喜好不同、认知水平和认知角度不同，都是一些微小的不同，是不是这样的呢？

她：是的，但是这些虽然是小事，也挺让人烦的。

我：理解。大事心不乱，琐事心不烦，这是需要大能耐的。能耐，就是能够耐得住烦，哈哈。

她：那我怎么办？

我：公式已经告诉你了，怎么办？X－Y＝Z，你看Z的值要小，X、Y要相近，你目前的做法，一直去调整Y，希望Y的值去靠近X，X是你期待的样子。结果一直做不到，还有别的办法吗？

她：只能调整X了。

我：这里有个关键，你仔细感受一下。你烦，你不快乐，这是你的，不是别的人，只有你才能为自己内心的快乐负责，对吧。

她：是。

我：你能否把你内心那个期待的X去掉，也就是不期待。对于身边人，只有一个责任：告知。即告诉他们你的看法是什么，别人怎么选择完全交还给别人，这样行吗？

她：也只能是这样了。

我：如果不交还，叫什么，叫控制、控制欲，对吗？

她：是的，这样太难受了，我怎么不知不觉活成这样了呢。你不这么引导，我还从来没有认真反思过原来我是这样思考、处理问题的。

我：现实生活中，大部分人都在自己的思维局限中转圈圈，没有人引导就会像走迷宫一样，一直绕下去，一生都困在其中。这是很普遍的现象，你也无须自责。

她：今天我终于明白了一些了，谢谢老师。

我：明白了，这个落差 Z 就是痛苦与烦恼存在的空间，它们都藏在这里，消除了 X，公式就不成立了，Z 也就没有了。没有了存在的空间，那就把根除掉了，这样很清楚、很简单吧。

她：是的，真的很简单，简单到有点气死人！我怎么就从来没有这么想过呢？我也真的没有认真反思过，没有尝试去看自己的烦恼痛苦是怎么来的，一天天就这么过着。

我：我们在学校学习物理、化学、英语等，都是向外学，学习如何适应社会、改造自然，而没有学习如何向内，如何向内认识自己、了解自己。这是整个时代的缺失，你无须自责，况且现在懂了也不晚，慢慢来。

她：我原先对自己的认知可不是这样的，我认为自己哪会有错，我每件事情都尽可能做好，也确实比他们做得好。我也认为自己做得合情合理，没做错什么。

我：是的，你做事很好。但在心理层面就会自己难受，难受是你自己的。

她：我真的明白了。

【原理提炼】$X-Y=Z$，X 叫应然（应该的样子，期待的样子），Y 叫实然（实际发生的，真实的样子），Z 叫心理落差值、心理冲击能量值。让我们跳出自己的大脑，审视自己对待人和事的逻辑，就很容易发现大脑经常出错，并且对很多错误视而不见，有时甚至错了一辈子，却浑然不觉。

【读者参与】在现实中我用这样的方法帮助过很多人，帮助他们从自己的“逻辑死循环”中跳出来，重新获得了心灵的开放和愉悦。生活是自己的，如果生活得不开心、不幸福，把这些“卡点”找出来，套一下公式，看看对你有没有用呢？

人生的意义是什么，没有标准答案；为什么需要意义，这才是关键！

探寻人生的意义

【案例故事】在厦门盛和塾月度读书会上，本次学习会主要学习《稻盛和夫自传》，其中大家最关心的是“人生的意义”这个话题。我是学习顾问，暂时充当老师兼主持人。在学习会上我们采用了“头脑风暴”的方式进行探讨，让大家参与进来，共同探寻。

【核心冲突】很多人找不到自己人生的意义，却又总想去找到。找不到人生的意义，容易造成自己生活和工作怠惰，甚至是意志消沉。

【过程重现】我：各位都是塾员或者是稻盛经营学的爱好者，在座的大多数人都读过稻盛和夫的不少书籍，尤其是咱们今天一起学习的《稻盛和夫自传》。现在哪一位能够说说稻盛和夫认为的人生的意义是什么？

众人：付出不亚于任何人的努力，努力工作磨炼灵魂，让走的时候比来的时候，灵魂更高尚一点点。

我：很好！这确实是稻盛和夫本人的说法。同时，我们今天在场的这么多人，同意稻盛和夫，或者你也认为人生的意义就是这样的人有多少，举手示意一下。没有对错、好坏，纯属互动交流。（等了一小会儿）大概有一半吧。有人不同意、观点不相同，这才是常态。来，请把不同的想法说出来。

众人：我认为人生没有什么意义，生不带来，死不带去。每个人相对于整个人类历史长河来讲太短暂了，一个人所做的贡献，也是微乎其微。所谓：“万里长城今犹在，不见当年秦始皇。”

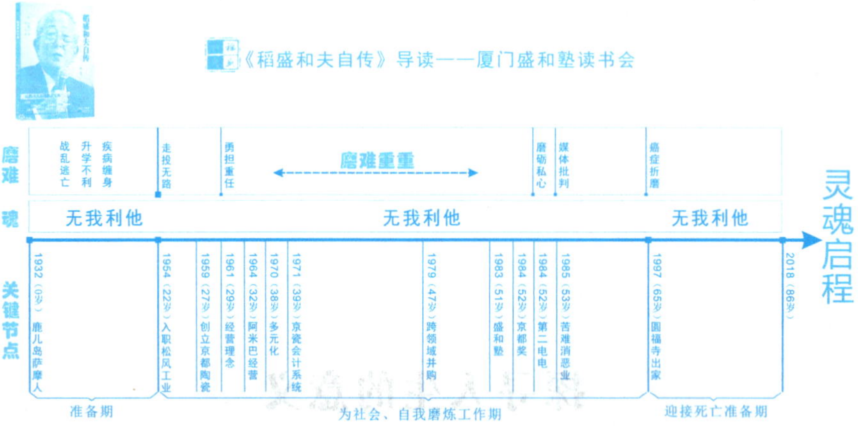

我：很好。这是从“长远价值”的角度来看的，放大到全人类，从整个过去、未来的人类来看，看起来也确实如此。来，继续说。

众人：我认为正好相反。每个人、每一天都有它的价值和意义。我们可以帮助到自己、家人、同事，等等。当下就有意义。

我：很好。这是站在“当下价值”角度来看的，也是非常实在朴素的价值。来，继续！

众人：我认为人生就像一个空杯子，装什么就是什么，人生的意义也可以由自己定义。比如搞绘画的，可能就是画家的一生；搞音乐，可能就是音乐人的一生；我们选择了做企业，大小也是个企业家，就是企业家的一生。这个人生的意义是自己做出来的。

我：非常好。这是从“过程价值”的角度来看的，确实一生的时间，说长也不长，能够为自己的人生找到一个方向，一生为之付出，也是一个很实在的角度。来吧，继续。

众人：我也有不一样的看法。你看像我们普通人，很多时候都是不得不做这个、不得不做那个，经常变来变去，充满了巨大的不确定性。因此我们没有办法给自己、给某个人做一个“标签化”的定义。我就认为人生没有确定的意义，每个阶段有每个阶段的意义，时刻充满不确定性。

我：很好，这又是一个比较接地气的说法。这是从“动态变化”的角度来看的。我们有一个成语叫作“盖棺定论”，就是说对一个人的评价，确实要等他死后才能下结论。有些人甚至是死后都无法定论，几十年甚至几百年以后人们还会对他有不一样的评价。孔子就是个典型，他一生做了很多事，但一直非议不断。来，继续！

众人：人生就是来受苦的、来磨砺的。人生不如意事，十有八九。所谓不经历风雨，何以见彩虹。

我：那来“受苦”是为了什么？

众人：就像稻盛和夫一样，痛苦使人蜕变。只有经过磨砺，死的时候才能够安心，我努力过了，奋斗过了，剩下的管不了了。

我：好的，这也算是一个从“过程价值”给出的意义，人生就是给自己一个自我打磨的机会。

众人：我认为人类实在是太渺小了平时我喜欢研究了解些天文知识，将人类放到太空中，放到宇宙中，还哪有什么意义可言。我们做得再好，对太阳、对银河系又有什么价值和意义？我认为人生根本没有意义，就是自己喜欢，这一生该怎么过就怎么过，过完就算了。

我：很好，这是从“宇宙天文”的视角来看人生。对于如此浩瀚的宇宙，我也不清楚人类的活动对宇宙有什么影响和价值，我完全不知道。宇宙很大，我们很小，但人类还是要继续生活。大家继续说。

众人：我认为人生的意义是由时代塑造的。你看，我们这么一大批因改革开放出来创业的大小老板们，哪个不是被时代推动着前行呢？说实话，我要是有什么特殊的本事，我才不当老板，现在老板太难当了，员工比老板还像老板。

我：很好，你认为个人的人生意义，不是由自己做主的，而是被时代塑造的。这算是“时代塑造”随大流的视角，也是一个很好的视角。因为是经济社会，这个时代企业家很多，就像新中国成立前战斗英雄很多，因为那是在战争年代，时势造英雄。还有没有，继续说。

众人：叶老师，那你认为人生的意义是什么？

我：我是做教育的，从我个人的角度来说就是把我自己有限的生命，投入到无限的生命教育。在整个耕耘的过程中我收获了自己应该收获的一切，并享受整个过程。价值和意义，这两个词有点不太一样。价值通常是可以衡量的，甚至可以用货币量化的，偏向物质化；意义通常是不可以精准量化的，偏向于精神、文化。我个人提出来这样一个问题，和大家一起探讨：人生的意义，没有标准答案。为什么我们还会多多少少去思考人生的意义呢，我们为什么会需要人生的意义呢？

众人：没有意义、没有价值就没有行动力。无利不起早，不是吗？

我：这个“利”指什么呢？

众人：就是对自己有利益，或者是要让自己认为有价值，才会愿意去行动。

我：很好。还有其他人愿意说一说吗？说一说我们为什么要去寻找人生的意义？

众人：稻盛和夫说做企业这个大义名分很重要。他的经营十二条第一条就说要“明确事业的目的和意义”，这也说明了这个意义的重要性。

我：经营企业需要一个“大义名分”这个是很显然的。如果我办个企业，目的就是让员工多干活少拿钱，剩下的钱供我自己去支配，那就没有所谓的“凝聚力”了。经营人生和经营企业一样，都要有一个大义名分，这样才能够得道多助，对吗，你是这个意思吗？

众人：差不多吧。有这个自己认同的大义名分，做起事来才有干劲。我也不想只是吃喝拉撒睡，一辈子不知不觉就过去了。我们总要做点什么吧，对家人、对同事、对社会做点什么贡献吧。

我：还有吗？我们没有对错、好坏、高尚与低下的评判，只是探讨，大家一起探讨。

众人：不谈大的，回到自己身上。我扪心自问，也真心没感受到什么意义，也没有什么事情对我而言是非做不可的。我好像就是有点稀里糊涂的，就这么跟着整个潮流在走，每天被事情推着走，整天也忙得团团转，到了下班更是什么也不想了。

我：好，这个话题到这里也差不多了。我给大家做一个小结。白板上已经把要点写出来了。你们需要的就拍张照片回去，我就不重复念了。人生的意义是什么，我也确实不知道有什么是可以让所有人都认同的、共同的意义。

我想给大家补充的是一个知识点：意义，我们的大脑需要一个“意义”，这个意义如果不被我们的大脑所认同，就会被自己认为是没意义、没价值的，或者这个意义不够大、价值不够高，我们是不会因此产生行动力的。

企业经营的使命，也就是整个企业存在的“意义”，如果不是全体员工，至少是大多数员工认可的，而只是老板、经营者的一厢情愿，显然是没有意义的，因为员工不认可，就产生不了行动力！在心理学中有个“意义疗法”，也有专业的书籍专门讲如何找到意义、塑造意义、实现意义等。

我这里要补充讲的是：这个意义要通过自己的价值观认可，而不是照搬别人的。内在我们要以能够激发自己、调动自己内心的能量为衡量标准，外在则要符合多数人的利益，以利他为标准。我给大家一个思考的方向，大家可以问自己：假如我现在拥有了足够多的钱和足够多的时间，我最想做什么，做什么能够让我自己乐此不疲、每天动力澎湃呢？

【原理提炼】意义是开启心灵能量的钥匙。生存、就业、竞争等，这些是背后隐藏着“恐惧”的力量。恐惧的力量只要稍微缓和了，我们就会放松、懈怠。整个人类社会千百年来，恐惧是在背后推动人类拼命努力的主要力量之一。但是，意义是吸引的力量，是在前方指引我们不断追求和探索的力量。这个吸引的力量启动慢，但一旦启动了就会汹涌澎湃，越来越强！

【读者参与】不论大小，请你为自己的学习、工作、生活找一个能够调动自己能量的意义吧。借用上面探讨过程中提到的视角，探索一下属于你自己的意义，激活自己内心的能量。

学习知识、锻炼能力、拿到文凭、适应社会需求，教育的目的到底指向哪里？

教育的重点到底是什么

【案例故事】这是一次公开的、一对多的辅导。这次探讨的导火线是一位焦虑的妈妈。她一直纠结在孩子的成绩不好，又不努力学习。她儿子现在上五年级，学习成绩不好，爱玩手机游戏。她自己也只是个普通大学毕业的普通职员，生了两个孩子后，她多年没有工作，现在非常焦虑。在前期的交流中，她一直在强调：没有学历，连大公司的门都进不去，你看，有很多人正是因为上了名牌大学，毕业后都混得更好一些。对于我们这些普通老百姓来说，不通过好好读书，难道还有其他更好的出路吗？如果从底层打工开始做，从最基础的开始做，那太难了。

【核心冲突】父母、老师都很想教好孩子，但除了学习知识、训练能力、拿到文凭、求职谋生之外，教育到底是为了什么？教育的重点又在哪里呢？因为大家都看不清楚，所以才有了这一次的尝试对谈。

【过程重现】我：刚才我们大家已经探讨过了很多问题，我们也都认同学习的重要性，也不否认文凭的有用性，更不否认能上名牌大学的学生，本身的学习能力、学习态度都不会差。放眼当前这个时代，有知识、有文化、有能力、有见地的人确实活得不错，这一切现象的存在说明它们符合一些规律，只不过这些规律还没有被我们找到。我们一起来探讨一下，深入地探讨一下，怎样？

众人：好呀，从哪里开始呢？

我：我们从观察当下的生活开始吧。我们先来确认两个现象：有知识有学历的人，不一定活得很好；没知识没学历的人，也不一定活得很差。换个方向说，有知识有学历的人有活得很差的；没知识没学历的人也有活得很好的。大家都认可这点吗？

众人：是的，但是总是那些有文化、学历高的人混得好的比例更高。

我：我们暂时不谈比例。比例、概率这个东西有时候会让人迷失。我们的孩子只有一两个，谈什么概率、比例，对吗？我们不要被概率把探索的方向带偏了。上面讲到有学历不一定过得好，没学历不一定过得差，这说明一个什么潜在的道理？

众人：不知道！

我：好吧，至少可以说明：学历不是决定性的因素，对吗？那什么是决定性的因素呢，就是内在规律，如果缺失决定性因素，预期的结果一定不会出现。显然，学历不是决定性的因素。就像努力不是成功的决定性因素，上学期间有些学生学习很努力，但成绩却不怎么样。工作中，有很多人很努力，工作成效也不怎么样。

众人：这是显然的。然后呢？什么才是决定性的因素呢？

我：这需要我们一起来探讨，我给个答案出来，那是没有什么作用的。探讨的过程比结论更重要。我们可以一起来探讨吗？

众人：好的。

我：我们再来换一个视角，你的孩子现在喜欢玩游戏，不爱学习。假如他很懂事，身体很好，知道自己就喜欢足球，并且足球也踢得很好，铁了心以后要踢足球，你会这么焦虑吗？

众人：当然不会，就是不知道他会做什么，他自己也不知道，这才让人担心。

我：从这里我们能否向前探索一小步，我们焦虑的其实不是学习成绩的问题，至少焦点不在成绩，而是在于不知道孩子能干什么，孩子自己也不知道自己想要什么，现在就是玩，看起来是在浪费时间，我们会担心他“少壮不努力，老大徒伤悲”，是吗？

众人：是的，就是担心孩子会迷失，不清楚方向。

我：非常好，我们已经往前走了一步了。现在焦点转向如何帮助孩子找到他的方向，我们能够帮助孩子做些什么？是这个问题吗？

众人：是的，我们束手无策呀。

我：回到此刻，回到当下的我们。我们都清楚自己的方向吗？换句话说，大家知道自己最擅长做什么、在什么领域能够最好地发挥我们自身的优势并取得满意的成果吗？

众人：唉，我们也是不知道的呀，整天就这么过，偶尔也想想，但根本想不明白。

我：学历不是决定性的因素和方向的迷失，这是我们探讨到的两个要点。我们再来一个角度，假如，我说的是假如，这不是胡思乱想，而是现实中没办法演练，只能在思维中演练。假如孩子本来就是“弱智”，甚至身患重大疾病，能否活下来都是个问题，但现在孩子活得好好的，身体也不差，你还求什么吗？

众人：如果是这样，当然不会有太多的要求。但是，事实上我们的孩子不是这样的呀。那为什么别人家的孩子自觉，学习成绩也好，我家的就不行呢？

我：我能够理解你的心情，但能否先回到我们的探索上呢？孩子学习好不好，这是个非常综合的结果，自身的原因、家庭的影响、学校教育水平的高低，甚至天生的大脑发育也有差异，等等。这些都是影响因素，但是我们没办法确定哪个因素是决定性的，甚至就没有哪个因素是决定性的，这就是综合影响的结果。现在我们回到主线上，如果孩子先天就不足，你还会有这么高的期待吗？

众人：那当然没有了。

我：显然，你现在的焦虑是你“预见”到了孩子这样下去就麻烦了，成绩差、将来没有好学校读、没有好文凭、没有好工作等。这不是又绕回去了吗？绕回到谋生就业这个角度去了。

众人：是的，兜圈子就无法前进了。谋生就业要文凭，文凭又要学习好，又回去了。那该怎么办？

我：我们来校准一下探讨的进度。学历不是决定性的因素，孩子方向的迷失是关键。为了帮助孩子找到方向，我们应该如何做？首先是不是先别兜圈子，自己把自己困死，人一焦虑，什么思维能力都没有了，反而越搞越乱。

众人：是的，但是我就是焦虑呀。

我：所以现在要向前一步，先解决父母的焦虑，让父母有能力定住，再和孩子一起探索，陪伴孩子一起成长，而不是整天在焦虑孩子的“问题”，把不是问题的正常现象都搞成问题了。

众人：我们也认同这点，那下一步该怎么办，怎么解决焦虑呢？

我：通过前面的探讨，我们能够看清楚：我们自己也会迷失，不知道如何帮助孩子找方向，这是你焦虑的主要原因，对吗？听清楚，是自己迷失，自己不知道如何帮助迷失的孩子，但我们却常常以为是孩子造成了你的焦虑。

众人：这有区别吗？

我：如果是孩子造成你的迷失，那么你就会去“搞孩子”去了，你除了骂他、指责他、恨铁不成钢，还能做什么？

众人：确实不能做什么，早就已经不知所措了。

我：如果承认是自己迷失，是自己不知道如何帮助孩子，这就好办一些了。问问你自己：如果现在有方法并且你也做得到，你还焦虑吗？倒推一下。

众人：我有方法并且还能做得到，那就不焦虑了。

我：我不知道今天的探索会有什么样的结果。我只知道三个大概的方向：一是解决问题一定要回到自己身上；二是如果结果是不可抗拒、不可改变的客观原因，那我们只能接受、放弃或者转向；三是我们最终必须落实到具体可为的事情上，而不是幻想，纯理论上的空想。

众人：回到自己身上、客观原因、具体可为。接下来呢？

我：这里大家可能错过了一个解除焦虑的要点，刚才错过的是什么，你知道吗？

众人：没错过什么呀。（几个人面面相觑）

我：我先来讲个典故吧。有个人在江上划船，在一个水流比较急的地段，遇到一条急冲而下的船，一直冲着他撞过来，他气得拼命地喊叫，结果，那船根本不理会他，径直撞了上来。他更气了，冲到前面往对方的船舱里看，但里面一个人也没有，这就是条空船。故事结束了，你们听到了什么，这个人为什么生气，看到空船后又会怎么样？

众人：根本没人，生气有什么用呀，当然就不生气了。

我：为什么不生气了呢？这就是要点。

众人：没人生什么气，生给谁看呀。

我：这就是你们刚刚错过的要点。当他没有发现是空船的时候他很生气，发现是空船后却不生气了。这是怎么发生的，又怎么会有这么大的转变，原理是什么？这原理就是重点！

众人：我知道了，他开始以为那船上有人，生气那人没开好船，后来发现船里没人，生气也没用，就不生气了。因为那生气的原因全是他自己想出来的，都是自己的原因。

我：非常好！当他真正看清楚“生气的原因”是由自己造成的，换句话说，自己为自己负全部责任，他就不会生气了。把责任推给别人，自己就会生气。这就是要点，看懂了吗？

众人：看懂了，确实是这样的。

我：回到你们的焦虑上来。焦虑和生气是不是一回事呢？

众人：差不多吧，焦虑了，面对孩子的时候就会生气，有时候气得想揍人。

我：你们跟上了吗？回到自己身上了吗？我们自己迷失，自己没有能力帮助孩子找到方向，又没有足够的耐心等待孩子自己成长，等待他们自己找到方向，这是谁的责任？这里面有没有一丝一毫是孩子的责任？你们几岁了呢，你们都还没有找到方向，何况孩子呢？这能怪孩子吗，还是要怪学校怪老师、怪国家怪社会？你们想要把责任推给谁呀，谁又能够为你和你家的孩子负全部责任呢？

众人：没地方推，只有自己。

我：那还焦虑吗？如果你还焦虑、还生气，请立刻回到“我又不知不觉在责怪谁了呢？”请你用这句话提醒自己，回到自己身上，只要没有推卸，就没有生气、焦虑等负面情绪。

众人：我们这下真明白了，不会再推卸责任了。那我们应如何帮助孩子找到方向呢？

我：好的，我们继续深入探讨。我再问一个“假如”，用假如来引导大家启动思考。假如你家孩子读不好书，但他很勤奋，很自觉，在家很懂事，会帮忙做家务，时常也跟你说，我长大了会通过自己勤劳的双手生活，不干坏事。那么你还焦虑生气吗？

众人：应该是不会了，可事实不是这样呀。

我：我当然知道事实不是这样，所以我说假如。但是，你们是不是心里很想要孩子这样呢？

众人：能这样当然很好。

我：看懂了吗？

众人：看懂什么？

我：你们又错过要点了，知道吗？

众人：我不知道呀。（还是一脸茫然）

我：孩子当下实际怎样，和你心里想要孩子怎样，这之间是不是有个落差呢？期待的落差。

众人：是的，有这个心理落差。

我：你们是如何面对这个落差的呢？

众人：失望、指责、不满、抱怨。（相关阅读《亲子观》）

我：孩子需要的是这些吗？这样做孩子会变得更好，更接近你们的期待吗？

众人：不是，反而会适得其反，孩子会逆反。

我：那孩子需要什么，孩子最需要什么？

众人：理解、支持、正确的指导。

我：很好。理解、支持、正确的指导，再加上时时注意尊重孩子，这些加在一起，就能够唤醒孩子内在的自觉。我给大家画个图，这样更清楚一些。

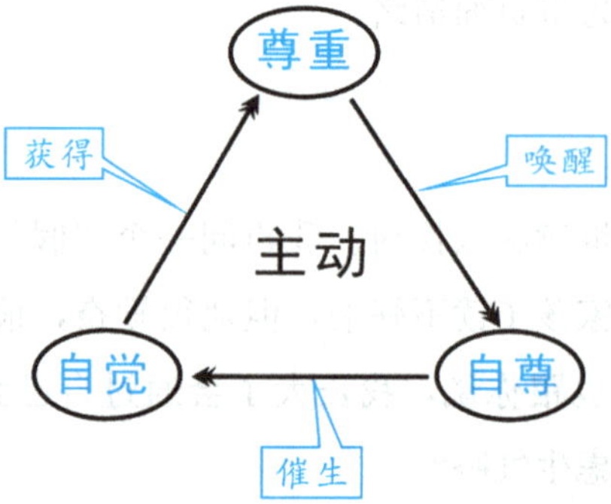

众人：看了这个图就更清楚了一些。

我：在这其中我们能做的是什么？

众人：就是尊重、理解、帮助孩子。（相关阅读《没有尊重的爱，就是伤害》《一把万能“钥匙”，打开所有心门》）

我：尊重这个词语的含义大家都清楚吗？

众人：大概知道，老师能再讲讲吗？

我：简单地说，就三个要点：一，把孩子当朋友、当大人；二，不伤害孩子，做到事前商量，不一厢情愿地强迫孩子；三，自己努力工作和学习，提升自己的能力去正确地帮助孩子。我自己也是在这么做，也正因为如此，倒逼着我的能力一直在提升。

众人：我也明白了，我一直在焦虑，还以为是替孩子焦虑，其实是我自己一直没提升，什么也帮不到孩子，害怕孩子将来过得不好。

我：今天的探讨差不多了，效果也出来了。大家找到重点了吗？

众人：就是这个图中画的，我们只要充分地尊重孩子、帮助孩子，孩子就会觉得自己被尊重了，就有了自尊、自爱。孩子有足够的自尊，就能够自觉地去做点什么，虽然成绩不一定会变好，但是我们也就不用焦虑了。

我：看来探索的效果比我预期的更好，谢谢大家！

【原理提炼】我们只有如实归因到自己身上，情绪障碍才能得到解除；如果幻想归因到他人身上，自己只会烦恼丛生。学习就是人生！我们应一生学习，一生在享受成长，这样人才不会迷失或掉队。同时，一生都致力于学习的人，他的心态是成长的、积极的，能力也是渐长的。要做到一生学习，核心在于“自觉自学”，这个能量是自发的、绵长的，虽起步较慢，但是一旦真的启动了，这个动力会越来越强大，甚至超乎你的想象！

【读者参与】用尊重点燃自己（孩子）的自尊，让自尊驱动自己（孩子）自觉自学。这从任何时候开始都不晚，让我们开始吧！

心和爱的内涵乱了，空心、缺爱、不会爱不知不觉中变成了常态。

什么是心，什么是爱

【案例故事】在一次一对多的辅导中，最后提问的是一位 50 岁的男士。他问道："我们真的不知道什么是心了，这么大年纪了，却越活越不明白，更别谈什么是爱了。我爱我的工作吗，真的不爱，只是不得不做。我爱我的家人和孩子吗，他们觉得我不爱他们。叶老师，你能给我们讲讲什么是爱吗?"现场还有两三个人也附和着说，真的是这样，这个话题是个普遍的问题，真的给我们专门讲讲吧。

【核心冲突】心是先天的，老天给的；爱是本能，本来就会。我们用"活丢了"来形容心最贴切，我们用"以为是爱"的方式在生活，结果现实中却处处碰壁，不知所措，只能得过且过。

【过程重现】我：这个也有问题呀，心是老天给的，怎么给活丢了呢，爱是本能，爱也不会了吗?

他：您别笑话我们，真是这样的。

我：我真没笑话你们。我自己的心丢了多少年，我自己清楚得很。如果我自己没有类似的经历，如何来做辅导呢，我就站着说话不腰疼地说一说?

他：我真的是搞不明白了，爱孩子，孩子叛逆；爱老婆，老婆抱怨；爱员工，员工还觉得是被控制和洗脑。我现在完全不知道什么是爱，怎么爱了。

我：想让我给你们讲点什么，我个人认为你们不能当"收音机"，而应该参与进来，只有大家都对这个问题有同等程度的兴趣并敞开心胸，我们才有真正的交流和探讨。你们真有兴趣一起探讨，并且做好准备了吗？

他：这个问题已经困扰我很久了，非常需要，那就一起来吧。

我：要谈“爱”，必须先谈“心”，心都不在了，谈爱只是个虚假的东西，你关于这个观点的意见呢？

他：是的，爱（愛）字本来就有心，但现在“空心人”比较多，我也觉得自己是一个空心人。

我：好的，那我们就先来探讨什么是心。首先，从心脏说起。我们说心痛，是真的会反映到这个心脏，心的第一层含义是肉体的心脏，这没意见吧？

他：没意见，这是生理学的基础。

我：其次，我们从文字来看。心情、情感、情绪、喜悦、愤怒、伤心，等等，这些都和“心”有关，字里面也都含有“心”或者竖心旁。其实情感情绪的反应，就是心的外在表现形式。当我们看到一件东西、一个人，或者遇到一件事，心没动或没反应，自然没有情绪、情感产生。比如说我们在街上能够看到各式各样的车牌，你只是看着，不会有任何反应，但是，忽然看到有个车牌和你的一模一样，这时你有没有反应，或者看到一个车牌是一串 8，车子又是豪车，你有没有反应？

他：那肯定有反应了，这是一辆套牌车，我会报警。

我：心的第二层含义是心情、情感、情绪。话说回来，没有了情感、情绪，人还是人吗？

他：除此之外，还有吗？

我：如果让你观察生活、审视自己，你还能想到什么，哪些和心有关呢？

他：心想事成、心动不如行动、心中要有梦想，还有……

我：足够了。让我们来看看“想、思想、意念”是不是全部和“心”相关？

他：是的，这是显而易见的。

我：看来大脑的活动，思想、意念也是心的一部分，这算是心的第三个层次吧，还有吗？

他：心灵、心灵美，这算是人的一个品质吧，这算是心吗？

我：到了这个角度，不太容易确认了，对吧？心灵美，体现在诚实、谦虚、善良、友爱、勤劳等，这些看起来是人的某些品德，那这些是心灵吗？

他：真的不知道。

我：回到前面讲的，除了心脏是生理学上的，情感、情绪也是心的一种反应，思想、意念也是心的活动，或者叫心理活动、思想活动，都差不多，也是一种反应。那么，诚实、谦虚、友爱、勤劳这些，是不是也只是一种反应呢？

他：也算是吧。勤劳呢？这算是内在的品质吧，不算是心理反应吧。

我：那我们来看看勤劳的反面，“懒惰”，这就和心直接相关了吧？

他：是的。

我：在我看来并不存在勤劳、懒惰，而是当事人对要做的这件事，有没有感觉、有没有想做的意愿。如果这个“有感觉、有价值、有做的意愿”催生了他的行动，就叫勤劳；而引不起他的兴趣，没意愿，就叫懒惰。我个人认为根本没有勤劳或懒惰的人，这只是人们在具体事件上的反应。这一连串的反应，重复的出现，于是被我们贴上了勤劳、懒惰的标签，仅此而已。你认为呢？

他：有价值也是心理活动吗，不是客观存在吗？

我：我认为它也是心理活动。比如今天来这里学习，你认为有价值吗？

他：有，没有价值我也不来。

我：但是，客观存在的事实是很多人认为没有价值，在他们看来，与其花时间在这里聊天，不如去赚钱，那才有价值。价值是每个人内在价值观的评价，这个评价就是思想活动，就是心的一部分。

他：确实是这样，你这么一解释，我明白了。

我：好，讲完了勤劳和懒惰，那是不是诚实、谦虚等这些人的内在品质，都是一样的呢？

他：是的。面对一些情况，我们有时候诚实，有时候故意说谎，这也只是人对于事情的反应，而不是固有的东西。谦虚当然也一样。

我：非常好，你的理解能力和推演能力都非常好。

他：心灵美等其实是内在品质的外在表现，内在品质实际上是对具体事件和行为的反应，这算是心灵的第四个层次。还有吗？

我：现在是我们在一起探讨，我希望你多思考，能有自己的发现，而不是听我的“标准答案”。

他：心不在焉，这是什么？

我：很好，回到具体的事情上，心不在焉就会视而不见、听而不闻，开车就会错过路口，这个心是什么？

他：专注力、注意力。

我：非常好，这是个很重要的“心”。这算是心的第五个层次了。

他：（想了一会儿）我再也想不出来了，好像全部讲完了。

我：我也在想，确实，在生活中能够观察到的：一是心脏，二是心情、情感、情绪，三是思想、意念，四是心灵品质的表现，五是专注力、注意力。这些都已经说过了。现在我来给个提示，你来思考：一个活人死去了，就在死的那个时刻，死前比死后多了什么？或者说一个正常人比植物人多了什么？我们身边真的有一个案例，这个男生成了植物人10年，但他的父母没有放弃，一直照顾着他，结果10年后他苏醒了，只不过把之前会的东西都忘光了，还要重新学。他现在还结婚生子了。你想到了什么吗？

他：想不出来。

我：（我拍了拍桌子）这桌子是木头的，是活的还是死的？

他：现在是死的。

我：它是一棵树的时候，跟它成为木材的时候，这中间少了什么？

他：少了生命和生命力！

我：是的。这个“生命力”是不是一切植物、动物、人等一切生灵所共有的东西呢？

他：是的，但这和心有什么关系呢？

我：西红柿和番茄有什么关系？

他：它们是同一个东西。

我：生命力和心也一样。在佛学中有太多的名词用来表述心，但是有时越描述，越让普通人糊涂。文字和语言永远也只是描述，而不可能是“被描述的那个东西”本身。我们没有必要再给它增加一个名称，就只是“意会”不要“言传”了，那些语言已经被前人说完了。我们就把这个层次定义为只可意会不可言传的，存在于一切生命之中共同的东西好了。这算是心的第六个层次。我也只能领悟到这个层次了，还有没有？我也不知道了。

他：知道了心，那有什么用呢？

我：知道了心，才知道怎么用“心”。连心是什么都不知道，才叫迷失。我们现在来讲“用心”，这个“用”是“使用”，是动词。来吧，我们一起来探讨一下怎么用心。我们一起把心的六个层次梳理一遍，再来一一对应。一，心脏；二，心情、情感、情绪；三，思想、意念；四，心灵品质的表现；五，专注力、注意力；六，一切生命共有的东西。

他：很清楚，就这六个层次。

我：一是心脏，这是个很有用的“显示器”。就像年轻人去相亲，心动了没有，实际上这个“心脏”也是有反应的。我们平常生气、伤心难过等，这个心脏也是有感受的，这个大家都有体验吧？

他：有，认真去觉察，很多时候都有感觉。尤其是生气的时候，心跳得厉害。

我：对应的，用心的第一个方法，就是觉察心脏部位的感受，看有没有加速、难受，甚至心痛等感受，这是把心脏当作提醒自己的一个工具。

他：这个明白了，继续。

我：二是心情、情感、情绪，这个就十分明显了。积极的情绪能够带来积极的作用，负面的情绪带来的更多是消极的作用。随时觉知，调整好情绪、心情，尤其是在和别人沟通的时候，要先调整好情绪再去沟通。反之，发现、感觉到了情绪不对，请立即停止或暂缓沟通。

他：这个也很清楚，继续。

我：三是思想、意念，这个要怎么用呢，你有什么看法？

他：思想观念是经常合在一起说的，这个就是要警惕，警惕经常有错误的、乱七八糟的念头进来。

我：很好，时常学习，学习别人为的是印证自己。我们把学来的一切都当作镜子，照见自己。同时，我们在生活中要时时觉察，遇到事情的时候，一定要反观自己的思想、想法，有时大众化的想法，价值观的偏差，会导致人与人之间的冲突。

他：这就是要我们检验自己大脑里装的这些东西，并在具体的事件，在人和人交往的过程中，随时观察、调整，是这样的吗？

我：是的，非常精准。

他：这样我也基本上明白了，我们继续下一个层次。

我：四是心灵品质的表现。我们拿谦虚来举例。谦虚，我们通常是这么用的，当别人称赞你取得了什么成就，你就会说，哪里哪里，谦虚一下，或者把功劳归功于别人，感谢别人。大概是这么用的吧？

他：是的，这就是我们正常的做法。还有，不懂的要及时请教，别不懂装懂，也叫谦虚。

我：很好。这里我想引用一句王阳明先生关于知行合一的解读，他说："知之真切笃实处即是行，行之明觉精察处即是知。"我写出来给你看，我们先只看前半句，你看出来了什么？

他：好像是说知要真切，做要笃实。

我：不太准确，上半句结尾"即是行"，说明上半句讲行，什么是真正的行呢？知到非常真切，就像知道开水烫了会疼，肯定会小心使用开水一样。知到非常真切了，而自然产生的行动，就是真正的行。否则充其量只是试一试，即带着将信将疑的态度来行动，这样的行动，遇到障碍就会放弃，这种行不是真行，是模仿，是被游说后产生的，不是真知真行的行。

他：明白了，就是知要彻底、要真知，知到很真切自然地产生行动，才是真行。但这跟谦虚、跟心灵品质有什么关系呢？

我：显然的嘛，刚才我们说的那种谦虚，是真谦虚吗？有没有觉得是装的、是假的。

他：有这么点感觉。我有时候真取得了什么成果，就想高兴一下，但又害怕别人说自己骄傲，就压抑着，有装谦虚的成分。

我：你非常真诚，跟你交流非常畅快。是这样的，我曾经也很会装，会压抑自己，现在我不装了，也会有人说我轻浮、吹牛之类的，这十分正常。做人无须刻意迎合，自己看着办就行。

他：所以说真诚很重要？

我：真诚是第一美德。用陶行知的话说就是："千学万学学做真人，千教万教教人求真。"

他：对美德也要足够的真。

我：是的，我们来看谦虚，谦虚的本义是让我们兼言，多听多角度的言论，兼听则明。虚与需，同音意就相近。虚就是内部空了，自己没有了，有需要的，即把自己放空，去装东西回来。这是事前、事中的事情，不是事后再装着，在语言和行为上装谦虚。真心知道自己有很多不知道的东西，敞开自己去填实了，这才是真正的谦虚。所以，谦虚的关键就是要认知到自己的不足。真切的认知到自己的不足，才会有需要，真知就能真行，这就是"用心"，用真心去实践美好的心灵品质。

他：这个也探讨得很清楚了。下一个吧，下一个是专注力、注意力。

我：我们来看"觉知"这个词语。觉有视觉、听觉、嗅觉、味觉、触觉，总共五个，对应的器官是眼睛、耳朵、鼻子、舌头、身体。这个"觉"的能力，大多是天生的。我们都听说过"心不在焉，视而不见，听而不闻，食而不知其味"，可见"觉"在这里起了作用，但是"不知"，对吗？

他：食而不知其味，我对这个非常有感触。我每次吃饭，不是在想东西，就是在谈事情，反正就是把自己喂饱了就行，真没有认真去品尝过食物的味道。现在，吃饭吃的也都是调料，大量味觉刺激而已。

我：还有经常开车错过路口，这也很常见。看肯定看到了，但因为心里想着别的事情，走神了，所以错过了。这个觉而不知，中间就是少了注意力、专注力。知道了这个原因就好办了。我们在做事情的时候，尽量不要一心多用，而且把注意力尽量多分配到当前的事情上、感觉上，同时也利用一部分注意力觉知自己脑袋里在想什么，比如开车的时候，大脑里面在胡思乱想些什么，走路的时候在想些什么，我们要对自己大脑里的念头有觉知。因为觉而不知，就是被大脑里的念头带跑了，就会走了神。

他：是这样的，这是非常普遍，也是非常麻烦的现象。我有时做什么事情都专注不了多久，总是会想着去摸手机或者干别的想别的。

我：觉知的能力是非常重要的一项能力，即觉而能知的能力。这就需要你在生活中，在做任何事情的时候，注重训练这个能力，训练把心安放在当下的能力。当你把注意力拉回来，放在当前正在做的事情上，放在觉察自己的大脑里在想什么，这就是训练。

他：比如开车时，你就专注于开车。

我：觉知和专注有一点点不同。开车时，我们肯定还会走神，无法纯然专注，我们平时大多数时候是处于“泛专注”的状态，就是你知道自己在开车，在看路、开车的同时能够去感知手摸方向盘的感受，能够同时觉知到大脑里又出现了什么想法，觉知着路况，感知着身体上的感受，觉知着大脑里飘过的想法、念头。就这样，自自然然地觉知着，毫不费力，没有任何特殊要求地觉知着就行。

他：好的，我会时时想起来，时时练习。那最后一个呢？

我：最后是一切生命共有的东西，这个是先天的、老天给的，你不用去管它，它也时刻都在，只要人活着，它就会陪着你，自然而然地在起作用，不需要你去操心它。

他：一路聊下来，这样清楚多了。

我：你自己也回去理一理。我们搞清楚了什么是心，也搞清楚如何用心，这个时候再来谈爱就好谈了吧？

他：用心去做事、对人，这就是爱了。

我：要点是抓到了，但我还要提醒你，形式上也要注意，有时候形式大于内容。爱是需要表达，需要有载体的。爱通常有三种形式：一是物质，即给钱给东西；二是时间，即花时间陪伴；三是语言，即学会倾听，学会说好话。你认为这三种，哪种最难？

他：第三种。

我：你很明白，那就不用我多讲了。看起来第一种要花钱，成本最高，但是做起来却最容易。第三种看似只是说说话而已，不花钱，实际上却更难。我想大家对此都有体会。

他：是的，确实如此。

我：那关于这个话题咱们现在聊透了吗，可以结束了吧？

他：好的，我现在非常清楚了。

【原理提炼】你自己的“心”就是答案，尝试从多视角看懂“心”是什么，学会用“心”，从“无心”到“有心”的回归，将使世上再无难事，只因人皆有心。

【读者参与】让我们从点滴入手，用心生活。请你选一件小事，练习一下“用心”做事，找找感觉。

彻底解除痛苦的方法有很多，但把方法转化成能力的过程是需要训练的。

有彻底解除痛苦的方法吗

【案例故事】有一位妈妈，她的孩子上初中了，却没日没夜地玩游戏。她去干涉和制止，甚至断网、摔手机等方法都用遍了，结果只是使母子之间越来越对立，矛盾冲突越来越严重。孩子有时会把自己关在房间里不出来，有时会把妈妈关在家门外，不让妈妈回家。这位妈妈心里痛苦到了极致，才来找我做咨询。我们在咨询的过程中也遇到很大的麻烦，因为她非常急切地想要知道一个立刻就能解除痛苦的方法，不论我怎么去引导，她就想要方法。实在拗不过她，所以我们有了一次这样的探讨。

【核心冲突】这位妈妈非常急切地想要解决问题，认为一定有方法可以立即解决她的焦虑和痛苦。

【过程重现】我：我能够体会你这种急切的心情，也能感受到你内心的焦虑和痛苦，还有对孩子的那份爱与无奈。你现在就想要一个方法来解决自己的焦虑和痛苦，对吗？

她：是的，我想一定有方法的，你能告诉我吗？

我：从理论上和实践上都有方法，确实有。打个比方，就算是这个世界上最难打开的锁，但只要拿对了钥匙，用对了方法，也能够很轻松地打开，对吗？

她：是的，那你能告诉我方法吗？

我：好的，我们现在就来探讨方法，我实在是拗不过你了。我们之前多次探讨过这个话题，那就是解决问题的三个圈。最外圈是方法，中间是原因，内圈是本质。方法也叫手段，解决问题确实要有方法和手段。（相关阅读《成功观》）

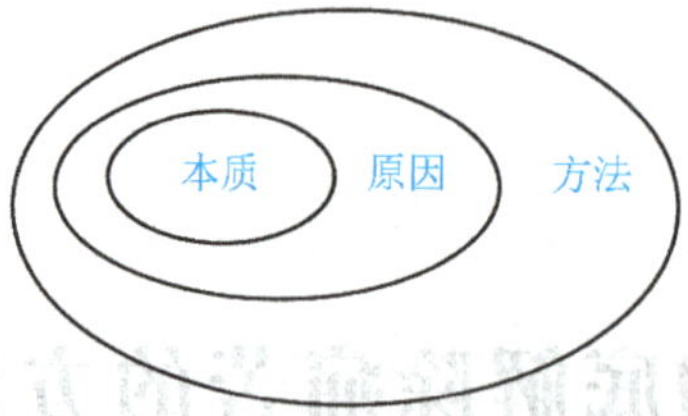

思维三圈

她：那你赶快告诉我吧。

我：好，你在生活中观察和思考过吗，别人用什么方法来解除痛苦？你多少有点经验吧？

她：找人倾诉、去玩、喝酒、唱歌等，这些方法我都用过，但不管用，只是能暂时逃避一下痛苦而已，解决不了根本问题。我也确实是没办法了。

我：你想要的是一下子就彻底解决问题的方法，对吗？

她：是的，有吗？

我：有，而且有很多，就看你要哪个级别、哪个门派的了。

她：真的有吗？

我：当然，我肯定不会骗你。只不过，你要带着纯探讨和学习的心态来和我一起了解这些方法。如果拿着我介绍给你的东西，没有消化就去用，那会出问题的。万万不能生搬硬套，可以吗？

她：可以。

我：那我们先以一个不能用的方法开头。死，很多人用死来解脱当下的一切痛苦，这是不是一种方法？

她：是的，但这不是我想要的。

我：我的重要工作之一，就是避免人自杀，所以它当然不能用。我提这个方法的目的是给你一个思路，解决问题的方法非常多，别把自己困死。我在书里也看到过，有人用切除大脑额叶的方式帮助病人解除心理类的疾病和痛苦，但这后来被证实并不是一个好方法。详细的情况我就不讲了，反正用药物或手术的方式，你肯定也不想要，对吗？

她：是的，那些太可怕了。我就想要我能做的、能用的、好用的。

我：好的，下面我来逐个给你介绍一些方法，你自己决定选用哪种方法。第一种叫作无身无患，来源于老子《道德经》中所说的“吾所以有大患者，为吾有身，及吾无身，吾有何患”。你不懂《道德经》也没关系，我来告诉你这句话的意思，那就是我们都是为满足这个身体，想要这个身体活得更好而不断地操劳。如果我们把欲望降到最低，也就是人们常说的“身贵则心贱，身贱则心贵”，即不再刻意重视物质条件，而是像庄子、颜回一样，把物质生活水平降到最低，只要能活着就行，这样就不用操心了。你可以这样活，你的孩子也一样可以。这是很表面的解读，但是很管用，你用不用？

她：可以用一点，但是如果有更好的，为什么要这样虐待自己呢。

我：第二种叫学雷锋，也就是毫不利己，专门利人，把有限的生命投入到无限的为人民服务中去。这种方法把自己化为无形，没有个人私利、面子等，自然没有任何痛苦。你觉得这个方法怎么样？

她：我没有这么伟大，学一小点可以，完全学雷锋，我做不到。

我：那就来第三种，学“呆若木鸡”。这个成语典故出自《庄子》，你可以去上网搜索一下。大概的意思是，一个国王叫大臣帮他训练斗鸡，每隔 10 天国王就来问一下，鸡训好了吗？训鸡的过程有几个阶段：刚开始斗志昂扬，不行；训练 10 天后，对外部挑衅还有反应，不行；又过 10 天，说眼神还很犀利，不行；最后这只鸡，不论怎么折腾它，它都像木头鸡一样，就是一动不动。拿到斗鸡场上，别的鸡上来试了试，它一点反应也没有，别的鸡没有敢于应战的，掉头就逃跑了。于是这只像木头一样的鸡就不战而胜了。这个厉害吧？

她：呀，我原来还以为这个词是形容人很笨呢。

我：这个方法怎么样？如果你把自己训练成“木鸡”一样，这样无论谁都惹不动你，你就没有痛苦了。

她：这个好难，我又不是木头人。还有没有别的方法？

我：那就第四种吧，那就是接受一切现实，消除胡思乱想。你的孩子现在是什么样，你就接受什么样。痛苦来自于什么呢？来自于孩子是这样，但你心里却期待孩子应该是那样。理想和现实之间有落差，这个落差就是痛苦。现实你改变不了，那就改变自己的期待吧，不要有过高的期待，就没有痛苦了。

她：这个方法我也知道，就是很难做到，谁不想要更好呢，你说是吧。

我：我只管介绍，至于你怎么选，完全是你自己的事。那就再来一种，第五种，无私无畏。这和第一种有类似的地方。第一种讲无身无患，它侧重于身，这里讲心。如果你把所有的私心都掐死，在心理上没有了任何私心，就像稻盛和夫讲的一样，“动机至善，私心了无”。没有了私心，自然没有痛苦。而这也不影响你生活中的一切，该做事业做事业，该赚很多钱就去赚很多钱，只要向稻盛和夫学习，把私心掐死就行了。怎么样，如果采用这个方法，说不定你还能成为圣人，毕竟稻盛和夫就被称为“经营之圣”。

她：这个高山仰止，学习学习还行，实践起来我对自己没有信心。还有没有别的，不是这么难的，有没有？

我：你真是个挑剔的家伙，哈哈。孙悟空跟他师父学习，不能长生的不要，三十六变也不要，最终挑了七十二变，你也一样的挑剔。

她：那是没有了吗？

我：有，就看你能否听懂，我的水平也不够，你听多少算多少吧。《心经》听说过吧，网上有很多《心经》的歌曲。里面有一句“照见五蕴皆空，度一切苦厄”，也就是说，色受想行识，一眼看透它们都是空，自然解脱一切苦。

她：这个我不太懂。

我：这个和呆若木鸡差不多，就是对外界一切的冲击、伤害，能够一眼看穿一切都是空的，就像别人向你扔过来的，只是一个空气球，伤不到你，你完全不对其有所反应，这样也能解除一切的苦。这个方法怎样？

她：我没这个悟性，也不懂佛学的东西。

我：咱们已经讲了六种了吧，再来第七种。这种就是我经常讲的生命观，整体生命观。让我们把自己的视角拉高，高出地球，在地球外看人类，整个人类就好比是一个“整体人”，我们这样的个体人就像是这个“整体人”的一个细胞。人是活在一切关系中的，马克思讲过，人是一切社会关系的总和，你需要明白人和人之间是完全一体的。老祖宗的文章也讲过，“凡是人，皆须爱。天同覆，地同载”。所有人都是四海之内皆兄弟也，大家是一家人，无所谓你我他，因此也就不用争、不用斗，那样就没有痛苦了。

她：听不懂，我们每个人都不同，都是独立的，不是吗？

我：那我再给你打个比方。你是一滴水，整个人类是大海，当你这一滴水滴入大海中时，请问这滴水还存在吗？

她：不在了，化掉了。

我：不在？可它还在海里。在，但再也没有原来的那滴水了，对吗？

她：是的。

我：把自己彻底化为无形，这样就获得了彻底的安全感和喜乐感，再也没有需要担心和痛苦的事了。这个方法怎样？

她：悟不到。

我：这个也悟不到，那就讲第八种，从时间角度入手。你跟上我的思路了吗？你看，过去的已经过去了，神仙来了也没办法，对吗？

她：是的。

我：未来从来没有真正来过，因为来了就变成了现在，我们能够把握的只有当下这一刻，未来其实都是猜想的，是这样的吧？

她：是的。

我：你看懂时间的延续性是个幻觉了吗？过去只留存在记忆中，未来只是个推理和假设，当下是一个片刻，我们在一个片刻中活着。你只要丢掉时间感，只是活在当下，自然没有痛苦。

她：但是，无论如何，该发生的还是会发生，该来的明天还是会来，还是一样会痛苦，不是吗？

我：那就是你还没悟到，那我也没有办法了。现在只剩下最后一种了，如果你能够彻底了解什么是空，知道一切都是空，那就不执着，也就没有痛苦了。

她：唉，没一个听得懂的，只剩下最后一个了。

我：空不是什么都没有，空有三个特性，第一个是无恒常性，也就是一切都是变化的。比如你觉得很苦，一个苦来了，没多久它又走了，没有一个固化的苦存在，它有它的存在规律，来来去去，来了知道它来了，走了知道它走了，不理它就好了。

她：不太懂。

我：第二个是无实有性。比如没有一个实有的东西叫手机，当你用它来打架的时候、它没电的时候，它就是个砖头，是我们给它起了个名字叫手机，这个手机对应的东西，也是变来变去的。人也一样，在我们脸上的螨虫眼里，我们只是它们的宿主，食物而已。

她：好像是这样，但是这个就更晕了。

我：第三个是空中能生万有。简单地说，就像这个杯子，我现在把它喝空，原来它是一杯茶，现在空了，想装什么就装什么，什么可能性都有，这样明白了吗？

她：还是不懂。

我：好吧，我算是讲完了，也完成任务了。按照事先的约定，我只管讲，你懂不懂我不知道，我也管不着。你觉得这些方法里哪个对你有用？

她：不是做不到，就是悟不到，好像哪个都没用。

我：这些都是不错的方法，你知道问题出在哪里了吗？

她：不清楚。

我：反过来问一下吧，我现在就是个“小白”，是个什么也不会的高中毕业生，你能否告诉我，用什么方法，还要是合理合法的，一个月就赚 100 万，这样我就不用这么辛苦地去读大学，去拼命创业了。我非常想要知道，你能告诉我吗？

她：我告诉不了你。

我：你至少能够告诉我，有很多人一个月不止赚 100 万，有很多人能够做到，他们的方法也有很多，对吗？

她：这倒是。

我：那我能立即赚到吗？

她：不行。

我：那就是这样了，我也只能告诉你方法，你能否做到，愿意不愿意去一步步做到，只能看你自己，我也只能是讲讲方法，给你一个大致的思路，至少让你知道方法有很多。但你自己愿意选择哪种方法去实践、去做到，这就是你的事情了，我只能表示爱莫能助了。

她：这个我明白，让你给我讲了半天，对牛弹琴了。

我：就算给我一个机会来做个小结吧，我也从来没被问到过这个地步，也算一次自我成长吧。我自己阿Q一下，这样就不会白讲了。听我介绍完这么多方法，你现在知道了吗，很多时候根本不是方法的问题，那什么才是关键呢？

她：我是该好好想想，看看怎么办才好。谢谢老师。

我：不客气，我只能做到这里了，接下来看你自己了。

【原理提炼】方法远比问题多，方法解决不了问题，能力才能解决问题，并且还要是足够强的能力才能解决问题。方法学了很多，却没有落到实处，这才是最明显的“症结”，明显到让人视而不见。

【读者参与】反思一下，当你的内心有那么多焦虑、伤心、恐惧、无助、委屈等时常出现时，是没有方法解除，还是你根本没想过可以解除，还是你想过，但是不想解除，反正日子得过且过就行。

第二篇：常见底层观念解析篇

在生活中，我们经常会犯同样的错误，有时犯错到自己完全不自知，甚至当被告知这是错的时，还会“据理力争”，拼命维护旧有的错误观念。错误的观念导致生活中各种矛盾和痛苦丛生。本篇的内容简单到“百姓日用而不知”，同时也困难到“知道了，就是怎么也做不到”。本篇就是来比较全面地、深刻地挖掘潜藏很深的各种价值观。

“不管三七二十一”，本书列出了 21 个底层观念，这纯属巧合。这 21 个价值观不代表“正确”，没有权威、对错，优劣由生活来检验。21 篇短文给出 21 个角度，用来给读者“照镜子”。在这些文章中有大量的思考、反思，用来开启主动思考，这些都是非常好的角度。这个部分就是抛砖引玉，希望大家有更多的思考和思想上的碰撞。

生　命　观

【学习要点】从“个体生命观”升级到“整体生命观”。

【观念升级】领悟到“个体”与“整体”的关系，类似洞察到“一滴水”和“大海”的关系，从此突破个体生命的局限，回归整体生命的终极安全。最重要的作用是：解决生活中最根本、最隐蔽的冲突之一——立场冲突。

【生活观察】蚂蚁、蜜蜂都是群居的物种，内部都有着明确的分工。在一个蚁群中，蚁后负责繁殖后代，雄蚁负责交配，工蚁负责筑巢和觅食等工作，兵蚁负责群体安全。一个蜂群只有一个蜂王，也称蜂后，蜂王负责繁殖后代，成千上万只工蜂负责采蜜等工作，雄蜂的主要职责是交配。如果我们从野外抓一只蚂蚁或蜜蜂回家养着，就算给足食物和水，它们也活不了多久，因为我们通常能够抓到的是工蚁、工蜂，它们没有繁殖下一代的能力。基于此，单个个体的蚂蚁、蜜蜂从繁殖后代的角度来说，不能算是一个完整的生命体，能够繁殖后代、生生不息才能算是一个完整的生命体。

【详细解读】“人类命运共同体”，我不知道大家是如何理解的，可以停下来想想吗，为什么人类的命运是一个共同体？参考上面生活观察中提到的蚂蚁、蜜蜂，尝试思考下列问题。

➢ 单个个体的人，能够直接独自繁育后代吗？

➢ 婴儿一出生，没有一群人提供抚育和保障，他能够存活吗？

➢ 你能举出哪些是“进口货”或者国产货中隐藏的“进口技术”呢？

➢ 阿拉伯数字、英文字母、手机安卓系统、电脑操作系统是中国原创的吗？

➢ 生活在城市中的人，能够离开生活在郊区和农村的农民吗？

➢ 我们日常的吃、穿、住、用、行等基础生活资料、设施、设备，是否都需要分工协作？

今天，全世界的政治、经济、科技、交通、通信，甚至是婚配、居住地，都是相互交叉、深度渗透到一起的。这是个显然的“事实”，我们都能够感受到和看到，并且这种相互渗透是个“必然”的趋势，是整体发展的趋势。

再换一个视角看全人类。

2020年，新型冠状病毒已经蔓延到了全球，这告诉我们另一个信息：人类的“身体”也是一个共同体！甚至进一步说：人类的身体和给人类提供食物的动物、植物也是一个共同体。这个不好理解吗？让我们来换个视角，把自己从地球上拉高，离开地球看整个人类，从高处往下看，有没有看蚂蚁一样的感觉呢？一窝蚂蚁是一个生命共同体，人其实也一样，整个人类像一个“大人”，一个整体的人，而我们每个人，每个个体，只是这个整体人中的“细胞”而已。“细胞”离开整体无法持久生存，这是普遍的常识。

如果把整个人类当作一个“数学集合”意义上的“整体人”，个体人就相当于整体人的一个细胞。当下流行的病毒在个体人之间进行相互传播，类同于病毒细胞借助体内的“细胞”进行快速的传播、复制，从而制造出大量的病毒，危害到整个人体的健康。整个人类这个“整体人”已经被新冠病毒危害得挺严重了，大量的感染、死亡，还可能导致多地的经济崩溃。人们的健康生活已经受到了巨大破坏性的影响。目前，全球人类正在同做一件事，抗击新冠病毒。这也从另外一个角度告诉我们人类命运是一个共同体。

但这和我们有什么关系呢？让我们一起回到生活中来探讨，来深入研究。让我们回到自己的小家庭来看一下，我们的家庭是一个命运共同体吗？请你问自己几个简单的问题。

➢ 一家人的钱分你、我、他赚的吗？这些钱可以合在一起大家商量着共同分配吗？

➢ 家里的老人、孩子都不能赚钱，他们可以同等分配生活物资吗？

➢ 一家人做的事情，分你的、我的吗，事情做得不好或做错了，大家会相互指责吗？

➢ 孩子由谁带、谁教，大家会相互推脱吗，教不好会相互指责吗？

我们如果真正知道“一个家庭是一个命运共同体”，一家人之间就不会斤斤计较，就不会在家庭琐事上计较对错，就不会相互伤害。当家人之间发生争吵时，请想一想，我们是一个整体吗，我们的共同目的是什么，如果相互伤害，是不是忘记了整体，只是执着于自己个人的感受、个人的利益了呢？

讲个新闻中的笑话。在国外，一个富翁娶了两个老婆。有一天，两个老婆把富翁拉住，一个往楼上拉，一个往楼下拉，就这样富翁就卡在了楼梯中间。这时一个小偷公然叫车，把他们家里值钱的东西搬上车，从容地离开了。就连家里来了小偷，这家人还不团结，不一致对外！后来小偷抓到了，法官问富翁想怎么处罚小偷，富翁说：罚小偷娶两个老婆。

笑一笑，反思一下，我们不也是如此吗？我们时常为了一些琐事争执不休，最严重的是还会使孩子受到伤害！

这一点想透了，家庭问题自然消失了一大半。好多来做家庭咨询的人，完全忽视了这个问题，他们大多都是各自站在自己的立场上看问题，而没有站在家庭整体立场看问题，有时被我一提醒才猛然惊醒：真的呀，我原来怎么就没想过这个简单的问题呢！有一句俗话很值得反复琢磨，那就是：有立场没真理，屁股决定脑袋。发生任何冲突时先问问自己：我是什么立场，对方是什么立场，有没有可能调整一下，使我们变成一致的立场再来谈呢。

再往大了说，如果每个人都清清楚楚地知道人类是一个命运共同体，整个地球是一个地球村，那么世界上的纷争就会逐渐减少，甚至消失。人和人之间有冲突，肯定是在立场或利益等方面没有站到更高层次来看，没有看到人类是一个命运共同体。当你真正看懂了，心胸和格局就变大了，生活中也会减少大量的冲突和烦恼。

最后请你再认认真真地反躬自省一下：我和我的家人，真的做到了命运共同体吗，我在哪些方面做得不错，在哪些方面还可以改进呢？

【读者参与】自我疗愈的作业。

1. 人：在记忆中找到一个人，一个经常和你有各种冲突的人。

2. 事：定位到具体的一件事情，比如你们因为什么而产生冲突。

3. 立场：想清楚或者写出双方的立场是什么，如何调整可使立场变得一致？

重复使用人、事、立场三步曲来厘清家庭中方方面面的冲突，这是个非常直接有效的方法。读者可以尝试多用，用多了就熟练了，就能够在冲突发生的那个当下直接化解冲突。

因　果　观

【学习要点】破解常见的“因果”逻辑错误，明确“因果关系”和“先后关系”的区别。

【观念升级】“因为……所以……”代表的是“原因”能够直接导致“结果”。比如因为是刚烧的开水，不小心浇到手上，所以起泡了。这类型是直接的、确定的因果关系。再来一个用来对照的例子：因为你骂我，所以我才生气。这类型的是“假因果关系”，它的本质是“先后关系”。原因和结果之间没有“必然”的关系，而是人为的、主观认为的关系，我们称之为“假因果关系”。当人洞察了“假因果关系”，明确了先后关系，就能够把情绪类责任收回，不再抱怨指责他人，回归心灵的平和喜悦。

【生活观察】因为你不听话，所以我才打你；因为你骂我，所以我才生气；因为堵车，所以我才经常迟到；因为生活有太多不如意，所以我才痛苦；因为学历低，所以我才没有好的工作；因为孩子沉迷于玩手机，所以我才焦虑愤怒……在生活中，我们很容易观察到这类型的“假因果关系”。尤其是：因为（别人的原因），所以（我产生各种情绪），这类型的假因果关系最为明显，极其常见。

【详细解读】首先说明一下，我们此刻探讨的“因果”不是佛学、佛教里说的因果。我们要说的是日常大众化的因果关系，即“因为……所以……”。比如因为手被开水烫到了，所以皮肤起泡了。

这样大家就明白了，这里讲的就是“因果关系”，容易与之混淆的是“先后关系”，现在我列出几个常见的生活案例，大家来判断一下，这是什么关系，判断后请在□中打钩。

□因果 □先后 1. 因为大环境不好，所以我的企业才经营困难。

□因果 □先后 2. 因为出生在农村，所以我没有接受好的教育。

□因果 □先后 3. 因为成绩不及格，所以我才这么难过。

□因果 □先后 4. 因为天气太热，所以我才会出这么多汗。

□因果 □先后 5. 因为手机没信号，所以我才没及时联系你。

□因果 □先后 6. 因为我妈总是管我，所以我才不愿意回家。

答题没有对错，让我们认真地思考一下，停在这里几分钟。

下面让我们来看一个案例。

案例故事：有一段时间，我开车上下班，时不时会生气，因为路况不好，经常有人加塞，并且道路经常在施工，到处堵车，我想要快点，偏偏堵得更久。更有两次，因为我开的车实在是差，是一辆1.0排量的手动挡车，但车小反倒开得快，有两次超过了别人的“好车”，结果对方硬是反超，挡到了我的前面，任我左右变道，还是堵住了我，直到把我逼停。这简直把我气炸了，我停在对方车后，又气又怕，怕前车下来人和我打架。我就挂着挡，随时准备着，对方如果下来人，我就赶快逃跑，甚至撞伤他们也要跑。我在脑袋里盘算着：这是城市高速路，对方违章停车，危险驾驶把我逼停也是违法，我又没超速……结果是越想越气，幸好对方没下车，否则可能会出大事。事后我从愤怒中清醒过来，才发现，呀，刚才真是太危险了，万一对方下车，万一我把对方撞死了，怎么办？

重点来了：我观察到，我并不是每一次被加塞，每一次堵车都会生气。那么，因为被加塞，所以我生气——这个因果关系就不成立！如果是因果关系，那么相同条件下，我应该每次都生气，生气的程度也应该差不多。事实上我经常都不生气，生气时是少数，这到底是怎么回事？我是典型的理工男，想到这个因果关系不成立，我立即陷入了“深深的思考”之中。

恰巧，就在我思考的那些天里，有一位女士来咨询夫妻关系的困惑，她提到关于夫妻一起出门，出门前老公经常催她，等得稍微久一点就发飙。我注意到：在同一地点，同一个男人，开同一辆车，等同一个女人，等同样的时长，为什么结婚前很愉快，结婚后却很生气，这不合逻辑呀。

这里面发生了些什么，请大家一起来思考一下：因为老婆出门慢，所以丈夫发飙——这是因果关系吗？或者换个思考方式：是不是每一次这个丈夫都会因为妻子迟到而生气呢？是不是每对夫妻都一样，只要妻子迟到，丈夫都会生气，这个推理成立吗？

很显然，这些都不成立！这是个极其明显的生活常识，只是我们不曾思考过它，而是生活在习惯中，生活在习以为常中。

我恍然大悟了，这是“先后关系”不是“因果关系”！既然是先后关系，不是因果关系，我生气就是我自己的事情了，跟前面发生的人和事没有“必然”的关系！

深入自己的内心去观察，我们很容易看清楚“生气”是这样一个过程：

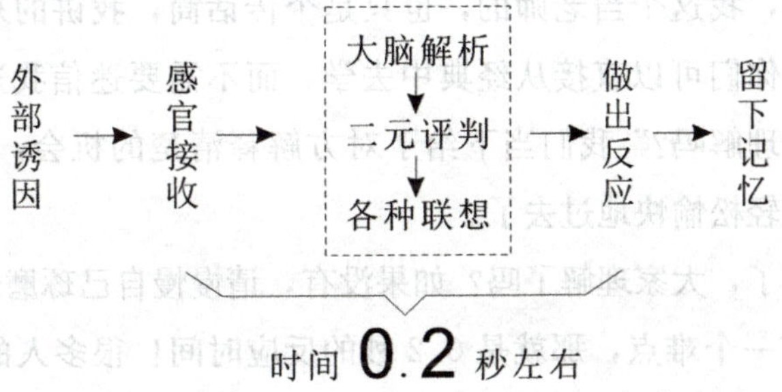

看清楚上图中的这个过程了吗？我再讲一个真实的案例故事。

有一次，我在一个企业家大课堂中讲课，课程中引用了好几次《道德经》里的原文，大多也是大家耳熟能详的内容，如“千里之行，始于足下”“合抱之木，生于毫末；九层之台，起于垒土”等。我脱口而出就是一堆“文言文”。结果下面有一个学生坐不住了，站起来就说：“老师，你是来给我们上课，还是来羞辱我们的呢？”

在这里，学生这句质疑的话就是“外部诱因”；我的耳朵、眼睛都没问题，这是“感官接收”；对方说的是普通话，我听得懂，这是“大脑解析”；这是在质疑我、挑衅我，这对我不利，这是好坏、对错、是非、善恶等“二元评判”。接下来如果我再想，你这不是纯属捣乱吗，是严重不尊重老师的行为，等等，那就会引发各种联想，最终可能会跟学生对骂，甚至叫同学、助教把他请出去，这将给我们留下一段不愉快的记忆。

而那个当下，我在“各种联想”的这个环节选择了这么想：这个学生一定有话要说，先听听再说。然后我做出的反应是“止住”，并跟他说：“这位同学，你一定有话要说，一定有不同的意见想要发表，来，尽管说，我的课堂是开放的，是鼓励质疑的。”学生说：“你明知道我们这帮人全都是没读过什么书的小老板，都是靠勤劳干活起家的，而你出口就是一堆文言文，这不是故意给我们难看，是什么?”

等他把话都说完说清楚了，我再问：“现在能够听我说说，站在我的角度是怎么想的吗?”学生表示当然可以。我就说：“一是我考虑到我没办法给你们讲太多，一时劝人以口，百世劝人以书，引用《道德经》是想让你们可以自己去看书，书可以陪你们一辈子；二是我讲了这些话的出处，也是想告诉大家，我这个当老师的，也只是个传话筒，我讲的东西也是从经典中学来的，你们可以直接从经典中去学，而不需要迷信我这个老师。这样讲，你可以理解吗?”我们当下给了对方解释清楚的机会，消除了误会，这件事情就很轻松愉快地过去了。

案例讲完了，大家理解了吗？如果没有，请慢慢自己琢磨琢磨。

这里面有一个难点，那就是 0.2 秒的反应时间！很多人的反应模式是立即反应，如果没有花点时间训练，在这里就会立即“爆炸”了，根本没有办法停下来选择一种合适的想法。我将在其他文章中给大家介绍如何训练自己的觉知能力，使你能够在“各种联想”这个阶段停下来，让自己有选择权，不被别人激怒。（相关阅读《〈大学〉真够大，一句顶万句》）

【读者参与】解决自己经常生气的节点。

1. 事：找一件只要遇到你就会生气的事。

2. 描述：用“因为……所以……”描述这件事。

3. 洞察：用因果关系和先后关系的思维去“解剖”这件事，从而看清真相。

注意，我们有“天生”的特殊偏好，那就是把责任推给别人，把生气、伤心等痛苦留给自己。只要我们真诚地深入内心去探索，看清楚真相，无须时间也无须其他特别的疗愈手法，内心痛苦的问题当下就能解决。

时　间　观

【学习要点】当你学会多视角看懂、领悟时间，就能突破心理时间的束缚，解决拖延症、急躁症等与时间相关的疑难杂症。

【观念升级】在生活中，我们通常只注意到“物理时间”，忽略或者根本就没想过有“心理时间”。通过学习我们可将单一视角看待时间，升级到多视角看待时间。物理时间在日历、钟表中显示，在日出、日落、四季更替中消逝，那心理时间对我们造成了什么样的影响，又有什么作用呢？

【生活观察】在车站坐着等车两小时，和在电影院看两个小时电影，感觉哪个时间更长？为什么时间已经过去了很久，很多人和事却历历在目好像就在昨天？到了一定年纪，很多人都有这样的感慨：时间过得真快呀！还有一些人却总觉得时间过得很慢，时间多到不知道该用在哪里，只好用玩手机等娱乐方式来打发时间。为什么两三岁的孩子，你让他们等一下，他们急得不行，就想要立刻吃到、得到？为什么明明很多事情还没有发生，是未来的事情，但在此刻当下你也会觉得焦虑？

【详细解读】在这里，我们想要跟读者一起来探讨关于时间的“另类”视角，就是从和大众化不太一样的角度来看待时间。

1. 相对运动视角。无论是时间在流动，还是人在走向衰老死亡，这两个“主体”，总共有三种情况：人没动，时间在动；人在动，时间没动；人和时间一样都在动。这三个不同的视角带给我们什么样的感受和领悟呢？

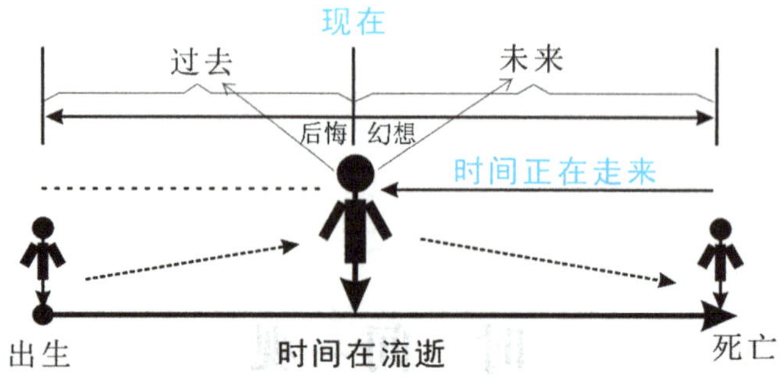

(1) 人没动，时间在动：那么人是被动的，时间是主动的，那么就会自然地有"顺其自然""一切都会好的""时间是治疗一切的魔术师"等想法，然后等着时间的赏赐。思考一下，你有被动的等着事情自然发生的情况吗？请注意，这里没有对错，也没有被动就是不对的评价。

(2) 人在动，时间没动：人是主动的，时间是被动的，那么人就会更积极主动，就会有"我命由我不由天""少壮不努力""一日之计在于晨"等想法。这充分强调了人的主观能动性。请思考，你现在有在努力争取的事情吗，有急着想要达成的事情吗，如果有，你认为这件事按自然规律应该要多长时间完成比较合理呢？

(3) 人和时间一样都在动：我们就会有"想和时间赛跑""时间不等人""做什么趁年轻""不要输在起跑线"等想法，这样的想法往往会带给我们更多的矛盾和焦虑。请停在这里思考一下：哪件事是你最经常焦虑的，焦虑的根本原因是什么，有没有可能因为我们不知不觉把"心理时间"放到了未来，虽然这件事从事实上还没有发生，但通过推理我们认为它在未来有可能发生，因此使自己产生了焦虑，是这样的吗？

在这几个时间的相对运动视角中，你的选择是什么，哪个选项是你的主导思维？请尝试与自己对话，这样有助于你从时间角度来进一步地认识自己，获得自知之明。《道德经》中说："知人者智，自知者明。胜人者有力，自胜者强。"也就是说，了解他人的人，只能算是聪明，有自知之明的人，才算是真正有智慧的人；能够战胜别人只能算是有力，能够战胜自己才算是真正的强者。在这里，自知是前提，也是基本功。

2. 内外视角。钟表、计时器等都是外在的时间，那么内在的时间，即“心理时间”又是什么呢？“明日复明日，明日何其多，我生待明日，万事成蹉跎。”假如我们的记忆被清空，回到婴幼儿状态，连大字也不识一个，那很显然我们也会同样听不懂“等一会儿”“爸爸明天就给你买”这样的话，对于婴幼儿来说只有现在，现在就要。

我们再来观察一个现象，小孩子们所说的“我再也不跟你玩了”，这个“再也”在成人的世界里是“从此以后”的意思，而对小孩子来说这显然只是“当下”的情绪表达，几分钟后孩子们就又玩到一起了，他们完全不会记得刚才说了什么，甚至他们所说的“再也”也和大人理解的完全不同。孩子们的心理时间更多的只有当下，而没有过去和未来。这是很容易观察到的现象。

通过观察我们会发现，心理时间是被教育出来的，换句话说拖延症、记仇症、胡思乱想症、急躁症等等，都是被教育出来的。在现实世界中，过去的已经消失，未来从来没有真正来过，我们所拥有的只是当下的一刹那。换句话说，我们的整个人生就是当下的一刹那，连着当下的一刹那。这个一刹那是没有长度的，就是瞬间，古人形容它为“白驹过隙”。显然，在现实中我们不能去闻昨天的气味，也不能去品明天的茶香，身体只能活在当下。但虽然身体只能活在当下，思想却可以活在过去、后悔过去，可以活在未来、幻想未来。思想很难活在当下，通常只是迷失于当下。迷失于当下就会开车错过路口，对事情视而不见，对食物食而不知其味。

知道了心理时间是如何产生的，这对你有什么启发吗？和时间有关的“各种症”，如拖延症、急躁症等，能够在当下立即直接清除了吗？如果还不行，请拿出纸笔来，把本文中涉及的问题抄出来，好好做答，用自己当下的心作答，觉察一下此刻、当下。别拖延，立即去做，打铁趁热，这样你就已经在当下突破了心理时间对你的控制。

3. 流向视角。我们知道，一年 12 个月，春夏秋冬四季循环反复，感觉起来像是在“转圈圈”，但时间有没有可能是“直线”流动，即朝着一个方向直线运动的呢？我们来审视一下自己：从出生到死亡，有转圈圈吗？在我看来人的一生，就是单向运动。审视一下动物、植物、器物也一样，从产生到消亡，都是单向的。就连平时在转圈圈的钟表，也有从制造出来到坏掉的单向过程。想象一下：我们站在河流的中央，水淹到胸口，但我们没有动，水流从我们的身边流过，有时候觉得水流很急，有时候觉得水流平缓，有时候觉得水流跟静止了一样。回到当下，我们有没有同样的感觉呢？当我们站在时间之河中，有时候觉得时间很急，有时候觉得时间很慢，有时候觉得时间好像凝固了。这是为什么呢？是时间之流在变化，还是我们的心在变化？如果是心在变化，那么心随着什么在变化呢？

4. 存在视角。时间真的存在吗？时间是以什么样的形态存在呢？我们先来补充一个常识：物质有固态、液态、气态三种状态。火是存在的，请问火是什么形态？固态、液态显然不对，气态吗？我们能够像压缩空气一样，把火压缩成液态、固态吗？显然不行。那么火是什么形态？火是以什么方式存在呢？

我们回到时间这个话题，时间是以什么样的形态存在呢？科学家也一直在努力证明时间是存在的，但是一直没有一个统一的看法。我们通过日出日落、四季更替能够感知到“变化”，但这个变化就一定是“时间”吗？我们是否只是能够感知到各种变化，然后将变化的“规律”用时间这个工具来表示，而时间本身是不存在的，时间只是变化的表达方式，是人类用来协同工作的工具呢。

【读者参与】平行思考：时间以什么方式存在？借助什么东西存在？是钟表、计时器还是生物钟呢？我们说的昨天、去年等已经过去的时间存储在哪里？我们说的明天、明年又存储在哪里？这些时间客观存在吗？我没有答案，问题比答案重要。思考一下这些问题，如果你的思考给你带来启发、对你的生活有用，可以告诉我，跟我一起分享一下你的思考和收获。

对 错 观

【学习要点】从计较对错中跳脱出来，站在更高层次看到无对无错。

【观念升级】在生活中我们避免不了陷入对错、是非之中，但可以通过学习把看问题的视角拉高，从更全面的角度看问题，从而非常“舒服”地避开对错的陷阱。只有我们进一步看清楚对错、是非为什么这么容易影响到我们，这么容易破坏人和人之间的关系，才能主动不再去计较对错。

【生活观察】在一份“离婚原因”调查数据中，生活琐事原因占比34.21%，高居第一位。我们暂且不去追究数据的准确性、采样的合理性，单从数据来看，这的确很“吓人”，它看似出人意料，但又在经验和常理之中。在当今社会，“三鸡家庭”比比皆是，即为了鸡毛蒜皮的小事吵架，搞得家里鸡飞狗跳，结果是一地鸡毛。

【详细解读】先来看一首我在2018年发布在微信公众号里的“理工男的诗”。

天大的笑话

我全对，你全错，痛苦的却是我

我得到，你失去，烦恼的却是我

我占有，你付出，空虚的却是我

我享受，你承受，不安的却是我

我活着，你死去，悲伤的还是我

老天呀，这样的笑话只有你

当我洞察了你的诡计
一念之间，乾坤颠倒

我全错，你全对，快乐的就是我
我失去，你得到，轻松的就是我
我付出，你占有，充实的就是我
我承受，你享受，心安的就是我
我死去，你活着，解脱的还是我

大江归海
那是幸福的宿命
爱和你我无关
唯愿爱穿透一切

涤荡灵魂，远离尘嚣
最终躲在爱的怀里
静静地融为一体！

在这里我最想说的是“对错”。生活中我们往往很难面对别人的指责，哪怕被指出错误有利于我们的自身成长，我们还是抗拒，心里还是不舒服，甚至连“被建议”时心里都会不舒服。我们费尽心思把责任或错误推出去，同时把“痛苦”留给了自己。我们越觉得别人有错，错得越离谱，自己就越生气，甚至是暴怒。但这样的事情一次又一次地发生。在家庭生活中，这甚至成为家庭破裂的主因。

人常常能够忍受贫穷和辛劳，却无法忍受平庸和无聊。“有事心不乱”还容易一些，“无事心不空”就需要点功夫，“琐事心不烦”则很难。这和个人的道德修养无关，而是“人性”如此。看到这里，请结合自己的实际生活情况，看看你还在纠结家庭琐事的对错吗？这可是破坏家庭关系的“第一杀手”。

我们来举一个实例。我有一个学员为了挑战自己害怕学习、害怕考试的不良心态，选择了报考一个证书，花了大几千块钱。她老公知道后，夫妻俩因为这件事的对错吵了好几次。她老公站在实用主义的角度，认为这个证书没有多少含金量，也没有太大的实用价值，颁发证书的只是个公司，而不是有公信力的政府机构，所以推断出她是受骗了，认为她根本不应该去考这个证书。而她本人则站在挑战自我的角度，认为这是精神层面的需求，她需要用这个证书来驱动自己主动学习、敢于参加考试，她觉得自己能够坚持学习几个月，并且通过考试，这种感觉很好，这钱花得很值。夫妻二人这个对错之争，表面上争的是同一件事，实际上如同“盲人摸象”，双方都没有静下心来倾听对方的立场、角度，并尝试换位思考，更没有站在更高层次上看问题，而是执着于自己的视角和结论。有立场却没有真理，真理要站在更高维度上全面地看问题。

“对错”为什么对我们影响如此巨大？这是生命底层的无意识，也就是说：没有人点破，我们是完全不知道为什么会这样的。生命底层的无意识最重要的就三个方面：生存、发展、繁衍，即活下去、活得更好、留下后代。这是一切生命体共有的底层无意识，也就是本能。当事件触及我们的本能，我们将产生巨大的能量，例如当我们的生命安全受到威胁的时候，我们都会不留余地的反抗。然而这只是“对错”，只是日常生活小小的对错，它有如此重要吗，我们有必要反应如此强烈吗？我们都知道这个对错并不重要，却依然在生活中屡屡计较。

在这里我想要告诉大家一个效应：部落效应。人类在形成社会文明之前，以部落穴居为主，这个阶段大概有 200 万年，对于只有几千年的人类文明社会，那是长得太多了。在穴居时代，如果一个人被认定为有错，那将会被直接驱逐出部落，甚至直接处死。被逐出部落，也就失去了族群保护，他将面对的也是死亡。长期的群居生活使我们每个人都害怕被孤立、被排挤，在我们的潜意识里认为承认错误，就是直接面对被排挤，甚至是死亡。

多数人在台上演讲，或者面对一大群陌生人会不自觉地紧张，他也意识不到自己为什么会紧张，但越告诉自己不要紧张越会紧张。这也是基于底层无意识的部落效应。相当于在穴居时代，自己一个人突然出现在一群陌生人中间，那就意味着你要独自面对另外一个部落的一群人，这和直接面对死亡是差不多的，所以你就会不自觉地紧张，血液会流向四肢，大脑会一片空白。还有在生活中，如被他人别了一下车、狠狠瞪了一眼或被说一句“没长眼”呀等，这样“微小”的挑衅通常也会让人爆发，至少是当下会生气，这都是几百万年以来养成的旧习性，原来是为了保护自己，但这个立即爆发的“功能”放在今天，其实已经没有多大的用处了，这个习性反而会带来过度反应。

要解除对错之争，需要用语言、行为营造一个安全的环境，即在有人犯错的时候，不要处罚、不要指责，而是采用一种合乎人性的处理办法。比如当有人犯错时，应允许当事人解释，并且给予他理解和同情，和他共同找到出错的关键节点，一起面对造成的损失寻找方法进行弥补。建立这样的“对错”处理方式，对于家庭和谐有极大的好处。

【读者参与】问问自己：我害怕承认错误吗，害怕在子女、下属面前承认错误吗，害怕在配偶面前承认错误吗，我允许我的家人、朋友犯错吗，我愿意与他们一起面对错误、承担损失吗？

安 全 观

【学习要点】从物质、身体、关系、观念、环境这五方面全面认识“安全感”。

【观念升级】片面地追求安全感，就会陷入一个“求而不得”的窘境。轻易给别人、给自己诊断为因“安全感不足”而造成心理问题，这也有武断的嫌疑。细分“安全感”，才能把它的面纱揭开，彻底了解它，才能摆脱它的控制。外部安全是必需的，但过分追求心理上的安全感却有着巨大的危害。

【生活观察】我有个朋友听到亲戚得了什么病，描述到什么症状的时候，就会对号入座，觉得自己也有问题，吓得赶快就去做检查。过段时间去做理疗，理疗师告诉她可能哪里有问题，她又吓得不轻。还有些人把不敢上台分享、损失点小钱就纠结、怕做销售等，全部归结到“小时候缺乏安全感”。还有些“土豪”级的朋友，存款已经用千万来计算，还是觉得不够，这也是因为安全感不足吗？还有一些人听到一点风声就赶快抢购物资，经常用“万一怎样”来解释自己的行为，这也很常见吧？在夫妻关系中经常有一方“委曲求全”，因为怕破坏关系，亲人之间说话也很小心谨慎，这也是常态现象。

【详细解读】安全感，这是我们经常听到的词语。很多心理咨询师也会说：你这是因为没有安全感，因为小时候得到的安全感不足，所以现在没安全感。我很认真地问过自己：安全感是什么，我有吗？这个问题放在我心里很长时间，我没有得到任何答案。

我在从事多年的心理咨询、教育咨询过程中，尤其是借助心理分析，发现安全感缺失给很多人造成非常大的困扰。很多人会因为一点风吹草动就心惊胆战，比如孩子期末成绩有些下降，妈妈就会显示出非常大的担忧；孩子玩玩手机，甚至是玩几次通宵，大人就要抓狂……

那么问题来了，为什么很多人都不会去思考“安全感”是什么，它的本质是什么，我们为什么需要安全感，或者说它都有哪些类型，我们在什么情况下的表现是缺乏安全感呢？只有搞清楚这些问题，我们才能更好地追求安全感，不然我们连安全感是什么都不知道，却还在拼命追求，这似乎有些不合常理。比如此刻我问你：想不想买倭瓜？你会怎么回答我，是问我多少钱一斤，还是问我倭瓜是什么东西？

此刻，停在这里，不要再往下看了，想一想：安全感对我而言，是什么，它有几类，我需要的安全感具体是什么？请拿出笔来写写看。

通常人们会追求以下几个方面的安全感：

1. 物质安全感：重点体现在要多赚钱、储备更多物资。
2. 身体安全感：怕生病、怕意外，过度养生、买保险等。
3. 关系安全感：怕发生冲突、怕关系破裂等。
4. 观念安全感：怕敞开心扉向别人请教学习、怕跟人切磋辩论等。
5. 环境安全感：害怕自然环境恶化、经济环境恶化等。

而生活的真实是：我们连自己的生活安全都无法保障，车祸、疾病随处可见；我们也无法决定整个国家与社会的局势；在人际关系中，我们所在意的人也在时时刻刻发生着变化；我们甚至无法保证我们已经装入大脑的观念的正确性。世事无常，这是常识，在生活中我们既追求变化，又追求不变，但是如果没有真正认清什么该变、什么不该变，就会导致痛苦。比如孩子在成长过程中，一切都在变，而且变得很快，如果我们一味地想要孩子“乖”，而忽略了其成长、变化的规律，自然就会困惑、烦恼不断。

让我来讲个寓言一样的故事。有个人夜里回家，到了自家门前掏钥匙，结果钥匙不小心掉在了地上不见了。夜里太黑什么也看不见，他摸了一阵没找到，转头一看，小区的路灯还挺亮，于是跑到路灯下继续找钥匙。经过的路人问：你在找什么？答：我在找钥匙。再问：在哪丢的？答：在里面的楼道中丢的。问：那为什么在这里找？答：那里太暗了，这里有路灯比较亮。路人：无语！

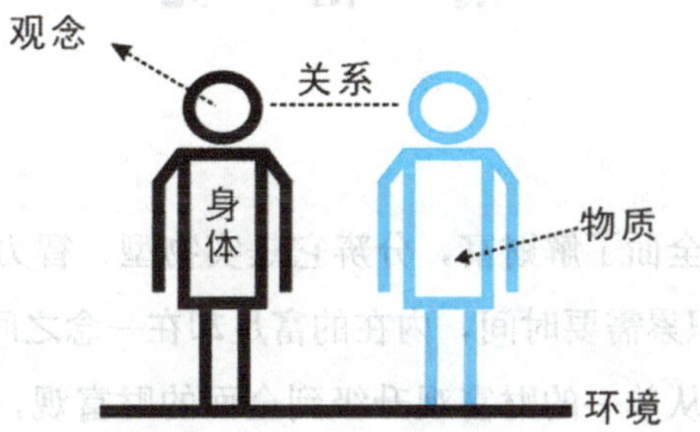

安全感，就是一种感觉，一种心理上的确定感、踏实感。感觉是心的事情，当你不知道如何解决心里面的问题，就会向心外寻找安全感。看看上面列举的五类安全感，是不是都是心外的？那心里面的安全感是什么呢，我们如何才能获得真正的安全感呢？

如果你认真地问过自己，发现自己也有安全感的需求，把这个需求写出来，自己用心去探究这个安全感的需求，它的本质是什么？参考一下上面的分类，仔细去看清楚它的本质，去看清楚它存在吗，如果不存在，你在追求的又是什么？用这样的方式，足以解决自己缺乏安全感的问题，试试看吧。本质上，我们不是去满足和实现安全感，而是看清楚安全感本来就是个“阴影”，打开“心灯”照亮“阴影”，它自然就会消失，根本无须针对性地做任何事情。这才是解决安全感问题的根本方法，即根本就不去追求安全感！

【读者参与】对照自己，找一个方面来自我测试一下，看看能否彻底解决自己的安全感需求呢？如果你还是在某方面有很明显的焦虑，把它写出来，看看它是什么类别，判断它是真实存在的吗，这个焦虑的本质是什么？时常反复阅读本文，时常拿出来琢磨一下，自己就能够解决这些问题。

财 富 观

【学习要点】全面了解财富，分辨它是实物型、智力型，还是精神型财富。外在的财富积累需要时间，内在的富足却在一念之间。

【观念升级】从单一的财富观升级到全面的财富观，深度理解财富的内涵，了解财富的积累、变现方法。尤其是对“无形财富”的盘点和累积，这是自身财富变现的关键。通过认真盘点，我们会发现自身其实有很多财富，只是缺乏“变现”的条件和方法，没有形成针对性的产品，才使之无法变现，导致我们在现实生活中没有现金可用。

【生活观察】我们为什么要培养孩子，为什么愿意在孩子的各种培训或补习上花费大量的钱财？生活中有很多人，工作了很多年，却觉得自己什么特长也没有，也赚不到什么钱，为此感到很困惑。你说生意难做，但却总有人能够赚到很多钱，这又是为什么呢？还有一些人根本不敢去做销售，因为羞于跟人谈钱，这又是什么原因造成的呢？我们都需要生存、需要物质保障，可如何为自己量身打造一套“赚钱”的方法呢？还有一些人知识和能力都不缺，就是赚不到钱，甚至亏损了很多钱，更别提有些人还因为非法赚钱导致身陷囹圄，这些人的财富观出现了什么偏差？在我们的生活中有太多关于“钱”的困惑，带着自己的困惑来阅读本文，会有收获。

【详细解读】讲财富、讲钱，大家都喜欢，没有谁不喜欢钱，说不喜欢的，装的比较多。当然，还有很多人表面上喜欢钱，骨子里却怕钱。中国人有三不谈：一不谈钱，二不谈性，三不谈死。这三项一个比一个重要。现在我们就来谈谈钱，这个让人又爱又恨的东西。

我们首先把“钱”的概念拓展一下，不只停留在货币、物质财富上面。我们把财富进行分类，方便大家理解，这样沟通起来更顺畅。

类别	描述与举例	特点	定价
实物型	房子、车子、电脑等	实在、可度量、一次性	有市场价，极少有自主定价权
智力型	专利、技术、能力、知识等	可见、难度量、卖了还在	有参考价，有较高自主定价权
精神型	精神品质、悟性、灵性	不可度量、无法销售	无法定价

仔细查看表格，稍做停留与思考，对照一下自己的观念，先有个初步的了解，等一下我们还要进行盘点，对自己已经拥有的财富进行盘点，到时候就要用到这个表格里的内容。让我们先问自己：我的财富主要集中在哪里，主要在哪一类？

序号	类型（过渡类型）	代表职业/工作	主要制约
1	体力	普通工人、体力工作者	体力、精力
1.5	体力—智力	医生	
2	智力	设计师、学校老师等	精力、能力
2.5	智力—心力	表演艺术家	
3	心力	创作型艺术家、科研工作者	能量、灵感
3.5	心力—愿力	慈善从业者	
4	愿力	灵魂工作者、灵性工作者	境界、悟性

为了方便理解，我把工作上用到的“四力”也列个表格给大家，同样请大家仔细对照、理解。分类对照是为了学习，而不是把职业分高低贵贱。上表中除了四大类，还有三类过渡类型，因为没有哪类工作是纯粹的，哪

怕农民工用体力劳动，多多少少也会用到脑力。看完想想，你当前从事的工作，主要在创造哪一类型的财富？

为了便于理解，对应不同类型的财富，我们又把财富传承分成了四类，也列成了表格，供大家仔细比对和参考。让我们认真地去盘点一下，我们从父母、老师、社会那里继承了哪些财富，尤其是从父母那里继承了哪些财富，别忽略最重要的精神财富。我们有学员了解这些以后，回家和看似平凡的父母聊天时，才知道父母有多少优秀的品质，自己又从父母那里继承了哪些优秀的品质，这种喜悦和自豪，当下就改变了自己的精神状态。特别提醒：我们经常对亲人、熟人挑毛病，往往看不好的方面比较多，导致忽略了好的方面，换个角度看问题，你会有新的发现。

传承物	说明	方式
现金、实物	现金、房产、车子、股票、首饰等	直接给
知识、能力	知识、文凭、各项技能	要培养
文化、精神	好的名声、精神财产、著作、作品等	身教熏陶
灵性、智慧	生命状态很难言表	自己领悟

关于财富观，我们还要来探讨另外几个问题。

1. 金钱、货币是“阴物质”还是“阳物质”？我们在其他地方也有讲到“阴阳物质”。有个别人不喜欢听到“阴阳”这个词，也可以换一种说法，叫“虚实物质”，这只是用来方便交流的名称而已。有重量（质量）、有体积的物质称为“实物质”，与之对应，没重量（质量）、没有体积的物质称为“虚物质”。若在几年前理解这些还需要费点脑筋，但今天就不用再多讲了，货币都数字化、虚拟化了，存在手机里的数字就是钱。现在我们明白了钱和货币也是虚物质，那虚（阴）物质有什么特性？虚物质是给出去会增多，拿进来会减少。实物质是给出去减少，拿进来会增多。对于钱，这显然不符合我们的日常经验：钱也是给出去减少、拿进来增多，显然和虚物质的特性有冲突，问题出在哪里呢？

别着急，看到最后或许你也会明白，也会有自己的见解。发现问题、提出问题更重要。

2. 什么“钱”是自己的，如何给自己的财富“开户”？我们来讲个故事。一个老农民 30 多年前存了 800 多元，是 10 元 1 张的“大团结”。前几年他才从银行把钱取出来。差不多也是 30 年前，我们家花 1200 元建了一栋楼，上下两层共六间房。现在他家是特困户，前几年靠政府救济才盖了新房，旧房已经是危楼，不能住人了。请问现金抓在手里，钱是我们的吗？存在银行的钱又是谁的？问题比答案重要，请好好思考思考。

什么钱才是我的，是花掉的吗，怎么花掉的、花在哪里的算是我们的？钱放在银行里没动，藏得好好的，但是为什么少掉了呢？800 元钱的购买力（内在价值）在 30 年前和今天对比相差的不是一小点，或许是几十倍的差距。如果藏的是 800 个碗，今天拿出来还是 800 个碗，使用功能同等存在。请问货币的使用功能——购买力，为什么会减少这么多？如果你回答“因为通货膨胀货币贬值了”，对的。那我再问你：通货膨胀的原因是什么，膨胀的本质是什么，换句话说，不是货币的纸张在膨胀，也不是“购买力”在膨胀，那是什么在膨胀？

存在银行里的钱，算是借给银行了，银行还给付利息。存在其他支付手段里的钱，也都算是借给别人了，只是它们的偿还能力强，可以随时还给你，但它们也有可能破产了，还不了你。请问问自己：存在哪里的钱算是自己的，钱存在哪里比较安全？看看上面那几个表格，你会有自己的见解。

3. 金钱、货币的本质是什么，如何正当地获取它们？观察我们的生活，去除那些直接在“钱”上做文章的偷盗等不合法方式，剩下的赚钱方式是不是只有一个主流：借助有形或无形的产品去赢利，去服务客户，客户满意了就会付钱给我们。如果我有产品、有能力，但是我没有去销售、没有去服务别人，请问有钱进来吗？货币放在家里，没有在交易的过程中，这个货币显然是没有什么用处的，它的用处就在于“交易”的过程。货币的用途在经济学上叫作“充当交易的一般等价物”。以物易物，在今天显然太难实现了，大家都把自己的产品和服务换成货币，再用货币去购买自己想要的东西。

显然，货币伴随着产品和服务流动，“流动的过程”就是价值传递的过程。基于这个意义：货币的本质就是流动的能量、流动的爱。尤其是当我们直接用捐款去帮助别人，货币在那个时刻就代表着流动的爱。我们要获取它们，更多地获取它们，有一条“正道”就是：用我们的产品和服务，推动能量和爱的“流动”。当它们大量流动起来时，就有大量的“钱”从我们这里经过。钱本来就不能被任何人占有，只能被流动。

4. 最容易被忽视的财富都有哪些？看看上面的表格，我们的知识、能力、健康、亲情、家庭等，其实都是财富。请好好借此机会盘点一下，你会发现自己其实很富有。

5. 如何让隐形的财富变现？知识、能力、精神、智慧都是隐形的财富，要变现需要深刻懂得财富的本质，需要知道赚钱的正道。我知道很多朋友很有知识和能力，甚至很有修养和智慧，但他们却“一贫如洗”。究其原因主要有三个：一是对财富的理解不正确，他们习惯性地认为赚别人的钱是“不道德”的，不好意思赚钱，没有看懂赚钱的本质就是“全心全意为人民服务”；二是没有形成丰富的产品，我们的国人不习惯为知识付费，不习惯为几句话的点拨付费；三是没有大量去服务别人。古语云：“医不叩门，师不往教。”不主动去好为人师，这是对的，但同时也要懂得广泛传播、个别辅导、明传教化、暗钓良贤。我们应借助一切方式手段去传播理念帮助他人。当你把隐形的财富流动起来，流动到他人的心里，对他人真正有所帮助时，就是开户，就已经开始将隐形的财富进行变现，等时机到了自然可以提现。

6. 从心开始实现真正的“财富自由”。关于财富还有很多问题可以让大家去思考与探索。比如赚钱容易还是花钱容易？花钱买房子，钱是花掉了吗？怎么花掉、花在哪里的钱算是花掉了呢？货币可以电子化的深层原理是什么？货币全面电子化，对财富观有什么影响？炒股赚钱、放贷赚钱，这些直接赚钱的方法，符合“正道”吗？

大家还能提出哪些问题呢？告诉大家一个人尽皆知的“秘密”：答案就藏在问题里！一个好的、正确导向的问题，会把我们带领到另外一片天地。当我们把关于财富的问题想透了，心里没有困惑了，心理财富也就自由了。等你做到这些，现实中再来实践“财富自由”，那就是水到渠成的事情了。

财富观包罗万象，需要不断地与时俱进。我们鼓励大家真正去实践在心灵自由基础上的财富自由，因为这才是真正的财富自由。心灵不受财富的牵绊，那才是真正的自由。

【读者参与】我们的生活中通常都有这样的隐藏顺序：财富自由了，才有时间自由，才能有时间学点文化、精神层面的东西，最后才有条件考虑心灵自由。观察一下生活你会发现，很多人一辈子困在“财富自由”这一步里，请想想这个顺序是否存在问题，你将如何解决自身的三个自由，给自己规划一下顺序吧。

夫 妻 观

【学习要点】通过夫妻这个话题，深入了解男女之间的不同，从而摆脱夫妻之间的冲突。

【观念升级】我们的文化，对性多是避而不谈。通过学习夫妻观，多角度地看待夫妻关系和看待性，在解决夫妻间问题的同时，也让我们更懂得如何去教育和引导孩子。

【生活观察】夫妻关系是“道德”的重灾区：出轨、嫖娼、强奸等问题层出不穷，这背后的驱动力是什么？俗话说，孩子是自家的好，老婆、老公都是别人家的好，这又是为什么？在生活中性犯罪时有发生，问题出现在哪里？夫妻关系本是最亲密的关系，但是为什么夫妻冲突又是最普遍、最严重的冲突之一？好多人结婚、离婚，再结婚、再离婚，一直卡在婚姻关系中痛苦不堪。在我的学员中，夫妻之间的冲突是最普遍的问题，延伸出来的问题就是亲子关系问题。

【详细解读】《中庸》中讲道：“君子之道，造端乎夫妇；及其至也，察乎天地。”通俗的解释大概是这样的：要想成为一名君子，从处理好夫妻关系开始。能把夫妻和家庭关系处理的极致完美的人，就是通达天地大道的人，就是真正的君子。

夫妻之道是男女之道、阴阳之道的具体体现。要领悟阴阳之道，从夫妻之道下手，是比较“接地气”的做法。夫妻（男女）是整个社会的基础，从生命繁衍的角度来看，没有男女哪有人类，这是老天的设计。有一些鱼类可以按照温度、繁殖的需要等，自动变换性别，但我们人类可没有这个功能，同时老天也没有给人类设计“雌雄同体、异体受精”的功能。人类没有无性生殖的天然能力，这自然有老天的意思。人类区别于其他物种的最大差异应该就在：人类有超强的大脑、有思想、有意识。让我们来个脑洞大开的设想，想象一下，我们的大脑突然变成只有3秒钟的记忆，所有的知识没有了，只剩下本能，当人类没有了思考能力，我们还能生存在地球上吗？（请真的停下来，合上书好好想一想）

接下来，我们一起来看看“夫妻之道”中一些平常不太被关注的视角，以及平常没有仔细去想过的事情。在很多次与婚姻相关的辅导中，我只要给大家讲清楚“男人是什么、女人是什么”，把他们的特点、通性讲清楚，就已经帮助很多夫妻走过婚姻中最难过的几道大门槛了。

1. 性情中人。我们先来讲一下性、情。依照传统，中国人有三不谈，一不谈钱，二不谈性，三不谈死。但今天让我们站在“探索”的角度来讲性。

我们先来观察一下，开屏的是公孔雀还是母孔雀，公鸡长得漂亮还是母鸡长得漂亮，在性的追求过程中是雄性主动还是雌性主动？大家对此都有答案，因为这是常识。在动物世界中，雄性追求雌性的第一动力是繁衍后代，这是基因控制的，是老天的事情。在人类社会中，其实也是一样，男人对女人，第一是性；女人对男人，第一是情。男人容易为性所动，女人容易被情所感。作为“性情中人”，很多男人一生困于性，很多女人一生困于情。男人多因性生情，女人多因情动性。

在婚姻中，女人更倾向于情感的满足，如果夫妻经常吵架，当她感到生气或伤心时，情冷了，同样性就冷了。因为缺少性，缺少“床头吵架床尾和”的时机，夫妻间的裂痕就会越来越大。当男人开始变得越来越“暴力”，很可能是阳能无处释放；而当女人变得越来越“抱怨”，很可能是阴能无处排解。女人想要男人“爱她”，情感温暖了，才愿意有性；男人想要女人“服从他”，先满足性，才可能“爱她”，双方僵持不下，谁也无法心甘情愿地跨出这一步。这就是老天的设计，“坑人”的设计。

关于性，男人主动、女人被动，男人快、女人慢，这些也是老天的设计。看看动物世界也可以想通很多。如果动物交配过程过慢，因在交配过程中失去战斗力，早就被其他雄性竞争对手干掉了，命都没有了。男人的性启动，通常不需要身体接触，看一看，心动了，身体就有反应了。女人的性启动就没有这么快，通常需要身体上的接触，还要有情感上的意愿。

从古到今，性交易不论合法与否，买方主要是谁，这个大家也都略知一二。这背后也是老天的设计。老天设计男人的精子，每天的产量以亿为单位，而女人的卵子，每个月才产一个，这是天差地别的设计！老天还设计男人的性反应不用身体接触，看一眼、听一下、闻一下、想一下都可能发生性反应。尤其是在今天这个时代，美女如云，面对满大街春光无限的诱惑，男人们就“有苦说不出了”！乱来肯定不行，法律、道德、家庭、健康、财力都约束着他们。“男人一半是君子，一半是野兽”的说法也是暗指男人的性能量被激发之后，危险得像野兽，因为此时他们意志薄弱，一直处在性饥渴状态下的男人，也容易变成“野兽”。因此，父母应该正确的教育孩子，为他们树立正确的性观念。

2. 情理之中。现代的脑科学清楚地告诉我们，男女的大脑结构有很大的不同，这直接导致男人更“讲理”，女人更“谈情”。很多人都有这样的经验：男人发火了，要让他熄火，只要跟他讲理，让他把理说清楚，男人基本就会平静下来；女人发火了，那要谈情，先让她释放情绪，关心她的情感诉求，而非纠结对错这些道理。“女人一半是天使，一半是魔鬼”，我猜这句话应该是男人讲出来的，当女人陷入强烈的情绪中时，再要跟她讲理，她会是“魔鬼”，完全不“讲理”，要“谈情”才有用。

我们经常能够看到这样的画面：女人、孩子都已经哭了，男人还在不依不饶地讲道理、论对错，非要搞清楚对错，非要孩子、女人认错。如果懂得这样的“情理之中”，做到家庭中“不论对错”，家庭的和谐、幸福指数会直线上升。

这就是老天的“考验”：你跟我讲理、我跟你谈情，这就让夫妻之间“鸡同鸭讲”相互不懂对方，从而搞出一堆问题来磨砺人，毕竟“察乎天地”的境界是那么容易达到的吗？

3. 物质与精神。男人跟女人说，你有什么不幸福的吗？房子、车子、家里的一切费用，包括你娘家需要花什么、做什么，我哪点没做好，你还整天到处说我不爱你，不爱你我会把什么都给你吗！女人跟男人说，哪次情人节我有玫瑰花？一年到头我做这么多家务，你心疼过我没有？你好不容易去国外一趟，就给我带了一张明信片。你每天回来往沙发上一倒，就知道刷手机，有几次能够陪我好好说说话？难得有一次出差旅游的机会，你也不顺便带上我，还说不方便……

这又是老天“生”的吗？这不纯粹是老天“生”的，“后天”的社会教育对男人、女人的影响也不相同。男人天然更重物质，讲究实在，买东西时也通常快速决定，买了就走。男人一起谈生意也是只谈双方条件，直截了当。女人想出去买鞋子，逛了一天，晚上拿回来的是一堆衣服和围巾。两个女人聊天、谈生意，话题可能从生意到服装、从老公到孩子、从兴趣爱好到美食，甚至是家里的宠物，包罗万象。我反正是“见多识广”“见多不怪”了，那其他男士呢？如果不接受，或许在这个星球上你就很难找到老婆了。

4. 平等与相同。男女平等，这是非常好的事情。但是，男女平等就等同于“男女相同”吗？显然不是！体育项目，如果男女相同，男女同台竞技、标准也相同，估计女人们要“全军覆没”了。我们现在的情况是：从小学入学到出来工作，基本上全部男女相同。教材相同、教法相同、标准相同，出来工作也基本上放在一个相同的位置来竞争。相同意味着“大量的不平等”！因为男女本来就大不相同。如果你是一家之主、一企之主，赶快想想如何营造一个男女平等，且男女不同的氛围和文化吧，这会让你有出乎意料的收获！

5. 生命底层无意识就是生命共有的、无须个人知道、无须刻意，自动在背后默默起作用的意识。在生命底层无意识中，性的第一目的是繁衍后代，对于动物来说或许只有这一个目的，但对于人类，说性的唯一目的是繁衍后代，肯定不对。性的第一目的是繁衍后代——这是站在“生命”的高度来看的。所有的生命都有共同的潜在密码：生存、发展、繁衍，这三个最底层的需求，动物、植物、人类都一样。孩子们长大了，到了青春期，开始第二性征发育，男女生之间交往开始“暧昧”起来，开始有了“性”的味道。那么深层次的无意识是什么呢？很多女人结婚后，会不断地挑剔、嫌弃自己的老公，觉得他这个不好那个也不好。因为从生命底层的驱动力来说，女人一般一个月只会排一次卵，实在是珍贵，因此在她的潜意识里会对“精子的供体”格外挑剔，希望有更好的基因跟自己结合。男人呢，整天吃着碗里的，想着锅里的，时不时还想去逛逛菜市场。这是因为他们生命底层的驱动力是：精子每天的产量是以亿为单位的，他们到处找机会“播种”，只要差不多可以播的，赶快种下去。

性能量的驱动作为生命底层能量的驱动，仅比死亡驱动弱一点，却比赚钱、买房子等的驱动能量都强大很多。

男人女人的差异非常之大，这是我想告诉大家的常识。男人们大多时候只会用男性的视角看待这个世界，只会用男人的思维和女人相处，这很麻烦。同理，女人们如果只站在女性的视角，用她们的方式来和男人相处，也会是个大麻烦。换句话说，如果男人不懂女人、女人不懂男人，社会将会陷入巨大的麻烦，同时这也是家庭的“灾难”，更是孩子们的“天灾”！如果男人和女人之间，多些相互理解，相互往对方的方向靠一靠，这样就和谐多了。

在夫妻的相处之道中首推“相敬如宾”。这个成语大家都很熟悉，但是背后的深意就不一定有仔细去实践总结了。相敬如宾的第一层是“形容词”，形容夫妻间能够互敬互爱，并把这个当作目标和方向。第二层是要有“如宾”的距离，才能营造出“相敬”的家庭氛围。在夫妻心里面要有“相敬”的意识，夫妻之间、家人之间需要距离感，保持“如宾”，即保持对待客人的距离感，太近了会相伤、太远了会抱怨。“相敬如宾”的第三层含义，是破除一个旧观念，即“因为我们是一家人，所以才这么随便”。越是一家人，越是不能随便。尤其是说话方面，不能出口就是指责、纠错，夫妻间更需要注意说话表达的时机、方法、用语。先有“相敬如宾”的概念，再保持“相敬如宾”的距离，扔掉家人之间可以随便的旧观念，才能最终获得相敬如宾的美好的夫妻关系。

【读者参与】好多学员在平时咨询夫妻关系问题时，他们会说怎么有这么多道理我都不知道，如果早知道，也就不至于给自己的夫妻关系制造这么多障碍。此刻盘点一下，文中提到的内容，有哪些是你之前不知道的，回忆会促进学习和吸收，静下心来给自己一点时间回忆和反思一下。

亲 子 观

【学习要点】从多个角度来看待亲子关系，从而正确处理、自觉维护良好的亲子关系。

【观念升级】在传统观念中，通常都认为孩子是自己生命的延续，父母对孩子有责任，孩子对父母也有责任。但是，这个责任到什么度，我们却没有受到正确的指导。亲子关系冲突，更多体现在过犹不及，也就是管多了。

【生活观察】生活中亲子冲突已经不用刻意观察了，太多了，严重到危及生命的冲突都不在少数。2020年新冠疫情期间，因为封闭在家，因为玩游戏，加上长时间相处，亲子间的摩擦就更多了。我在此期间也接到不少家长的求助，都是冲突到几乎崩溃的状态，通常都是孩子和家长双输的局面。

【详细解读】夫妻是缘，善缘恶缘无缘不聚；子女是债，讨债还债无债不来。亲子关系，这是“债务”关系，也没有什么对错，一代养一代。亲子关系是影响圈的事，不是控制圈的事。（相关阅读《社交观》）

孩子是一个精灵般的“物种”，他们确实有别于成年人。孩子是我们的希望，是我们的未来。这不是道德、教育层面的问题，这就是人类延续自我的方式，我们必须无条件地去懂孩子！

关于孩子、关于亲子教育，市面上的书已经够多了，专家级的著作也不少，我也经常买来看，至少看了数十种之多。大家想要学习，同样可以去买来看。在这里，我们讲亲子观，不讲教育方法，我想跟大家谈谈比较不一样、比较重要的角度。

孩子是他们自己的。父母是孩子的监护人，但肯定不是所有者，孩子是他们自己的，我们爱孩子，必须要懂孩子，必须尊重孩子。孩子真的是不一样的物种，有太多的“不同”需要我们了解，否则我们真的很容易把孩子养坏。没有花心思、用心去研究孩子的人，在教养孩子的过程中出错，那是大概率事件，比走路不小心磕到头的概率还高。

当年我听到“做父母是需要学习的”，无异于是“平地惊雷”。大家可能觉得不可思议，但真实情况是：现在多数父母还是不懂这句话！多数父母还是“没有学习、没有执照”的父母。很多父母觉得孩子就是自己养老的保障、自己梦想和目标的接班人，是家庭、个人私有的。

六七岁前安装操作系统。成年人几乎不记得自己六七岁之前发生的事情，我们将其称为记事之前。事情是不记得了，但行走、说话、思维方式等都是在这之前学会的，这期间学会的东西奠定了人一生的基调。相当于在这个期间是安装操作系统，后来再学习的东西，相当于安装应用程序，用来解决具体问题。

在这期间植入的，在孩子完全无分辨能力前被灌输的东西，会形成他们的潜意识。而潜意识控制着人的一生，而且是不知不觉控制了人的一生！当你把本书全部认真看完时，就会发现“我怎么会这样”，我们的价值观都是在幼年时候被不知不觉灌装的，没有分辨，不论好坏对错全部装入。

孩子是一生的陪练。孩子们会给我们很多启示和机会。我们可以用心去观察和体会孩子。我常说：“孩子是我们的老师。”我们以为孩子们不懂，其实他们只是不懂具体的社会知识、书本知识。而如何做一个纯粹的人，孩子们比我们懂，天生就懂。我们一生从“真”出发，却做了几十年的“假”人，最后还要努力，拼命努力地活回“真”人！孩子是一生的陪练，好好用心观察孩子，向孩子学习。

“千学万学学做真人，千教万教教人求真。”在《道德经》中多次提到“婴儿”，要读懂“婴儿”那就要认真观察、感受婴儿与少儿、少年、中年、老年等有什么不同。如果没有深入探究，我们是无法从中吸收到更多的智慧，只是在很肤浅地读书而已。

婴儿有什么特点，那就是没有评判、没有分别心、不记仇、没有胡思乱想，全然活在当下。随着年龄的增长，我们大脑里的知识、观念越来越多，人也越来越复杂，丧失了原有的纯真。生养孩子给了父母一次新的机会，一次重新学习，再次亲身参与、经历纯真的机会。我们都曾经是婴儿，都曾经享受过纯真、享受过父母无条件的关爱。随着我们慢慢长大，这份爱不见了，记忆也消失了。但是，这份感觉还在，这份真正心安、彻底幸福的感觉一直都在，它一直在指引着我们去追寻，追寻心安，并探索心灵回家的路。

【读者参与】时不时读读下面的小诗，提醒自己用纯净的爱来对待孩子。

爱的伤害

批评、指责、挑错
对比、评分、排名
体罚、打骂、丢脸
伤自尊、叫家长

统统是对心灵的伤害
这样的伤害被穿上“爱”的外衣
披着爱的外衣进行伤害
伤害得理所当然
伤害得理直气壮
伤害得刻骨铭心
伤害得天长地久

伤害到被伤害的人忘记：这是伤害
伤害到被害人也认为这是爱
伤害到被害人也学会了
学会披着爱的外衣去伤害
爱的伤害代代相传

伤害终究是伤害
它是无法被伪装的
渐渐的我们愤怒了
孩子们愤怒了
矛盾激化了
心灵痛苦了、烦躁了

孩子们长大了
我们老了
蓦然回首
我们自己身心俱疲
看什么都不顺眼
对什么都没激情
对自己都没有信心
对生活都只能得过且过

心伤痕累累
心疲惫不堪
心满满都是泪
心滴滴都是血

亲爱的朋友们、老师们、家长们
醒醒吧
看到孩子们的心痛了吗
看见我们自己
内心满满的焦虑、深深地不安与隐约存在的恐惧了吗

其实

爱很简单，很纯粹

爱就是爱，本能的爱：纯粹的给予，没有隐藏任何期待

爱我们的孩子们，让他们带着爱成长

爱我们的孩子们，让他们选择自己的爱好，乐此不疲的玩中学，学中玩

因为有爱，自然会有特长

因为有爱，自然会有能力帮助别人

因为有爱，自然会有饭吃，自然会活得灿烂

让孩子们

如同野外的小花，生长于自然，回归于自然

爱，从此只是爱，没有期待，没有伤害

纯净的爱

是每个人灵魂深处的呐喊，是生命的甘露

坚　持　观

【学习要点】坚持在内心呈现的本质是什么，为什么我们通常都会坚持不下去？

【观念升级】坚持似乎是一个美德，一个善于坚持的人总会被人“膜拜”。对于一般人，放弃是很普遍的事情，坚持似乎很难。善于坚持只是个对结果的评价，我们剖开坚持的“内部结构”，看清楚坚持的核心关键是什么，让我们都学会轻轻松松就能坚持。

【生活观察】在校外培训班中最多的是各种兴趣班，报名学一期的学员很多，会续报的学员就少很多。能够将一个兴趣，不需要外力强迫就坚持几年的那是很少数。能够把兴趣变成特长的，通常都要好几年，这个比例更是很小。观察我们自己，有没有暗暗下过决心把字练好、把肥减下去、坚持运动等，但最终都放弃了。

【详细解读】这里讲的不是短期、单次的坚持，而是指长期，几个月、几年甚至几十年的坚持。

一般人的坚持通常的结局是“失败”，但坚持难道不是“成功”吗？可以说对失败的唯一定义就是“放弃”，还没有放弃就不存在失败。我们剖开坚持的外壳来看看它的内部结构：我已经开始了，或者曾经对自己对别人有一个承诺，这是甲方。而现在，我有新的想法，或不支持原来的想法，或否定原来的决定，这是乙方。甲方和乙方在斗争，甲方赢了，就叫坚持住了；甲方输了，就叫放弃、失败了。看懂了吧？坚持就是自己和自己在斗争，就是自己两个相反的念头或想法在对抗。

明白了坚持的内部结构，关于坚持我要分享给大家三个关键点。

1. 警惕虎头蛇尾。《道德经》中说道："故飘风不终朝，骤雨不终日。孰为此者？天地。天地尚不能久，而况于人乎？"大致意思是：狂风暴雨不可能一直持续，它们是谁做的呢，是天地做的。天地做的都不能一直持续，何况人呢？在这里，狂风暴雨不能持续很久，这是真理，是天道规律。成就一件大事，通常都需要很长时间。因此做大事更需要深刻懂得这个规律，不能一开始借着好奇、兴趣，就能量十足、火力全开，这样的话没多久就会偃旗息鼓了。比如学书法、钢琴等，需要足够长的时间才能有所成，因此最好一开始就平平静静，而不是大张旗鼓。对于业余爱好的学习者，切不可一开始就给自己安排每天两三个小时甚至更长的学习时间，不然只要中断过几次、放弃过几天，自己心里就会打鼓，就会产生自我怀疑和自我否定。

2. 遵守循序渐进。要合理的分割大事，就需要认真查阅、请教，循序渐进的设计进度和难度。天下大事，必作于细，天下难事，必作于易。这是大家都懂得的道理，但在实践的过程中，却往往疏于思考，没有用严谨的态度去分割难度、设计进度和台阶。在实践的过程中，当我们发现自己卡在某个节点比较久，就要引起警觉，重新审视分割的合理性，并及时进行调整。需要强调的是，这一点是技术活，而且难度不小，也是实施成功与否的关键。比如我把学书法就非常细致地切割成这么多小事：挑选喜欢的字体、喜欢的字帖、顺手的笔，选择碎片时间，先练几个字（练习观察力和运笔能力），再扩展几个字，再扩展到临摹整个作品等。我用这样的方法带学员练习写字，使其立即破除了"恐惧心"，勇敢地拿起笔，没几个月的时间就把字写得不错了。

3. 必须尊重自己。很多人的坚持是"逼迫"自己用所谓的意志力来坚持。短时间的事情可以将意志力作为一个"突击手""爆破兵"，但如有需要长期坚持的事情，则必须尊重自己。比如坚持跑步锻炼的人，遇到因天气不好、身体状态不佳使自己心生退意时，不要勉强，可跟自己商量，可以暂停、可以减量，甚至可以把运动量减少到在家里运动 1 分钟。我们只要保持基本的节奏、保持愉快的心态就可以了，这样的坚持是享受，做到不需要坚持的坚持，你就真的成功了。最忌讳的就是不尊重自己，借助一些观念、道理来强迫自己。人有状态起伏、事情的多少，过程是千变万化的，只要你知道自己一直在做什么，即使每天完成极少的量也是在坚持。我从2001年左右开始看书、学习，至今一直在坚持。床头、桌上、包里、车上到处都有书，哪怕看一小段也叫看了。特别是一些好书，一些需要反反复复琢磨的书，我都买好几本，在我经常出现的地方，都有这些书。这就是尊重自己的状态，照顾自己的“懒”，不强迫自己。

【读者参与】找一样自己喜欢的，如书法、阅读、运动、乐器、写作等都行，尝试做做看，一点一滴地、温柔地坚持，哪怕用最低的量来坚持，几年之后再回首，你会发现一个不一样的自己。

占有观

【学习要点】占有、反占有，这是手心、手背，是同时发生的事情！

【观念升级】“不以物喜，不以己悲”，这看起来是一个很高的境界。我们把“占有观”升级到：占有就是被反占有，即占有是双向的。升级成功了，我们就会不执着于占有，当然也会不执着于失去。不执着于占有，不执着于失去，就叫无挂碍。

【生活观察】娶一个妻子，你占有了她，她多了一个老公，她占有了你；一个杯子，你装满了水，杯子占有了水，水占有了杯子的空间；你占有了一辆车，一年花5万就好，这5万可能是你两三个月的收入，那这辆车就占有了你几个月的时间。这样的例子，生活中到处都是，你还能想到几个？

【详细解读】一段人生，一杯清茶，一个故事，一生感悟。

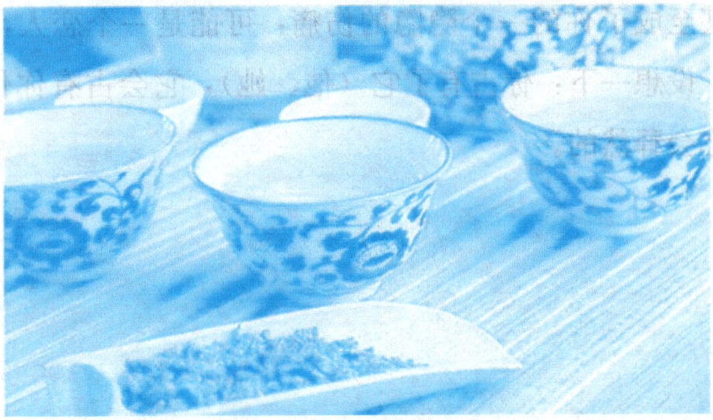

一个清晨，我照例来到工作室，先认认真真地清洗茶杯、茶具，清洗完后继续认真地擦拭茶盘、茶桌。我用心、缓慢、细致地清洗，洗到自己心满意足，然后拿出朋友赠送的珍藏多年的老茶，煮一壶开水，泡一壶老茶，自己一个人享受茶与独处的自在。

一个人慢慢地品着……又一杯喝完，慢慢地倒茶，茶壶中的茶水没有了，倒茶时看着残余的茶水一滴一滴地落下，看着看着，我想起了近日和一个学员朋友聊到送车的事情。有人送你一辆好车，这是好事吧？朋友送我好车，就是因为我的车差，被嫌弃说配不上身份，我总不能将朋友送的车卖掉变现然后继续开旧车。但如果要了朋友的车，我一年将多花 10 万，那是我几个月的净收入呢。

看着茶水滴落，看着半空的茶杯，我突然心中一亮：我占有了车，车也占有了我！难道不是吗？如同眼前的茶，茶杯占有了茶水，茶水也占有了茶杯的空间。占有与反占有，那是同时发生的，一点不多、一点不少的相互占有！

当下，心比茶水更透亮！心中一大串疑问与困扰瞬间清空。

夫妻间如果有占有的心态，那么一定会被反占有；对待孩子如果有控制的心态，一定会被反控制……

厦门最美的马拉松赛道——环岛路的风景，如果你只要享有、不想占有，那什么都是你的。此刻，我就在这条美丽的赛道旁，步行 5 分钟就可以去享有，我想要等到太阳落下时，再去一次。

【读者参与】想一想有没有什么是你一直想要得到，但是一直没能如愿的东西，它甚至成了你的一个隐隐的伤痛：可能是一个恋人，也可能是一件心爱之物。设想一下：你占有了它（他、她），它会占有你什么？想明白之后，我想你会释然的。

得　失　观

【学习要点】得与失是同时发生的，并且数量一样多。

【观念升级】我们用肉眼观察、用大脑推理是很难明白得与失是同时发生的，并且数量一样多。学过物理的人会明白：作用力与反作用力，大小相等，方向相反。这个原理和得失很相似。

【生活观察】当别人遇到事情时我们都会说：想开点，有得必有失！但轮到自己失去了点什么时，如丢失东西、亲人离世、煮熟的鸭子飞了、亲密关系断了……心理就开始不平衡了，甚至会产生一堆不良的情绪，做出冲动的行为。

【详细解读】我们来温习一下《塞翁失马》的故事。

有位擅长推测吉凶、掌握术数的老人居住在靠近边塞的地方。一次，他的马无缘无故跑到了胡人的住地。人们都为此来宽慰他。那老人却说："这怎么就不是一种福气呢?"过了几个月，那匹马带着胡人的许多匹良驹回来了。人们都前来祝贺他。那老人又说："这怎么就不是一种灾祸呢?"老人的家中有很多好马，他的儿子爱好骑马，结果从马上掉下来摔断了腿。人们都前来慰问他。那老人说："这怎么就不是一件好事呢?"过了一年，胡人大举入侵边塞，健壮男子都被征兵去作战。边塞附近的人，死亡众多，唯有塞翁的儿子因为腿瘸的缘故免于征战，父子俩一同保全了性命。

福祸相依，这是比较古典的"得失观"。在某个地方失了，在另外一个地方可能会得；在某个时间得了，可能会在另一个时间失去。很明显，这里的得失是有时间跨度的，是有过去和未来的，对吗?

在这里，我们要谈一谈和时空转换没什么关系的“得失观”。

我曾经问过学员：“你今天不小心丢了 100 元，你得到了什么，当下就得到了什么?”如果问你，你会怎么回答，停在这里想想。

大家习惯性的会用“塞翁失马”的思维方式展开很多联想，比如当你丢了钱时，想象捡到钱的人有多开心，这也算是一种布施吧。当你用这些来安慰自己，让自己有个好心情也挺好，我也赞成使用，但是这样“不究竟”、不彻底。遇到大一点的得失，这个方法就不好使了。

我们来观察生活，看看常见的得失。

- 我失去了一段爱情，同时我得到了什么?
- 我中奖得到了一辆车，同时我失去了什么?
- 我失去了一份工作，同时我得到什么?
- 我失去了一个亲人，同时我得到了什么?
- 我得到了上司的肯定，同时我失去了什么?

如果上面这些问题有点难回答，我们来点简单的。

- 杯子喝空了，杯子失去了水，同时杯子得到了什么?
- 把家里大量闲置、多余的物品扔掉了，同时你得到了什么?
- 把社交软件中一群“陌生人”删除了，你得到了什么?

这些比较容易吧！注意我的问题都用了“同时”这个词，就是为了区别于“塞翁失马”的思维。一个被忽视的重大规律是：得失是同时发生的！

我在感受这些得失的问题时，内心非常的宁静。一切得失真的如同过往云烟，纯然地放下，那是一种用语言很难描述的感受，用心去感受得失，对自己足够真诚，你会发现不一样的状态。这也就是时时觉知、时时反观自省带来的好处。

【读者参与】想一想，最近经常出现在你心中的一件有关“得失”的事情，把它写出来，然后用“同时”的得失思维和“塞翁失马”的得失思维分别来想想它的得失。当你想明白了、学会了得失思维，改变了得失观，你未来的生活会更加平静和喜悦。

1. 事件：______________________________

2. 得到：______________________________

3. 失去：______________________________

成 功 观

【学习要点】成功、功成（名就）的关键在“功”是什么，把“功”用到哪里去，怎么用。

【观念升级】我们都喜欢成功，也时常把成功人士挂在嘴边，那么到底什么是成功呢？我们有没有去仔细琢磨一下成功的内涵、方法和规律呢？借观念升级的机会，请把我们的思维模式、深度思维能力进行升级。失败时，很多人会去反省，但成功时，成功真正的内在规律是什么，却很少有人去总结提炼。这是通病，导致的结果就是成功的经验无法持续复制，无法使人持续成功。

【生活观察】有家企业经过多年研究终于推出一个“新产品”，结果产品上市后才发现，原来有这么多同类竞争的产品，甚至有些产品的功能比自己的还先进得多。比如有的企业推出了防溅马桶，价格比普通马桶贵好多，但人们发现只要上厕所前在马桶里放上一两张纸，原来的问题就解决了，还省去了换马桶的麻烦。有些时候我们将大量的时间、功夫用错了地方，这是很常见的事情。

【详细解读】我在很多地方都用过这张图，这和大家能够在网上搜索到的“黄金三圈”是有区别的。我把两个图同时放在一起，大家对比一下。（相关阅读《思维方式不同导致命运不同》）

对于做事业来说，黄金三圈的思考方式确实可以给我们带来思维上的启迪。做一份事业或者只是在一个岗位工作，如果知道“为什么而做”，也就是明白这份工作的目的和意义，那是可以调动心灵能量的。这个“义”

很重要，比如解放战争时期那么多“起义”，就是围绕这个“义”展开工作的。

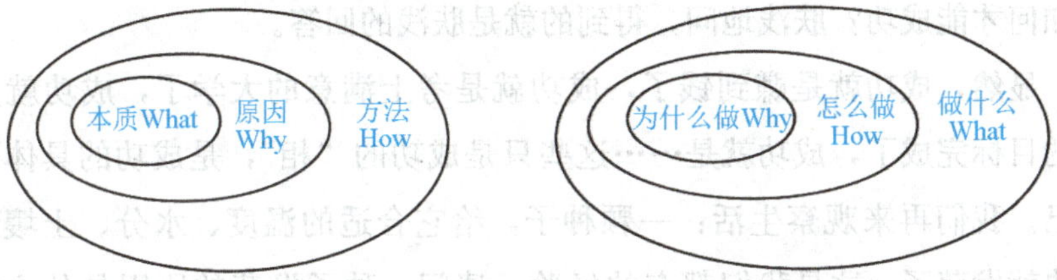

思维三圈　　　　黄金三圈（做事业）

现在很多企业和很多人都没有这个“义”，就算有，这个“义”也是某个人的一厢情愿，而没有做到能够调动所有相关人员的积极性。日本“经营之圣”稻盛和夫在创建KDDI之前，花费6个月的时间反复在心中叩问自己创建这个电信公司的“大义名分”是什么，有没有做到“动机至善，私心了无”。这个创建企业的起心动念、大义名分就是“为什么做（Why）”。

作为我们普通人，哪怕只是一个小职员，我们也应该去找到自己做这件事情的大义名分。如果没有这个“义”，只是图工作带来的“利”，这个能量很弱，甚至很快就会变成为了生活不得不去工作。我对长期在“忍受”工作的人，只能表示理解和同情。我是在“享受”工作，因为我知道我的“义”在哪里，它带给我源源不断的能量。没有为工作注入并实现这个“大义”，只是得到利益，这样的成功会让人永不满足，并且难以让人得到幸福和喜悦。

怎么做（How）是战术问题，具体做什么产品和服务（What），又是“战略”和资源调配的问题。后面这两个随时可能变化，它们不是核心。很多企业的生产方式、主打产品都在不断地变，但是隐藏着的那个“目的和意义”通常很少变化。比如不少私营企业，都是老板想通过做企业赚钱、赚社会地位，这是第一目的，很少变化，而其他“冠冕堂皇”的目的很多只是喊口号。实实在在、大大方方的合法经营赚钱，这没什么不好意思说的。用冠冕堂皇的虚假目的，它的负面作用主要在于：这样的“心口不一”会使能量打折扣，没办法调动全体相关人员为之一起努力奋斗。

回到思维三圈这个视角，我们能够清楚地回答：成功是什么，成功的本质是什么。如果我们能够去尝试这样更有深度地思考问题，时常这样和自己对话，那么整个思维深度就会慢慢变得不同。如果只是简单地在问：我如何才能成功？肤浅地问，得到的就是肤浅的回答。

显然，成功就是赚到钱了，成功就是考上满意的大学了，成功就是预设的目标完成了，成功就是……这些只是成功的“相”，是成功的具体表现而已。我们再来观察生活：一颗种子，给它合适的温度、水分、土壤，它很快就发芽了，这是我们都有的经验。请问：种子发芽的原因是什么？我们用了什么方法让它发芽？它发芽的本质是什么？

1. 方法：____________________

2. 原因：____________________

3. 本质：____________________

思考完了，再回到我们日常的成功：例如我成功地把 A 公司的订单签下来了。还是这三问：

1. 方法：____________________

2. 原因：____________________

3. 本质：____________________

通过这样的学习训练，我想只要你对成功真的抱有期待、真心希望自己能够成功，你会持续去运用这个思考模式，会持续去探索什么是成功，这本来就是走向成功的“必经之路”，是成功的一部分。祝大家都能实现自己想要的成功。

【读者参与】“他用那句话成功激怒了我!”当你用思维三圈的模型来深度解剖一下“被激怒”这件事，或许能够从根部解决生气、发怒的问题。把自己遇到的生气事件代进去，好好琢磨一番。对于初次使用这样的思维方式的朋友，或许有相当的难度，请给自己足够的时间，慢慢琢磨。琢磨清楚了，收获是巨大的、值得的。

1. 方法：____________________

2. 原因：____________________

3. 本质：____________________

幸 福 观

【学习要点】我们都在追求幸福，但是有没有了解过幸福是什么，要在哪里下功夫，才能得到幸福？

【观念升级】因为好的物质条件是幸福的条件之一，所以我们有时就会去盲目追求幸福的条件，而忽略了训练幸福的能力。有好食材，没有炒菜的功夫，没法有一桌好菜吃，这是常识。幸福也一样，我们需要有“幸福的能力”。什么是幸福的能力呢，多数人没听说过，也完全没想过。幸福的条件＋幸福的能力＋幸福的感觉＝幸福。

【生活观察】我们经常会听到类似的话：你呀，就是身在福中不知福。幸福是对比出来的。“我只要买了房子，有一个家就幸福了。你看某某人，有房有车，自己也有稳定的工作，老公也不错，孩子学习也挺好，她应该过得挺幸福的，怎么会……”这类型的“句式”我们都听过很多，但却极少听到：应该具备什么样的能力，才会幸福？

【详细解读】什么是幸福？前几年中央电视台在春节前进行街调，在大街上遇着路人就调查提问：“你幸福吗？”得到的回答真是千奇百怪。甚至还有人回答：“我不姓胡，我姓张。”

我们能够听到的句式“只要怎样怎样，我就幸福了”，这显然讲的是“幸福的条件”。这还只是部分条件，还有身体健康、父母健在、收入不错等很多的条件。请问：你能把使自己幸福的条件全部写出来吗？换句话说：只要你写的条件，全部满足了，你就一定会幸福，这有可能吗？

这么“无聊”的事情，我自己还真干过！结果发现，条件怎么也写不完，就算写的条件满足了，我还是能够自己推翻，完全无法确定。还有人这么说：幸福不需要太多，简单就是幸福！谁要这么告诉我，我就会反问：“你真的这么认为吗？那么你把拥有的东西，除了最基本的食物和衣服留下，其他的全部送给我吧，我成全你的幸福！”看到这里你应该明白了：幸福显然不在外面，而在心里。

我们太不爱思考了，差不多已经到了“二手人类”的地步，在太多时候我们都只是“人云亦云”，人类的大脑也遵循用进废退的规律，长期不用，退化严重。我们身为人这个高级物种，先天最大的优势条件就是大脑。在体力、耐力、繁殖能力等方面，比人类厉害的物种太多了。我们长期放着自己的最大优势不用，实在是可惜。大脑也遵循“省力”原则：能自动化处理就自动处理，能不思考就不思考，这样还能节省能量。大约占体重2%的大脑，用了人的20%的能量。大脑天生会节能，能不用就不用，能少用就少用，这是老天给人设置的程序，但我们要特别警惕大脑这个自动节能的功能。

没有独立思考，没有深入观察生活，我们一直在盲目地努力创造“幸福的条件”，而没有训练“幸福的能力”这个意识。类似于有人买了很多辆车，但没有学习开车，还在徒步行走。这就是我们一直在干的事情：没有觉察到我们缺失幸福的能力，没有去学习幸福的能力。

幸福的基础条件+幸福的高超能力=极乐世界一样的生活

现在，探讨的焦点来到：什么是幸福的能力，如何培养幸福的能力？

要回答这个问题，还是要先从生理角度来看：幸福其实是一种感觉，是一种在催产素分泌刺激下，我们能够感受到的安全、喜悦、温暖等综合在一起的感觉，也叫作幸福感。这种催产素的分泌通常只来源于人和人之间相互帮助、相互关爱、感恩等良性互动之下。男女都能分泌催产素，这不是女人生孩子时的专利。

这样我们就明白了，幸福的能力可以分解为：良好的人际关系，沟通、协调、相处的能力，能够感知对方与自己情感、情绪的能力。换句话说：就是爱的能力！爱在这里是动词，是主动去给予别人帮助、关心、友爱、同理心、同情等主动积极付出的能力。

看到这里你感到开心了吗？这样的能力是天生的，本来就有的！关键就在于“愿不愿意”，对吗？问问自己你想要幸福吗，真心想要幸福吗？如果真的想要，那么就请读懂幸福观，按照自然规律去实践，你自然会幸福。

不幸的是，通常我们不是去付出——不断付出就是训练幸福的能力，而是不断去索取，索取的越多就越匮乏，越抱怨得到的不够多，这就是“幸福的悖论”。

【读者参与】如果你觉得自己不幸福，或者不够幸福，请真诚对照自己：是付出多还是索取多，在付出的时候是不是“隐藏”着对别人的要求和期待？

生　气　观

【学习要点】生气是别人惹我的，还是生气完全是自己的事，哪个更接近真相？

【观念升级】通常我们都认为生气是别人给我们造成的，因为通常有一个外部的原因，所以我们就很自然地认为这个外部的原因就是造成生气的因。就像用火柴点燃了一堆干柴，我们会认为火柴是导致干柴燃烧的因。而事实上，火柴是外部的因，外因也叫缘，干柴本来会燃烧才是真正的因。如果是一堆钢铁，火柴是点不着它的。我们被“点着”了、发火了，真正的因是我们自己“易燃易爆”。

【生活观察】妈妈会对小孩说：“乖乖听话，别再惹我生气了，知道吗？”老师会跟学生说：“你不在课堂上做小动作，我怎么会生气，我怎么会惩罚你。”在小区里会听到：“你不堵住我的车，让我出不来，我怎么会生气。”在路上自己也会生气：“今天这么倒霉，走哪个路口都遇到红灯，一路红灯，这纯粹是和我过不去。”我们很容易发现，“易燃易爆”的人，无论走到哪里，无论什么时候，都能找到生气的理由。

【详细解读】别惹我生气！

这句话表明：我生气是别人惹的，或者说，我生气的责任是别人的，因为是别人先惹我的。这或许可以称得上是人最大的“不自知”之一。只要想清楚“开车加塞”这一件事，其他的就都好理解了。同样遇到开车加塞，有人生气，有人不生气；同样是我遇到加塞，有时候生气，有时候不生气。那么，生气就应该和塞车、和别人没有必然的关系。如果有必然的关系，应该每次都导致生气。想清楚这点，情绪问题就有解了。

生活观察十分重要，再怎么强调在生活中观察、思考的重要性都不为过。比如同一个男人、开同一辆车、在同一地方、等同一个女人、同样等一个小时，结婚前等得挺愉快，为什么结婚后会等得很火大呢？我们真的会思考吗？会思考就是会反观和自省，这个反观自省的能力极其重要。我们需要有这样的意识，才能在生活和工作中不断反省和进步。

情绪不是人类所独有的，但是人类的情绪是最复杂的，它看起来千变万化，其实也很简单，总结起来常见的情绪就四类，其他的情绪只是多种情绪杂糅到一起而已。

➢ 生气、愤怒：想要达成什么目的，但被阻断了，轻一点是生气，严重就成愤怒了。

➢ 伤心、失落：原本有的东西，失去了。

➢ 焦虑、恐惧：都是对未来不确定性的担心、害怕。有具体对象的称为恐惧，没具体对象的叫焦虑。

➢ 快乐、喜悦：被满足了叫快乐，心情愉快了叫喜悦。

其他更为复杂的情绪，比如委屈，那是由夹杂着伤心、又带着得不到的生气等组合而成的。情绪也是天生的功能，也是老天给我们的重要礼物。没有情绪，也就没有所谓的感情。没有了感情，我们就和昆虫差不多，这实在也没什么意思。当然情绪在人类的生存史上也有足够重要的作用，我们用它来保护自己、吓退对手等。但到了今天很多情绪的发生就显得有点多余了，因为人类的生存环境条件变了，无须时时刻刻担心生命安全的问题了。（相关阅读《对错观》）

人生如戏，戏平淡如水，肯定没人看。戏，一定要情节跌宕起伏，情感起起落落，这样才能带动看戏人的情绪。在如戏一样的人生中，我们往往入戏太深，忘记了自己就是剧本作者，忘记了自己是总导演，忘记了自己是男一号或女一号，忘记了自己原来演技如此高超，演什么都全情投入，要什么情绪、情感就投入什么情绪、情感，完全投入到忘我的境界！

生气、伤心、焦虑、快乐，都是必备的演技，我们应好好使用，好好享受人生大戏！在带着真爱生活、带着对身边人的珍惜生活的同时，别忘了自己在演人生大戏，每一节都需要暂停、出戏休息一下。演戏要认真，但不要迷失。花点时间，静下来想想，“演戏”和现实生活有哪些具体的不同呢？

在心理辅导中常用的一个方法叫“ABC法则”，即认知疗法。我们把发生的事件写成A，把对事情的看法、评价写成B，把最终的压力、感受写成C。我们来看上文提到的例子：同一个男人、开同一辆车、在同一地点、等同一个女人，结婚前等1小时叫“幸福”，结婚后等1小时叫“愤怒”，这是为什么呢？

<table>
<tr><th>A事件</th><th>B看法、评价</th><th>C压力、感受</th></tr>
<tr><td rowspan="3">一句话描述事件</td><td>B1：</td><td>C1：</td></tr>
<tr><td>B2：</td><td>C2：</td></tr>
<tr><td>B3：</td><td>C3：</td></tr>
</table>

当我们在生活中遇到“生气”的事情，就用上面的表格，用一句话把事件的关键点描述出来，然后写出至少两种以上的看法，因为双方有冲突，就一定有不同的立场。事件通常有三种以上“合理”的看法，请把它们都写出来。最后把每种不同的看法得到的不同感受也写出来。这样做一般就可以把自己从生气中解救出来了。当然，不是重大事件，自己当下想想就出来了，重大事件导致的生气，就可以使用写下来的方式。必要的时候找个朋友一起来帮忙解读事件，找一个完全无关的第三方，多一个第三方视角，更有助于避免走入情绪的死胡同。

【读者参与】一般人都会有很多让自己生气的事件，请随便抓几件生活中与家人有关的小事来做个解剖，训练多视角看待同一个事件。如果还想不通，可事先说好是探讨，不是秋后算账，然后邀请当事人参与探讨。多几次这样的演练，换位思考、换位体验的能力就有了。由此改善家庭成员之间的关系，自然不在话下。

学 习 观

【学习要点】在当今社会学习往往已经被窄化成“累积知识”，因此我们更需要去多维度地深入了解“学习”本身。

【观念升级】一想到学习，我们的脑海中就会浮现出捧着书在读的样子，但读书只是学习的一个方式、一个阶段。我们应从学习目的、学习内容、学习方式多种角度来重新认识“学习”，从而给自己一个“全面学习”的机会，做到提升学习力、改善学习效果。

【生活观察】在我们的生活中，有很多人一项专长都没有，每一样都是“马马虎虎”；而有些人，似乎哪样都很在行，做什么像什么，做什么成什么。我们习惯于看书、听课、做练习、参加考试，这都是学校的模式，是用来学习知识的。但在工作和生活中应如何学习，问问自己，有没有自己有效的“套路”呢？

【详细解读】了解学习观，首先要了解“三类学习”。分类是为了更好地认知，不容易把学习方法跟学习内容“张冠李戴”。

类别	举例	重点	误区
知识	公式、定律、方法等	记忆	不理解
能力	骑车、游泳、说话、写字等	训练	不熟练
智慧	灵感、领悟、顿悟	情景领悟	人云亦云

第一类的学习是“基础”。任何一种学习都是对初始信息的了解、学习。比如游泳，多多少少都会有人教，没有专业的教练，也会有朋友告诉我们怎么游、怎么换气之类的。这些从别人那里学来的也是知识，不一定只有从书本、从教室学来的才叫知识。

第二类的学习是“能力”。知识+大量刻意的训练=能力。只在岸上学习游泳，那是永远也学不会的。道理好像都明白，实践呢？我们有没有发现：开车很多年，没什么进步；写字很多年，没什么进步；说话更多年，还是没什么进步。这就是没有彻底明白，这些都是能力，能力要有觉知、有反省、有正确指导、有细微调整，只有经过不断的刻意训练，才能持续成长。当你觉得自己会了，于是开始用习惯来开车、写字、说话，那就落入习惯中，很难有进步了。

第三类的学习是“智慧”。用智慧这个词语，是因为我实在找不到什么别的词语来用了。因为智慧这个词语的内涵与外延都不清晰，没办法定义，不像“鼠标”这个词语，有实物对应，不需要过多的定义。我在这里勉强给智慧下个定义：在合适的时间与合适的场景，说合适的话做合适的事，这就叫智慧。这样的定义等于没说，对吗？在这里着重强调“合适”和“做”，是为了跟前面两类的学习有个区分。有些人人云亦云，以为把知识背下来了，也用到一定的水平，甚至相当高的水平，也有了非常多的体悟、感悟，就以为自己有智慧了，这其实是个“大坑”。智慧不是个可以被界定的实物，它充其量给我们指明一个方向，让我们实事求是。智慧也不是一个状态的标识，不是到达了智慧的状态，就再也不需要学习了，“拥有了智慧”这是自欺欺人的想法。苏格拉底最有名的一句话就是“智慧意味着知道自己无知”。

关于学习观，其次要讲一种我们在学校很难实践的学习：长期浸泡式学习。

让我们从典故《史记·孔子世家》开始。孔子学鼓琴师襄子，十日不进。师襄子曰：“可以益矣。”孔子曰：“丘已习其曲矣，未得其数也。”有间，曰：“已习其数，可以益矣。”孔子曰：“丘未得其志也。”有间，曰：“已习其志，可以益矣。”孔子曰：“丘未得其为人也。”有间，有所穆然深思焉，有所怡然高望而远志焉。曰：“丘得其为人，黯然而黑，几然而长，眼如望羊，如王四国，非文王其谁能为此也!”师襄子辟席再拜，曰：“师盖云《文王操》也。”

翻译过来就是讲，孔子向师襄子学琴，学了10天仍没有学习新曲子，师襄子对他说：“可以增加学习内容了。”孔子说：“我已经熟悉乐曲的形式，但还没有掌握方法。”过了一段时间，师襄子说：“你已经会弹奏的技巧了，可以增加学习内容了。”孔子说：“我还没有领会曲子的意境。”过了一段时间，师襄子说：“你已经领会了曲子的意境，可以增加学习内容了。”孔子说：“我还不了解作者。”又过了一段时间，孔子神情俨然，仿佛进到新的境界：时而神情庄重穆然，若有所思，时而怡然高望，志意深远。孔子说：“我知道他是谁了，那人皮肤深黑，体形颀长，眼光明亮远大，像个统治四方诸侯的王者，若不是周文王还有谁能撰作这首乐曲呢?”师襄子听到后，赶紧起身拜了两拜，回答道：“老琴师传授此曲时就是这样说的，这支曲子叫作《文王操》啊!”

这个典故启示我们：弹琴、读书都一样，需要长时间的浸润、领悟。理解知道意思、会背诵文章，远远不够，需要精读，长期反反复复地读，相当于经常和作者对话和思想碰撞，直到完全领悟了作者的用心。分享我们的经历来佐证一下，我们一帮同学，在平时学习国学经典，就是这样反反复复地读、解、切磋交流，一读就是十年八年的，多到不计遍数，直到觉得基本领悟里面的用心，并且能够讲出来、在生活中用出来，知行合一了，才认为自己学会了。

大家如果想有更深的体会，我给大家一个“体会方案”，我给大家两首词，请大家反反复复读诵，每天三两遍，各读10天后，对比一下，体会长期浸泡式学习对自己的影响和变化。

沁园春·雪

毛泽东

北国风光，千里冰封，万里雪飘。望长城内外，惟余莽莽；大河上下，顿失滔滔。山舞银蛇，原驰蜡象，欲与天公试比高。须晴日，看红装素裹，分外妖娆。

江山如此多娇，引无数英雄竞折腰。惜秦皇汉武，略输文采；唐宗宋祖，稍逊风骚。一代天骄，成吉思汗，只识弯弓射大雕。俱往矣，数风流人物，还看今朝。

江城子·乙卯正月二十日夜记梦

宋·苏轼

十年生死两茫茫，不思量，自难忘。千里孤坟，无处话凄凉。纵使相逢应不识，尘满面，鬓如霜。

夜来幽梦忽还乡，小轩窗，正梳妆。相顾无言，唯有泪千行。料得年年肠断处，明月夜，短松冈。

关于学习观，现在我们来了解最后一类非常重要的学习：了解性、常识性的学习。

了解性、常识性的学习也就是不挑门类、不精读、不追求记住与理解，没有任何预设的目的，没有任何压力的阅读。学习方式也可以是看视频、听音频。我们应使知识面尽量的宽泛，什么都了解一点，政治、经济、金融、历史、心理、地理、生物、社科、音乐、体育、绘画、服装都行。现在最容易获取知识的渠道是手机听书，用一些好的 APP，里面有各个领域的“名作”“大作”，有空就听，休息也听，听也就是休息。我时常是在开车上下班的时候听，累了，别的什么事情都不想干了，就听音乐、听书。听了两三年，听了几百本书，极大地拓宽了自己的视野。

我们在日常生活中如果“常识”不够，经常会做出一些极其低级的错误判断，这可能使我们犯下更大的错误。2018 年，我们徒步去重走红军路，第一天下午开始走，到晚上大概走了 25 公里，两腿酸疼，因为不懂这是肌肉乳酸造成的，晚上泡过热水后，第二天疼到差点无法走路。后来才明白，这种情况要冷敷、冰敷才对，我们刚好做反了，因此多痛苦了好几天。还有长期跑步之后，膝盖附近劳损，医生让我不要跑了，我就休息。等好了之后，我就改跳跳绳，结果可想而知，跳绳对膝盖冲击更大，损伤更重，现在我的右膝盖还留下了毛病。

我们谈教育，因为对整个时代、时局没有了解，对当前的新知识、新技术、新行业，也几乎没什么了解。每年到了中考、高考之后，总有很多家长来问我：孩子应该选什么学校、选什么专业。我就经常反问：再过10年、20年，你认为什么行业可能会消失、什么行业可能会更吃香？大家都几乎完全没有判断力。

再有，有一部分家长一看到孩子学习成绩稍差一点就紧张，或者孩子出现一些“偏差”就非常焦虑。未来的时代不是我们这个年代的人曾经历的那样，那将是一个剧变的时代。社会在高速发展，从农业社会、工业社会到信息社会，接下来马上就是智能社会。靠原有的观念、固化的思想是不行的，到了智能时代，这些东西全部都需要被更新。如果父母们还是用旧观念来推理新时代，会闹出多大的笑话真的不好说，将来可能会悔到肠子都青了。

这个时代普遍通用的专业知识、专业能力，在智能时代，估计谁也无法跟人工智能去竞争，部分人会完全失去竞争力。无人驾驶的汽车已经上路了；没有厨师的餐厅也开业了，一个人工智能厨师可以炒2000道中国菜；一个人工智能会计能顶几十个财务人员；一个新闻稿编写机器人几秒钟就可以写出一篇新闻稿；人工智能手术师可以给蝴蝶缝合翅膀；全科医生考试，总分600分，360分及格，人工智能能考460分。

这些不是恐吓，只是提醒大家需要广泛地学习，多了解这个时代，多了解人的各个方面，这样才会避免无知，避免常识性的无知。人想要活得幸福，常识比专业知识更重要。

最后我来问大家一个问题：就拿现正在流行的新冠病毒来说，病毒是属于动物、植物、还是细菌呢？病毒比细菌大，还是比细菌小？病毒的本质是什么？

【读者参与】结合自身的职业和兴趣爱好，给自己设计一套学习的模式，看看自己需要深度学习什么，广度学习什么，怎么学？当你想要调节状态、激活热情时应学习什么？你需要长期浸润什么，古文、诗歌还是音乐？通过这样的组合学习，给自己一个比较长的时间，3—10年后，你会发现整个人生都不一样了。

社　交　观

【学习要点】厘清社交关系的远近、亲疏，看清边界在哪里，避免越界。

【观念升级】我们多数人的社交，是被动社交，家庭、工作单位、同学、朋友，似乎都是“被动”安排的，看起来自主选择权不大。经过提醒很多人会立即觉醒：不！自主选择的空间还是很大的。从被动社交升级到主动社交（有主动权的社交），从边界不清的社交升级到边界清晰的社交，这样的升级，会让我们在人际关系中的困扰大大减少。

【生活观察】亲子之间经常有“我都是为了你好，你怎么这么不听话呢”“不听老人言，吃亏在眼前”这样的对话，朋友间常说“就这么点小事，值得发这么大火吗”，亲人间也有“还是亲戚呢，这么点小事都不帮忙，跟没关系似的”“我们家发生这么大的事，亲戚也没几个走近的，真的是‘富在深山有远亲，穷在闹市无人问’”，这些都存在社交边界不清的问题，随便想想就知道，这样的例子还有很多。

【详细解读】社交，即社会关系的交往。我们离不开社交，只是范围的大小、交往的深度、交往的频次不同而已。马克思曾说：“人是一切社会关系的总和。”

下图中的分类，只是对“关系”的一种分类方式，分类是为了“认知”，你也可以按自己的想法去分类。图中比较难理解的是“生活关系”，这个关系比较复杂，是社会关系的集中体现。比如你与从事农业生产的农民、公交车司机、快递小哥、医生护士等之间的关系都属于生活关系。

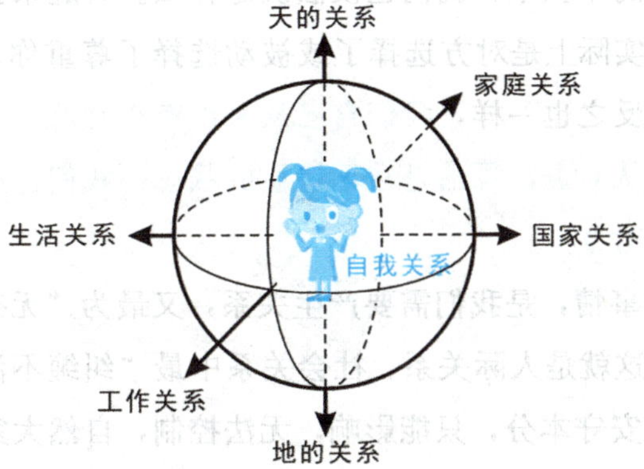

关系还可以依据远近亲疏、关系的强弱来分。我们依据自身辐射能量的范围大小，又可以这样来认识关系。

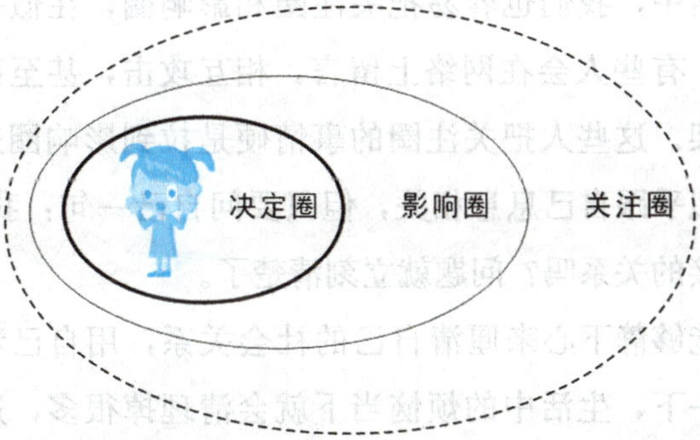

决定圈：自己可以做主，说了就算的事情。这个显然只能针对自己，比如自己想看哪本书，想多吃几口还是少吃几口，想多喝几杯还是少喝几杯，这是你可以说了算的“决定圈”。也许会有一些反对的声音，比如“不行呀，领导叫喝酒，怎么能少喝呢”。很多时候我们都会有“不得不”吃、“不得不”喝的情况，但这些“不得不”，实际上应该是“影响圈”的事。

影响圈：有一部分自主权，有一部分影响别人的能量，也有一部分被别人影响的能量。我们自己要保持清醒，多在决定圈里做自己应该做的、完全能够自主的事情。自己做好了，影响力就会出现，影响圈就会扩大。请问：孩子的事情、配偶的事情是影响圈还是决定圈呢？自己实践一下，其实哪怕是3岁的小孩子，我们也没法决定什么。看起来我们是可以“控制”一些人，但实际上是对方选择了或被动选择了尊重你、听从你，从来没有什么控制。反之也一样，我们自己从来没有被什么人控制，而是我们选择了尊重、听从对方，哪怕是在不情愿的状态，我们也选择了避免正面冲突而暂时听从对方。

影响圈里的事情，是我们需要产生关系，又最为“无奈”的圈。影响不动就想控制，这就是人际关系、社会关系中最“纠缠不清”的地方。明白了这个原理，安守本分，只能影响，无法控制，自然大家都愉快。重复强调一次：亲子关系、夫妻关系、同事关系，对方都在影响圈内，而不是控制圈。明白这点就会“相敬如宾”地和对方保持合适的距离，不会越界。

关注圈：只能关注别人，但别人压根不知道我们是谁，这是单向的。我们应在这个方面少花时间，尤其是在网络上浪费太多时间，实在是不划算。在日常生活中，我们也容易把关注圈和影响圈，在似乎有交叉的模糊地带搞不清楚。有些人会在网络上留言，相互攻击，甚至延伸到线下直接打电话辩论吵架。这些人把关注圈的事情硬是拉到影响圈来，只会徒增烦恼。有些事情似乎跟自己息息相关，但只要问自己一句：我影响得到他吗，他和我有强连接的关系吗？问题就立刻清楚了。

我们如果能够静下心来厘清自己的社会关系，用自己看得懂、想得清楚的方式梳理一下，生活中的烦恼当下就会清理掉很多，这会让我们活得更轻松、愉快。

关注圈的事情，要尽量减少。我们要学会在社会关系中进行“断舍离”，“断”外部关系会给我们的心理上带来不同的影响和收获。尤其是经常觉得自己很忙、很累的时候，“断舍离”就会起到出其不意的效果。

【读者参与】拿出笔来，把自己的社会关系分类写一写，把自己同周边的关系理一理。学了知识就请应用起来，如果只是看热闹似的阅读，书就变成关注圈了。或者好好想想，哪些人或事可以“断舍离”了，哪些社交软件、休闲软件可以卸载，哪些群可以退出。

动力观

【学习要点】看清自己工作、学习、生活的第一动力，可以主动的、适时调整自己的动力。

【观念升级】比较不客气地说：我们大部分人做事的第一动力是“恐惧”，而不是用爱、用享受其中的动力在推动。更多的人“习惯成自然”，反正不得不做，就这样做了，也不再思考了，只是几近麻木地重复做。

【生活观察】“其实我很不喜欢现在的工作，但因为生存问题，又不得不这么做。工作得不到认可，也做不出什么成绩，宛若食之无味，弃之可惜的鸡肋”“谁会在周末拼命加班，要不是看在钱的分上，我才不干呢”“参加学习就算了，在读书的时候还没受够吗”“孩子是亲生的，没办法”……类似这样的对工作、对生活的“敷衍”实在是太普遍了，但我们真的是“不得不”吗？

【详细解读】人的动力，用最简单的分类就只有两类：趋利、避害。这也是一切生命的内置驱动力。

在这里，大家和我一起来盘点一下我们在学习、工作等多个方面的第一驱动力是什么。

我们在上学的时候，听到最多的是什么？是你们要好好读书，将来考上大学，有一个好的文凭才会有好的工作……没错吧，大概是这类的话。我们现在跟我们的孩子说什么？孩子你要学会吃苦，吃不了学习的苦将来一定会吃生活的苦，我宁可欠你一个快乐的童年，也不想你卑微低下一辈子，“少壮不努力，老大徒伤悲”……

再换一种常见的类型：学金融好，能赚钱；当医生好，一家有一个医生，全家都受益；当老师好，稳定不愁失业。当公务员好，稳定、体面、有升职机会；写程序好，未来是人工智能的社会，学编程一定有前途；学管理也很好，说不定还能当上总经理……

不管是用“说教”还是用“利益、前途”做诱饵，背后都隐藏着一个“恐惧”，对赚钱、对生存质量的恐惧。只要学习不好，或者孩子不想上学，父母们就会开始焦虑。如果你也有类似的情况发生，请认真回到自己的内心，你能够看到自己对孩子的未来有焦虑和恐惧吗？

很多人会说：“想当总经理、想选择好的职业，怎么是恐惧驱动呢？这不是选择更好的吗？”注意我说的是“隐藏”着恐惧，反问一下自己你就明白了：做一个普通工人不行吗？生活过得十分节俭甚至是拮据就意味着生活质量差吗？任何想要更好，背后都隐藏着一个“拒绝可能更坏”的逃离痛苦的恐惧动力。（相关阅读《学习观》）

是的，我们每个人的背后都隐藏着一双“恐惧”的眼睛：对失去物质保障、关系恶化、生老病死、观念变化、社会动荡、自然环境恶化等的恐惧。我们也时常把未来还没发生、也不知道会不会发生、自己推测会发生的恐惧拿到当下来“激励”自己，让自己、让孩子未雨绸缪，我们还经常理直气壮地说这叫有远见、有经验。

我不怀疑这些事情真的是经验、真的在未来有可能发生，但是我们有没有注意到一个事实：带着这些恐惧和沉重压力，我们能够走得轻松愉快吗？我们的孩子们背负着这么多压力，能够身心健康吗？

大家有没有发现，不知不觉中，我们在大量使用“避害”的动力！中考、高考就是两三天的事情，但我们从小学一入学就开始给学生灌输升学压力、淘汰率，提前多少年把这些恐惧和痛苦加在当下的学生身上。为什么不能让孩子们轻轻松松地学习呢？大脑在承受巨大压力的情况下，通常会发挥失常，过度的恐惧反而效果更差。如果只是到了临近考试稍微紧张一点点，这适度的紧张有助于集中注意力，有助于发挥，这样足够了。

每一个希望、期待的背后都有欲望的影子，每一个影子后面都隐藏着一双“恐惧”的眼睛。用这样的驱动力来驱动自己，结局通常都是：会努力，会有成就，但是没有发自内心的快乐！这样的生活没有真正的幸福感，只有靠成就、靠外部奖赏来刺激，才有一点快乐。

把对未来的恐惧安放在远处，知道它存在就好，但不需要时时刻刻背在身上。

把全部的热情与能量用在当下，享受当下做的每一件事，“逃离”恐惧的动力就只会在未来，不会在当下。因为，当你能享受当下的时候，你会看到自己真正的成长，你会感受到未来的一切都会让你心安！

看清楚自己的第一动力了吗？看清楚了，自己就会有正确的行动。

【读者参与】请真正真诚地反观自己当前的主要身份，是学生、职员还是家庭主妇？最主要的身份对应的是哪些事情？这些事情是“不得不”做的吗？如果是不得不做，应该如何调整自己的心态呢？从忍受做事升级到享受做事，这是巨大的升级，是生命质量的升级。

大 人 观

【学习要点】了解什么是真正的“大人”，学做大人自然就不会是小人。

【观念升级】从“大”的写法来看，大 = 人 + 一，人得一为大。关键是这个“一”是什么。从纯粹的生理角度，小孩子成长为大人，是一种大人观，另一种大人观是指一个人升级到符合大道、规律生活的大人观。这是超越世俗道德层面的大人、小人，而活成真正洒脱的，大视野、大格局的“大人”。

【生活观察】生活中处处见“小人”，《论语》里有 24 处提到小人。斤斤计较的小人、睚眦必报的小人、偷奸耍滑的小人、狐假虎威的小人、杞人忧天的小人等不胜枚举。在我们的文化中以德服人、德高望重、高风亮节的人会让人心生景仰、心悦诚服。这些都是在“道德评价”层面，脱离了这个层面，什么是真正的“大人”呢？

【详细解读】“大人”很重要，如果我们不了解什么是“大人”，一不小心就会活成“小人”。我认真反省了很多年，发现自己当了“小人”很多年，现在时不时不知不觉地还会成为“小人”。现在我把什么是“大人”讲一讲，让大家也来“照镜子”。

“大人”在我们的日常生活中，它的含义是与“小孩”相对的，也就是成年人。这是大人的第一层含义，也是现在的通俗义。

“大人”在古代，至少是影视作品中的古代，通常是指官阶比自己高的人。这个我们看电影或电视剧时就知道了。第二层含义就是指当官有权的人，这也是古代的通俗义。

除了这两个大家都熟悉的“大人”，还有其他的“大人”吗？让我们再来看两段文字。

《乾·文言》：“夫‘大人’者，与天地合其德，与日月合其明，与四时合其序，与鬼神合其吉凶，先天而天弗违，后天而奉天时。天且弗违，而况于人乎？况于鬼神乎？”

这段话大致的意思是：所谓的“大人”，与天地的规律相合，与日月的交替相合，与春夏秋冬四季交替相合，与鬼神的吉凶相合。先于天而行，天不与之相违，后于天而行，就顺天意而行。天都不与之相违合，何况人、何况鬼神呢？

在《易经》中大量提到的“大人”，基本上也属于这个意思：与天地、日月、四季、鬼神都相合的人，也就是合乎一切自然规律，与自然规律合一的人即为大人。“人”得“一”为大。今天是2020年8月22日，我人在厦门，我要穿棉衣，那我就是“小人”，因为我的行为不合天时，不合四季。

《道德经》：“昔之得一者：天得一以清，地得一以宁，神得一以灵，谷得一以盈，万物得一以生，侯王得一以为天下正。”

“得一”就是符合最根本的天地规律。这句话的意思是：“古往今来‘得一’的情况是：天得一就天清，地得一就地宁，神得一就灵动，五谷得一就丰收，万物得一就得以生长，侯王得一天下就自然和谐太平。”这说的也是天地万物，包括所有的人都要符合天地规律。

《道德经》：“故道大、天大、地大、人亦大。域中有四大，而人居其一焉！人法地，地法天，天法道，道法自然。”这句话的意思是：“所以说天地规律大，天大、地大、人也大。整个世界有四大，人是其中一个。人与地的规律相合，地与天相合，天与道相合，道与自然相合。一切源于自然规律。”

最后，我们要如何活成“大人”，我个人小结了一下，至少要做到如下的几个方面。生活和身体方面要遵循自然规律，比如日出而作、日落而息，如果颠倒白天黑夜，肯定对身体不好。工作上要符合专业的规律，要符合大局的价值，要和团队团结在一起。家庭方面，要互助友爱，把亲情、感情放在首位，不搞内部对抗、不争对错输赢，这样家庭才能幸福。在个人成长方面要做到持续不断地学习、修正，没有学习成长，人是“僵化”的，无法感知到自己在成长，人会焦虑、会越活越狭隘。学而时习之，方能不亦说乎。（相关阅读《读透这句话，一生通透》）在子女教育方面，要认真学习教育规律和孩子的成长规律。没有学习，我们会天然以为自己接受的那些教育就是好的。想当然、几乎不学习、不思考的家长太多了，他们给我们的孩子造成了巨大的伤害却不自知。甚至是孩子已经很痛苦了，竭尽全力在反抗了，有的甚至以死相逼了，父母却还在坚持错误的做法，错到无以复加，还以为是为了孩子好。这实在是让人心痛！这也是我坚持要讲“大人观”的初心，希望全天下的父母都能好好当孩子的“大人”！

【读者参与】我都老老实实地承认自己曾经当了很多年的“小人”，且现在时不时还会“客串”小人。我已经在认认真真地学做“大人”了，包括晚上很少晚睡、夜里很少外出、每天坚持学习等。那么大家呢？请找出一两点来实践一下如何成为一个“大人”吧！

智 慧 观

【学习要点】知识、经验和智慧是什么关系，人人都想要智慧，却不知道智慧是什么，不知道什么样的方法能够得到智慧。

【观念升级】对于智慧这种非实物的对象，我们很难定义，更难以获取。但我们可以从它的反面着手，用一种“间接”的方法，通过否定，排除智慧的对立面来获取它。智慧不是知识的叠加，也不是经验的累积，它到底是什么？

【生活观察】生活中到处能够听到“智慧”这个词：智慧城市、人生智慧，也会评价一些人很有智慧，当然也会评价别人、评价自己没有智慧。但我们对“智慧”这个词语的使用多数停留在“似是而非”的水平上。现在用得更多的一个中间词是“智能”，智能家居、智能办公、智能设备、智能汽车、智能手机、智能机器人，有一种似乎智能多到一定程度就是“智慧”的感觉。

【详细解读】我听到太多人说：“我没智慧！”但是，我从来没有真正地听到过有人问：“智慧是什么？”或者问：“对我自己来说，什么是智慧？”

再来几个问句：智慧是天生的吗？智慧是可以培养的吗？智慧是聪明到极致的一种表现吗？智慧是大脑所拥有的功能吗？这些问题，我没有答案。因为我也不知道，“智慧”是个什么东西。

我查阅了很多书和各种百科，查出来很多“智慧”的定义，但我看了之后，没有一个满意的。因为这些定义和我在现实生活中的感受格格不入，或纯属空谈定义，无法实践。在佛学中把“般若”翻译成“智慧”，也是很牵强的，翻译的过程中一定存在一些原意的损失，所以多数佛经中保留了“般若”这个外来语，没用“智慧”替代。

我们先来想象一个场景：我们站在一个完全黑暗的房间里，黑暗充满了所有的角落。我们不需要对黑暗做任何事情，只要点亮了灯，光到达的地方，黑暗就自动隐去。我们能做的是“点灯”，而不是像驱赶蚊子一样的驱赶黑暗，将它赶出房间。没有智慧，就像没有光，眼前一片黑暗。黑暗本身并不存在，它看起来似乎存在，只是因为光没到达。心灵的黑暗本身也不存在，只是因为“明白”的缺席。黑暗和光明不能并存。

再来想象一个场景：我们坐在一间嘈杂的办公室里，当我们需要安静时，我们有没有办法像制造面包一样，制造些安静出来？显然没办法。我们能做的是什么呢？去除办公室内噪声的来源，同时隔绝外部的噪声。我们的下手处只能是声音，不能是安静。安静和噪声不能并存。

我们要光明，下手处是“光”，我们要“安静”下手处是“噪声”。这对我们有什么启示呢？我们要智慧，下手处是什么？显然有两个下手处：一是点亮心灯，让自己明白；二是去除大脑里乱七八糟的“噪声”，就是看清楚、隔离开那些错误的、不合道的观念、价值观，转用正确的、合乎天道的思维模式。（相关阅读《思维方式不同导致命运不同》）

我们对智慧的理解是：在合适的时间与合适的场景，说合适的话做合适的事，这样就叫有智慧，注意还不是说“这就是智慧”。对智慧这种无形、无相的东西下定义太难，说了等于没说，对吗？因为什么叫“合适”，没有标准！没有恒定的标准，那就是没有僵化的教条，那就要“活在那个当下”，综合所有能够感知的条件，在那个当下做出最合适的判断。

讲智慧观的目的有两个：一是跟大家探讨“活得智慧”的两个下手处，即通过多学习，多了解、多思考，让自己从各个方面远离常识性错误，活得明白，同时经常反省、对照，隔离那些先入为主、错误的价值观。二是知道智慧这个东西，不是什么实体，无须过度去追求智慧，从而避免被错误地引导。同时我们应谨慎使用“智慧”这个词语。

智慧就像“安静”一样，不能直接获取，只要除“无明”，智慧自然光临。这样一来，我们就能够有下手处去实践和实证。智慧不是个实有的物件，也不是某种固化的状态，别去追求智慧、别相信谁能够给我们智慧。只要用心去生活，不断地去点亮心灯，自然能清除“黑暗”；只要去除头脑中的噪声，内心的宁静安定自然会出现，而安定之中最容易开启智慧。

【读者参与】还有一些比如幸福、灵活等都是比较虚的事情，这类事情都能从它们的反面下手，去除不幸福、不灵活的方面，自然会有所收获。想想生活中有哪些事情让自己经常感到无从下手呢？当你感到无从下手时，就尝试从它的反面下手。比如请思考一下，如何教育好孩子。

健　康　观

【学习要点】全面拓展健康的范畴，找到一种适合自己的实践方法，实现全面健康。

【观念升级】从单一的“身体健康”升级到身体、心理、心灵的全面健康。让我们先从健康观念上升级，明白了更全面的健康观念，在生活中实践起来就不会盲目了。

【生活观察】接触过精神病人的人会更清楚：这些人看起来与常人无异，甚至身体很健康、很强壮，但是行为却很异常。还有更多的人在生活中时常会出现“歇斯底里”的状态，平时很好，但一到有冲突、有比较大的事件发生，情绪就会失控，整个人的行为也几乎失控。这种情况在红绿灯处看得最清楚：绿灯亮了，只要晚几秒钟启动车子，后面的车就会使劲按喇叭。如果前车还故意慢慢开，后面的车就会“抓狂”似的按喇叭。还有在2020年疫情居家期间，发生了非常多的家庭冲突，我就接到大量的求助。这些人或多或少在心理健康方面有些问题，虽没有到“精神疾病”的严重程度，却也严重影响了生活，影响了健康。

【详细解读】健康一词现在显然不是“身体健康”可以概括得了的。严格来说身、心、灵都要健康。现行的养生理念多数停留在养身层面。从低往高排序：精—气—神，对应身—心—灵。

精是父精母血，指的是肉体、身体，是我们生命的一部分，即物质属性的载体，它直接受上面两层气和神的影响和控制。比如生气时嘴唇发紫，浑身发抖等，肉体会直接受到情绪的影响，并立即反应出来。

气是运气、心气、气质。一笔写不出两个“运气”，身体里的那个气，运好了，气就顺。体内的气顺了，外面的运气就会好，反之亦然。运气好就会很幸运，做什么都很愉快，自然神清气爽，身体健康。

我们还会说一个人心气高，这个指的就是人的气节、骨气等。心气高不容易下坠，不容易做出违背良心的低贱的事情，不容易将就。如果你想要读经典养浩然正气，读读毛泽东的《沁园春·雪》就好了，连续读几遍，直接就能体会到正气上扬。（相关阅读《学习观》）

气质，就是一个人展现出来的整体状态。或许从肉体角度看，这人并不美，但是可能气质很好，这里指的就是气。这是一种可以感觉、感受，但是很难用语言描述的状态。

气对应肉体，主要是呼吸系统。呼吸也很有意思，它介于可控和不可控之间，想不呼吸可以停止一会儿，不管它，它又会自动呼吸。我们就完全没有办法控制心脏等内脏，外面的肢体我们可以控制很大部分，甚至砍掉也还有命在。所以，气是承上启下的东西，是气门、是生生不息的开关所在。所有的体育运动、禅修、瑜伽等，都会特别注意气，即呼吸。

神即俗称的精神、心神。心神不宁即心严重不安。神是什么？心是什么？在我们普通人的认知里，心包括心脏，又不仅仅是心脏。心想事成，是心想，还是脑袋想？心脑分得清楚吗？我们不在这里纠缠概念。心灵的范围可以是一切感觉、感受、知识、经验、记忆、思维方式、思维能力、显意识、无法觉察的潜意识、无意识，这一切综合在一起叫心灵。一篇文章、一本书的灵魂，就是它的核心精神，就是它的核心价值观。同理，一个人的灵魂，就是他的精神，就是他的核心价值观。一个国家民族的灵魂，就是国家民族的精神，就是国家民族的核心价值观。一个人内心的价值观发生冲突，就会心神不宁，严重冲突，就会精神失常。“好人”做不了“坏事”，否则内心会十分不安就是这个道理。我们的心知道善恶、是非，违背自己的心去做的事，叫违心事和亏心事。

病由心生，这是一种大家都有的认知、经验。我们可以观察到，身边有些人“心”很坏，经常跟人斤斤计较、贪小便宜等，人际关系也不好，经常吵架、生气等，这样气就会出问题，身体就会多病，这是非常常见的情况。

诵读经典、感悟经典，用经典指引我们去观察自然，启迪生命本有的智慧，用天道推演人道，让我们合天道来生活，自然心胸开阔、气度不凡。

圣贤经典是心灵的最佳饮料，就像水是身体的最佳饮料。水流经身体，输送营养、代谢掉身体中的毒素和垃圾。诵读经典就好比是心灵的水流经心灵，代谢掉心灵中的垃圾和毒素，如怨恨恼怒烦、贪嗔痴慢疑等。

我们应每天抽点时间打坐、正坐、站立读经，健身体、养正气、安心灵三者同时进行，自然养生效果极佳。因为精气神，即身心灵三者同时进行，从上至下，自下而上，从中间向两边，全部都有了，自然效果极佳。我自己实践了几年，头发从花白变黑、视力从坏变好，多少和这样的养生方式有些关系。这样的养生全面、有效、经济，非常值得去实践体验。

【读者参与】朗诵、吟诵、唱诵、唱歌也都是非常好的方式，我们也可以选择一些用嘴吹奏的乐器。找一种适合自己、自己也喜欢的方式，长期“乐此不疲”地玩下去，时间长了有奇效。问问自己，你想要尝试哪一种方式呢？

性 格 观

【学习要点】都说性格决定命运，可什么是性格，是什么构成了性格、塑造了性格？

【观念升级】从僵化的性格论升级，深入性格的内部，看清楚性格是什么，掌握性格的各个组成部分，从而把性格的主动权掌握在自己手上。能够跳出自己、审视自己的性格，对性格进行分析和调整，完善自己的性格，从而活得更圆满幸福。

【生活观察】先来讲一个小段子，我刚刚去吃晚饭，听到隔壁桌一个50多岁的女人在谈论她自己的性格，以下全部是她讲的原话："我就是这样一个性格，别人惹我可以，但是只能是3次，到了第4次，我就不理他了。我也不管别人怎么说我、看不起我。我女儿也说我，说我的底线太低，别人很容易欺负我，如果我的底线定高一点，那别人就会看我的脸色说话。很多人也说我这样不好，我也知道有问题，但我就是这样的性格，要是能改，我早就改了，可就是改不了。"

【详细解读】都说"性格决定命运"，这好像都成为定律了，请大家来给"性格"下一个自己的定义，对我而言，什么是性格，我的性格是什么？

你是否感觉呆住了，是否从来没想过这个问题？

是的，大多数人从来没有仔细、认真地想过"性格是什么"，我们只是把很多事情都推给"性格"，说这是由性格决定的，然后就没有然后了。就像开篇的那位大姐，她把责任推给性格，然后就没有然后了。他们普遍认为一些让自己吃尽苦头的错误做法，就是因为性格，就是改变不了，就是决定了一生的命运。

我来当一次“导游”，领着大家去看清楚性格的内部结构，就像导游带你看故宫的建筑结构一样。我们先从“外观”看性格，比如有人会说：我的性格是个性开朗、活泼，时常也会有小忧伤，为人不爱计较、随和、大方。就以此为例，进入性格的内部结构，继续深入，让我们来思考一下，什么是“开朗”，体现在哪些方面？什么样叫作活泼，在哪些具体的场合、什么样的表现叫作活泼？我在什么时候会忧伤，哪些事情会让我忧伤？不爱计较体现在哪些方面？在哪些方面又比较爱计较？我在什么情况下随和，什么时候会长满刺？我在什么时候大方，什么时候小气？

把描述性格的关键词全部深入探索一次，把它们全部解剖开，一个个场景、一个个角度地展示出来。如果你想深度了解自己的性格，请停在这里，拿出纸和笔来：

1. 把自己的性格详细写出来。
2. 把描述性格的关键词圈出来。
3. 将每一个关键词的内容、具体适用范围、详细做法都写出来。

写完，你会清清楚楚地看到性格的“内部结构”，也会更深入地了解自己。就像一个赛车手，非常了解自己的车，甚至比一般的修理工都能更好地修理自己的车。一个正常的司机肯定知道：点火开关、方向盘、油门、刹车的位置。使命，就是使用好自己这条命。如果把我们自己这条命比作一辆车，我们是否知道自己的动力开关在哪里？我的人生方向是什么，如何让自己充满动力、动力澎湃？什么时候应该刹车、规避负面情绪？

大多数人并不知道自己的“点火开关”“方向盘”“油门”和“刹车”的位置。如果恰好你也不知道，那么就从“性格”下手，通过“解剖”自己的内在深度，深度了解自己，这样一切都会明朗起来。最终你一定会发现，所谓的性格就是：一系列价值观的总和。了解自己的价值观、验证自己的价值观、修正自己的价值观，这是“生死攸关”的事情。价值观错误，相当于开车走错方向，越努力越惨。

“观念”催生“行为”，“行为”累积成“习惯”，“习惯”塑造“性格”，“性格”决定“命运”。这似乎是一个“死循环”一样的怪圈，难怪很多人认为“江山易改，本性难移”，这里就是把本性等同于性格了。破解这样的死循环，需要用到下图中的“重塑大脑”模型。

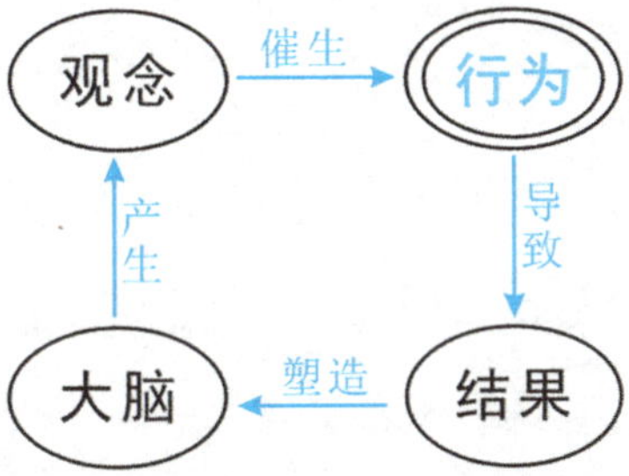

从“观念”入手，重点是“行为”。比如说自己经常情绪低落，甚至常处于抑郁的状态，但不一定到了抑郁症的程度。依据上图，先“种植”一个新“观念”进去，比如唱歌、运动能够带来快乐；这个“观念”催生了自己去学唱歌这个“行为”，长期唱歌会发现果然快乐越来越多，这个快乐的“结果”重新修改了“大脑”的认知模型，“大脑”就会自动删除我对自己负面评价的“观念”。这样良性的循环，足以重构自己的大脑内部结构、改变认知，从而彻底掌握自己的性格，进而也就改变了所谓的命运。

【读者参与】本书第二篇“常见底层观念解析篇”中，就提供了大量的“新观念”可供“种植”，找一个自己有意愿、非常认可的观念来“种植”，用持续的“行动”来呵护过程，说不定会有意想不到的收获，赶快来试一试吧。

第三篇：生活大观篇

本篇是个生活大观园，尝试从生活的各个角度去写，有心理辅导、学习方法、沟通技巧等。这部分文章会更全面、更细致地进入生活细节，更有一些人们平时很少接触，甚至完全没有思考过的角度。本篇中每一篇文章都有一两个角度是新颖的，是相对比较独特的。你用这些比较“新”的视角来对照自己，或许能够照见很多盲区，从而使自己从盲区的阴影中明白过来。

思维方式不同导致命运不同

【学习要点】通过比较集中的学习一些精巧的思维方式，亲自体验改变思维方式就能改变当下，不断地学习和改变，积累到最后也就是“改变命运”了。

【生活观察】生活中能够听到，甚至自己也会说这样的话：我怎么也想不通，为什么会这样；真搞不懂我当初怎么会这么想，实在是不可理喻；他居然会做出这样的事情来，完全颠覆了我的想象；这么拙劣的骗术，也能骗到钱，真不知道那些被骗的人是哪里出了问题；用脚指头也能想明白的事情，他怎么会不懂……类似这样的问题，很多都是思维角度、思维方式的问题。

【层层深入】思维方式不同导致命运不同，这句话也可以倒过来说：命运不同，是因为思维方式不同。我们也可以说，要想改变命运，只有改变思维方式，即重建价值观。“经营之圣”稻盛和夫有一个著名的公式：人生工作结果＝思维方式×热情×能力，其中思维方式的取值是－100 到＋100，思维方式中的“负思维”指违反自然规律的思维。思维方式是“消极、危害社会”的，结局可能是越努力，进监狱的可能性越大。思维方式是“积极、利他”的，过得心安幸福只是迟早的事。

我先来抛砖引玉，讲几个我常用的思维方式，这些思维方式和大众习惯性的思维方式有着明显的不同。我和一群学员就是因为改变了旧的、一般人的思维方式，才从“人生困局”中解脱出来，活得自在愉快。

第一个思维方式：立体思维。现实中，没有一个物体是三维以下的，它们都有长、宽、高，哪怕再薄的纸也有厚度。同理，任何一件事情，不可能只有一维。看待一件复杂的事情，通常我都会用“时间”“空间”“层级”，从三个维度、六个方向看问题。比如学习这件事，我会看过去学什么，未来需要什么；会看中国需要什么，整个世界需要什么；或者是我自己或家人需要什么，国家需要什么；还有就是谋生需要什么，谋道需要什么，即形而下需要什么，形而上需要什么。用立体思维的人，因为看得全面，不会有强烈的得失、对错的感受。

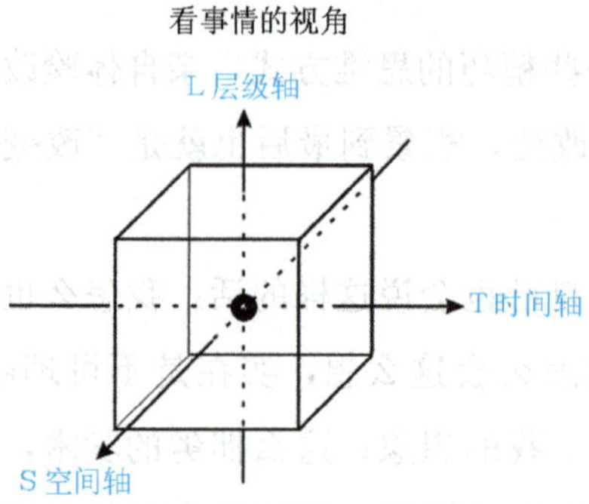

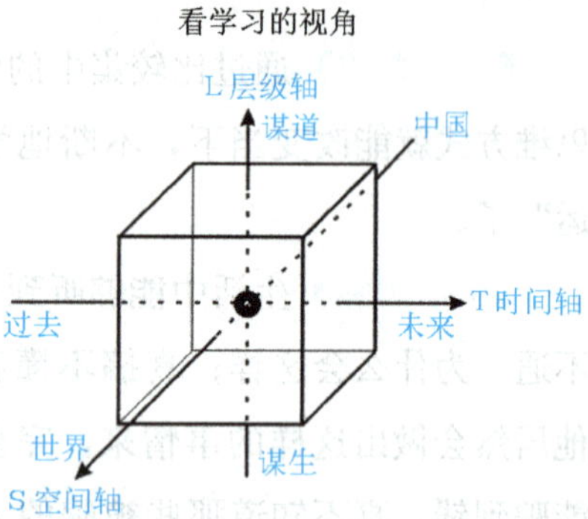

第二个思维方式：反向思维。当我们沉迷在一个方向，并且越想可能越坏的时候，不妨问问自己：与之相反的另外一个方向是什么。比如一个女孩失恋了，说了一堆痛苦的事情，如失去了男友等。我问一句：你得到了什么？她立即就停止陷入深渊，自己把自己捞出来了。一个妈妈因为她的孩子辍学了，感到非常焦虑和痛苦，沉陷其中，越想越觉得天都快塌下来了。我在当时让她仔细想想：孩子不上学了，可能的好处有哪些？她慢慢想、慢慢琢磨，不知不觉就从焦虑的陷阱中出来了。

第三个思维方式：本质思维。也就是问这件事情、这个东西的本质是什么。比如大家都想赚钱，但有没有问过自己“钱的本质是什么”。只有这么问了，才能看清楚整个世界赚钱普遍的方式就是借助有形或无形的产品和服务，去满足客户，客户收到了、满意了自然会付钱。打工也是，我们提供服务给企业，企业满意了，就给我们付工资。看清楚了，明白了钱就是“全心全意为人民服务”，就再也没有投机的思想了，就会老老实实去服务客户。看下图时，多数人会问方法（How），比如我怎么才能赚到更多钱呢？比较少的人会问原因（Why），问我他赚不到钱的原因有哪些，更少的人会问：钱的本质（What）是什么？（相关阅读《成功观》）

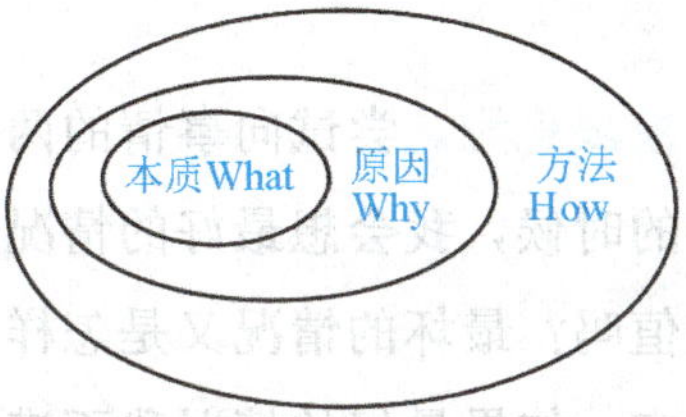

第四个思维方式：一二思维。也就是一分为二、合二为一的思维。比如得失、善恶等。在这些问题上，我们先一分为二的思考：这件事我得到了什么、失去了什么。然后再思考：得失都经历了，整件事情想要告诉我什么，从全局看，我能看到什么。再举一个当下的热门实例：人到中年却下岗了。这件事情的坏处是什么？好处是什么？合在一起，整个事件会给作为当事人的我带来什么？会去这么思考和面对问题的人，不会钻进牛角尖，生活中处处都会有转机，水到绝境是飞瀑！

第五个思维方式：逆流思维。大家都趋之若鹜，我就静观其变，不掺和；大家都使劲逃跑，我进去看看发生了什么。虽然我从不炒股、炒房，但我也看到大量的人“从众如流”，结果一不小心成了炮灰。我有一个朋友，在2008年时看到国家级报纸在说股市一片大好，很多人从楼市出来，进入股市，他立即决定退出股市，于是成功避过了当年的股市“5·30大地震”；2011年温州动车相撞事故发生之后，与铁路相关的股票大跌，他就想这是国家的重点项目，一定会好，别人大量抛售时他大量买进，结果证明他的想法是正确的。善用这种善于观察，逆主流的思维方式，很可能会看到另外一片天地。

第六个思维方式：归谬思维。对自己不确定的观点、事情，尝试找一个自相矛盾的点出来，如果找出来了，就推翻原观点，如果找不出来，验证就基本通过了。比如当知道社会上有大量的人在卖什么中奖号码、股票私密等信息时，我就会这么想：如果这个消息绝对可靠，那么卖家直接自己去买，自己就能赚钱，还用得着靠卖信息赚钱吗？还有一些“伪大师”的课程，如果他讲的都是对的，他自己都能干成，直接自己去干就好了，为什么还要卖“课程”赚钱，这也不合逻辑。对于他的授课内容，学员只能听听，永远是“仅供参考”，绝对不能生搬硬套，成就一件事情的关键还是自己。

第七个思维方式：极限思维。尝试向事情的两个极端去想，比如我在做一项重要的决策投资的时候，我会想最好的情况是怎样，是我所需要的吗，能够达到我的期望值吗？最坏的情况又是怎样，我能够承受最坏的情况吗？问清楚自己再决定，如果最好的情况我不满意，最坏的情况我不能接受，只要有一条不满足，我就会放弃。很多事情没有办法事前演练，但是可以在大脑中进行极限的思维实验，在完全理性的情况下进行的推理演练，对决策也有很大的帮助。

第八个思维方式：直线思维。达成这件事，排除当前的已知水平，大胆想象最好的、最直接、最快速达到目的的方式是什么。以此思维结果为导向，再从当下的实际出发，设计路线来实现。比如我在使用 AutoCAD 软件的时候，就发现画螺纹孔太麻烦了，照原理来说只要有公称直径、定位点、正反面这三个参数就能直接画图，结果 AutoCAD 软件里没有这个功能！那好吧，我自学编程、自己写程序，就这样，我写出了一大堆高效的绘图程序，效率提升了好几倍之多。在接下来做企业经营、企业咨询的过程中，我也用这个思维解决了大量看起来很难解决的问题。

第九个思维方式：规模思维。这个思维对于创业、找工作、选择专业都很有用。首先要对目标有一个规模思维，要用心去观察，甚至是搜集数据，看看这个市场规模、需求规模有多大，而不是盲目地只凭感觉。技术类创业者经常会陶醉在自己的“创意”中，理所当然地认为大家都需要这个产品，它的市场很大，结果可能会被打脸。讲个案例。一个技术爱好者设计了一款安装在车顶的自动车衣，只要一按开关，车衣就自动展开，再一按开关车衣就自动收起来。他认为这是很有市场的，路边那么多车，都没有车位，树上还会掉东西下来。结果却是大家都不愿意在车顶打孔安装一个露在外面、丑丑的东西。还有通过规模思维，也更容易找到一个“小众”领域，发现一小片“蓝海”，毕竟现在社会分工越来越精细，想找到一大片“蓝海”是很难的。

第十个思维方式：常识思维。房间灯泡不亮了，甲乙两人各拿一个灯泡去换，甲的灯泡换上灯亮了，乙的灯泡换上灯不亮，请问是乙的灯泡坏了，还是灯座有问题？这是常识对吧。一对母子坐在沙发上，看见儿媳在打扫卫生，厨房一下、阳台一下、餐厅一下，反正没按顺序把一件件事情做彻底，于是婆婆开始抱怨。儿子看到头上正好有灯不亮，于是问了这么个常识性的问题，老太太也懂常识。儿子再问：同一个女人，干同一件事，我觉得挺开心，你觉得不开心，请问是谁有问题？老太太一下子就明白过来了，说：那我走开吧，眼不见，心不烦。就此婆媳因为琐事发生的矛盾基本化解了。生活中最重要的不是高深的知识，而是丰富的“常识”。

再讲一个“常识”案例。一个老板来找我聊企业经营，说了很多企业有多难做，倒了很多苦水。我时不时就问：你为员工考虑了哪些？你服务好你的员工了吗？员工对公司满意吗？他回答说从来没认真想过这个问题。我又问了他一个“常识”：“服务客户的是你自己，还是员工？”显然，员工对公司不满、员工不开心，怎么可能服务好客户。如果老板经常骂员工，甚至骂到员工怀疑人生，还希望企业经营得很好，这是违反常识的。

第十一个思维方式：特例思维。我们都会去学习伟大的人物，但现实中绝大部分人都是“东施效颦”，或者说是“画虎不成反类犬”。如果我们学习别人总是学得不像样，怎么学都是“不成功”，我们就会说：某某人只有一个，其他人是学不会的。而我的思维是：他本人会，或者历史上有一个人做到了，只要有一个人会，这事就是有可能的，剩下的就是方法和用心的问题了，而不是原理上能不能行的问题。比如六祖虽不识字，但能够把佛学悟到这个地步，这个事情就是个“特例”，但一个特例已足够说明这件事情可行。这和“黑天鹅理论”差不多，就算有 100 万只，甚至更多的白天鹅来证明天鹅都是白的，但只要有一只天鹅是黑的，就可以推翻天鹅都是白的的观点，一只就足够了。

第十二个思维方式：参数思维。在复杂的事情、重大的决定面前，我们往往会不清楚自己的真实态度，这个时候最好用的就是参数思维。比如看一份工作是不是你想要的，可以把报酬、距离、技能匹配度等重要参数列出来，然后问自己：报酬低到什么程度可以接受，如果自己中大奖了，完全不需要钱了，还干吗？每天上班需要这么远，讨厌吗？新工作需要学习很多新的技能才能胜任，我愿意花时间和精力去学习吗？就这样把一个个重要的参数都认真想清楚，这样做的决定就不会轻易被自己否定掉，否则很容易三天打鱼，两天晒网。再讲一个具体事情的案例。我初入社会在工厂做气割工的时候经常琢磨几个参数：钢板厚度、钢板材质、钢板有没有生锈、割嘴大小、气压大小、乙炔和氧气比例、气割走刀速度，虽然总共也没有几个参数，但我反反复复琢磨和尝试，不到3个月的时间，我切割产品质量远超过了干了几十年的老师傅。老师傅跑来跟我请教，怎么才能切割到这样的水平。

第十三个思维方式：阴阳思维。这个思维其实涵盖了前面的全部思维，阴阳思维是基础思维。一阴一阳之谓道。我们应时刻提醒自己：看到阳面一定有阴面，看到阴面一定有阳面。阴阳是成对出现的，或者叫作“大小相等，方向相反”。得到一件东西，必然失去至少一件东西；失去一件东西，必然同时得到至少一件东西。只不过有时候得到的是看得到的，失去的是看不到的。有这样的“基础思维”来做思考的基础，生活中做到“不以物喜，不以己悲”就不太难了。（相关阅读《得失观》《占有观》）

第十四个思维方式：因果思维。因果思维是个“非常难”的思维方式。我们平常说的类似的思维，大多是伪装成因果思维。比如因为工作压力太大，所以他抑郁了；因为破产，导致他自杀了；因为父母离婚，所以孩子不想上学了。这些是简陋的一根筋思维，这么复杂的事情，没有可能是单一原因造成的，这种思维只能看到表面的、直接的、肤浅的原因。科学思维是：有限数量的必要条件＋有限数量的充分条件＝可重复验证的结果。因果思维是：无限数量的因＋无限数量的缘＝不确定的结果。就像一颗卫星发射失败，从科学思维角度看，可能只是一个零件存在质量问题，但从因果思维来看，这是某种必然，为什么质量会出问题？发射过程中那么多工序、那么多检验、那么多人参与，怎么统统不起作用？因果思维有一个大作用是拒绝“愤青”，它不会轻易评判攻击别人。因果思维对一切人和事都会带有更平和的心和更同理的态度。

【读者参与】你可以尝试套用一下上面的思维方式，解决一些自己心里的纠结。你还有什么不一样的思维方式，可以写出来，大家一起交流一下。

沟通能力是人生第一重要的基础能力！

这么说才有用

【学习要点】倾听是沟通能力中最难的难点，了解倾听的误区，有效避开雷区，可以纠正无效的禁止类沟通。让我们来一起学习“非暴力沟通”这类有效的沟通方式。

【生活观察】同事之间、亲子之间、夫妻之间有着大量的沟通机会，但也有着大量的沟通失败。沟通失败最典型的两个结果：一是生气，不欢而散；二是问题没解决，不了了之或无限期拖延。

【层层深入】沟通能力是日常生活必备的一项能力，是最重要的能力。学会有效的沟通，家庭中大部分的矛盾应该都能够解除。具备沟通能力，不等于有沟通的知识，请注意这里的差别。我们在很多年的学习中，不知不觉会有一个错觉：“知道了，记住了，能够说出来了”就认为学会了。这是个很要命的错觉。请注意，当你此刻看到这些文字，也只是看到了沟通知识！知识＋大量的刻意训练＝能力，并且能力还有高低，能力的高低还看训练的质和量。

第一部分：有效沟通最重要的技能是“听”，即倾听。倾听过程中有九大陷阱，只要带着觉知，小心翼翼地避开这些陷阱，熟练地绕开这些危险的“坑”，倾听的技能就算学上手了。

1. 忽视情感。一个小男孩摔倒了，父母扶起他来时会说什么？通常都会说：“不疼、不疼，小男子汉，不哭！”另外一个小朋友不小心把自己的玩具摔坏了，正在伤心难过呢，妈妈一过来就说：“别哭，就这破玩具，有什么好哭的，瞧你这出息，妈妈再给你买一个!”这都是典型的忽视情感的做法，孩子会觉得你根本不懂他们。如果你还没法感同身受，我们再举一个大人的例子。你失恋了找朋友倾诉：“我又失恋了，真痛苦!”对方回答：“失恋有什么好痛苦的，正好再换一个!”你心里会有什么感受？请好好感觉一下。

2. 心不在焉。这个最典型的就是孩子在和你说话，你在做饭、在玩手机等，然后告诉孩子说，妈妈在听！这类的没有把注意力全部聚焦到被倾听的对象，没有经常眼神对视，没有及时、准确回应，而是“一心多用”的状况，都会给对方一个心不在焉的感觉，对方会觉得不被重视，因此会不愿意多说。另外，提醒一下，哪怕不看手机，两个人在沟通时，最好都不要在两个人中间放手机。

3. 转移话题。当你正和别人聊你的伤心事时，对方说：“干吗这么纠结，我们聊点别的!”这样你会不会就“闭嘴”了呢？我想你的心里也多少会有些不愉快吧。孩子正在告诉你：“妈妈，今天我们班同学……今天傍晚……”你回答道：“你能不能说点有用的，今天上课有没有认真听？今天晚上作业多吗？”孩子想说的话立马就憋回去了，等以后再想问也很难问出来，孩子在学校做什么，家长几乎完全没法知道。

4. 劝说安慰。孩子成绩考差了，回到家，妈妈看到孩子很难过、害怕，心里也想安慰安慰孩子，就说：“考差了有什么关系，这只是一次普通的考试，又不是中考、高考，没事!”这样说，做家长的错过了什么？是不是错过了很好的挫折教育的机会呢？对比一下这种说法：“看起来你挺难过的，妈妈理解你，考差了也不是你故意的，对吗？考试结果已经出来了，我们改变不了事实。这样吧，妈妈来陪你检查一下，看看有什么方法可以补救，争取下一次我们避免同样的丢分，你看好不好？”这个很重要！一个“失败”的结果会被很好地转移到对过程的检讨之中，将来孩子的抗挫力会很强，会不怕失败，因为失败的结果只是个“显示器”，用来显示过程哪里不好，方便改进。

5. 讲自己的。当别人向你倾诉痛苦，或者在抱怨他所处的条件有多差时，你说：“这有什么，当年我们刚出来工作的时候，那个条件才差呢……”这样一来对方肯定就没什么好说的了，只能苦笑一下终止对话。孩子跟你抱怨学校的伙食差，你就说：“你知足吧，爸爸那个年代，食堂还要自己带大米，带饭盒去蒸饭吃，你们再怎么样菜也不少，肉也不缺……”虽然你说的都对，却一点用也没有。

6. 肤浅同情。朋友最近丢了工作，上有老下有小压力很大，他向你倾诉：“人到中年不如狗呀！年轻人进来了，能力强、体力好，我们就下岗了。”你回应说：“谁说不是呢，现在工作真难做，尤其是我们这个年龄的人，最不容易了……”结果呢？你与朋友相互加持负能量，情绪越来越低落。我们的肤浅同情在一定程度上帮对方“证明”了他的境况确实值得同情、确实应该苦恼，但他也就因此“理所当然”地继续痛苦下去了，这才是真正的“落井下石”，虽然没有主观故意，却有无意之实。

7. 调查盘问。“我老公出轨了，我很难过、很生气！”闺蜜跟你倾诉时，你说：“你是什么时候发现的？他是跟谁呀？你从什么时候发现有什么不对的？”再如一个抑郁情绪严重的朋友找你倾诉：“我对生活没有热情，一点激情也没有了，好像抑郁了。”你说：“你是什么时候开始的？这样的情况持续多长时间了？你有没有去看医生呢？”这样的回应都是无法打开对方心扉的，对方应付几句就不想说了。

8. 建议指导。朋友开店最近生意不好，找你倾诉：“唉，最近互联网冲击太厉害了，我的服装店生意锐减，眼看‘双十一’到了，大家都在网上购物，我这店里一天也没见到几个人，唉……”你说：“这就是你落伍了，现在大家都在开网店，线上线下一体化。我建议你早该开一个网店了，至少也要请些模特来拍些照片在朋友圈做个营销之类的……”这样的回应怎么样？如果你是当事人，听得舒服吗？这对你有用吗？

9. 评判否定。孩子告诉你：“妈妈，今天下午我在课堂上睡着了，被老师当场点名，尴尬死了！”你回答：“这就是你活该了吧，课堂上也敢睡觉，干了坏事还敢回来讲，以后别上课睡觉了，记住了吗！”你找朋友倾诉：“我被老婆修理了，因为我出差把老婆生日给忘了。”朋友回应：“这你都可以忘记，你不会写备忘录？或者回来赶紧道歉、补礼物，一件事都没做，要我也会生气不理你。”你被这样回应，感觉如何？

第二部分：学会提问和发问。沟通中的倾听，不是只用耳朵不用嘴巴。沟通中会提问这是非常关键的能力。我在这里给大家一些常用的句式，在沟通中时常去“套用”，用熟了就变成你自己的能力了。

1. 对事情：发生了什么？过程中都经历了什么？开始是怎么发生的？结果怎么样了？你在过程中都做了些什么？在什么时候发生的？在什么地方发生的？这件事造成了什么损失？造成了多大的损失？你能够承受什么样的代价呢？

2. 对心情：当时你是什么感受？你觉得对方会是什么感受？那样的情况下，你一定很生气（愤怒、伤心、委屈、抓狂……），对吗？你看到对方是什么样的表情呢？对方的第一反应是什么？

3. 对人：还有其他人在场吗？这件事的核心人物是谁？有没有漏掉什么人呢？对方还提到其他人吗？这个事情除了你们，还和谁有关？

4. 对方法：你打算怎么办呢？下一步能做点什么？除了这个方法，还有其他的可能性吗？按照这个方法执行，可能会发生什么？如果发生……（顺着对方的预测问）你打算怎么应对？

5. 衔接用语：还有吗？后来呢？我知道了，我理解你，你还有什么要补充的吗？请继续，我想听。这点没听明白，可以再说一遍吗？

第三部分：沟通的四大要点。如实描述、表达情感、切中需求、具体请求是沟通的四大要点。这部分的内容我在这里就不详细地展开了，大家可以去看《非暴力沟通》这本书，在沟通类的书中，这本是经典。我在这里还要重点强调的是：沟通是极其重要的生活必备技能，我把这个技能列在第一位，如果要选择必学的一样技能，我会毫不犹豫地选择这一项。对于在家庭生活中出现各种矛盾的求助者，我至今还没发现用“沟通”这个武器解决不了的。换句话说：我们在学校学了不少的知识和技能，但就是没有学习和训练过好好说话，如果可以交换，我愿意把所有其他的专业技能都用来交换一个好好说话的能力。说这么多，就是希望大家重视说话的能力，把这个说话能力的训练提到日程上来，否则我们就是学再多的东西，也很难解决生活中的实际问题，没有办法突围。

第四部分：避免说“不、不要”，尤其要避免对自己说“不、不要”。

因为这是一个很容易被我们视而不见的重大陷阱。我们来做两个测试，请先确认你现在是坐在安静、安全的地方来做这个测试。最好是请别人帮你念测试题，你闭上眼做测试。也可以把测试题进行修改，比如不要想 7 乘以 8 等于多少之类的。

测试一：告诉自己“不要想杨梅，不要想酸溜溜的杨梅”。

闭眼测试，对自己讲 10 遍。

测试二：告诉自己“不要想父亲的名字，名字有几个字也别想”。

闭眼测试，对自己讲 10 遍。

不出意外，你通常都做不到。我做过大量的现场测试，我用同样的方法测试学员，同样是没有人做得到。这是为什么？因为我们的大脑会对名词、形容词还有各种各样的疑问句做出立即反应，这是潜意识的作用。我们越让自己不要想，就越会强化这个想的内容。有些父母，在孩子刚学走路的时候叫孩子“不要跑”，但实际上孩子听到的是“跑”，因此他会跑得更欢，加上大人在追着、玩着，孩子更是跑得不亦乐乎。

了解“大脑潜意识听不懂不、不要这类的禁止指令”对我们的沟通有什么用处呢？我们会问：确实有很多需要禁止的事情，那我应该怎么说？比如孩子在玩手机，不去做作业，你应该怎么说？

孩子在课堂上和同学讲悄悄话，你要怎么制止？

参考方式是：我们应提醒或告知他应该做什么，而不是强调“不要做什么”。你可以说：“孩子，现在是 21:00 了，你应该做什么了？我们约定玩手机的时间结束了，现在是做什么的时候了呢？”或者说：“同学，可以把你的专注力分给老师一点吗？同学，我们停下来，听你讲讲好吗？”

为什么不能去强化不要做的事情，还有一个心理原因：强化不要做什么，相当于被指责做了什么，这会让人心理上很不舒服，甚至觉得被侮辱、被伤害，这类的“痛苦”会让人印象更深刻，因为有“痛苦”的感觉，而有感觉的事情会记得更久。并且，对自己有伤害的事件，大脑会像设置闹钟一样，时不时提醒自己，结果事与愿违，正好强化了这个问题。本来想要禁止一件事，反而变成了强化这件事。这是很多人一直在踩的陷阱，我们对此要特别注意。

重要的话要牢记：学习分三类——知识、能力、智慧。沟通和游泳一样，属于能力类，必须要花时间、花精力去训练，还需要在正确的指导下，在实际生活中训练。在训练过程中出现沟通失败、不知道怎么说话了等，都是正常的。就像刚开始学自行车，也会摔跤，甚至有时会摔得很惨。我在学习和练习说话方面足足下了4年的功夫，自己评估也才学到基本够自己日常使用的程度，离“沟通高手”的距离还很大，还得持续不断地训练。

在日常训练中，我常让学员把常用的沟通招式列成清单，贴在自己能够经常看到的地方，天天看，天天对照，每天晚上自省一下，今天做了哪些沟通，效果如何，有没有沟通不畅、甚至吵架的地方，如果有做错的地方，可以采用什么方式去补救。

沟通能力是日常生活中最重要的能力，在学校上学时却没有专门训练过。我们的沟通能力普遍较差，就算自认为表达能力不错，实际上表达能力也不是沟通能力。滔滔不绝地说，不是沟通能力，这点也请引起重视。总之，这个能力必须花时间去训练，才能解决生活中各种人际关系的问题。最后问问自己：心里的苦是不是都来自“人际关系”，尤其是亲人之间的关系呢？如果是，训练沟通能力就是迫在眉睫的事情。

【读者参与】请将沟通“四步曲”，即如实描述、表达情感、切中需求、具体请求这四步写在醒目的地方，时刻提醒自己训练沟通能力。把倾听九大误区、常用提问的问句打印出来放在时常能够看到的地方，经常看就会起作用。知识能解决大脑里的困惑，但知识解决不了问题，能力才能解决问题，沟通是一项必备的能力，必须经过训练才能使我们从容面对生活中的各种挑战。（延伸阅读《非暴力沟通》）

争对错，既伤感情又毁幸福，让我们终结对错吧！

终结家庭中计较“对错”

【学习要点】通过看透争对错的根本原因，让内心释然，从而自觉不再计较对错。

【生活观察】案例1：老婆把汤盛得很满放在餐桌上，老公在落座时碰到了桌子，结果汤洒出来很多，还溅到了老婆身上。老婆当下就数落老公：“你能不能小心点，坐个椅子像地震似的。”老公反击道：“有你这么装汤的吗，恨不得装成一个圆锥。”你来我往，原本好好的家庭氛围变成了相互指责。

案例2：老婆：“叫你炒菜不要炒这么熟，熟到都烂了，还怎么吃呀。都跟你说过多少次了。”老公：“我习惯这样了，再说煮烂点有利于消化吸收。你不吃，你可以自己炒呀。”

案例3：餐桌是方的，把四面折叠的边翻出来就成了大圆桌。老婆：“你能不能小心点，这么大的声音想把人吓死呀。”老公：“我又不是故意的，这个桌子放下来就是这么响。”当时我正在他们家做客，于是我去翻了一下桌子，非常小心地翻，还是有非常大的声音。

案例4：“叫你看个孩子，把孩子摔成这样，你是怎么看孩子的。”老婆又生气又难过。老公：“刚才还好好的，我一转身他就这样了，我也不可能24小时目不转睛地盯着他呀，多大点事，有必要这样吗？”老公也感到委屈生气。

【层层深入】这都是典型的“家庭琐事”，本身没有什么大不了的，也没有什么大是大非，但是却经常发生在家庭中，给家庭造成很大的伤害。有数据调查显示最终造成离婚的第一大主因就是家庭琐事，百分比达到34.21%。虽然我没去验证数据的真实性，但从我日常做咨询的感受来说，这个比例应该更大。家庭中因为小事吵架普遍存在，累积得时间长了，非常容易损害彼此之间的感情。

我们看到的这些案例，确实都是生活琐事，没有原则性的对错，更没有实质性的利益冲突。这类事情的发生，通常都是“受害者”先发出指责，通过指责对方是“施害者”，把责任推出去。很明显，在案例中，受害者那方一开始显得比较生气受伤，受伤了就开始指责和攻击对方。

我们先来思考几个问题：为什么“受害者”会先发出指责？一指责就成了先攻击别人的“施害者”，并且自己还生气、委屈、痛苦。《葵花宝典》中说要想成功，必先自宫！要想伤害别人，要先伤害自己！换句话说：明明知道相互指责，最终大家都痛苦，为什么还会“乐此不疲”呢？相互伤害真的就这么“香”吗？

如果你的家庭在生活中也有相互指责的时候，请你停在这想清楚：没什么大不了的事，相互指责双方都受伤害，没哪个占便宜，为什么我们总是无法终结这样的事情，还会让它时常发生呢？相互指责的根本原因是什么？写出来，就写一个根本原因。

如果想不出来，就把自己的思绪带回过去，定位在一件最近发生的类似的事情，去感受一下，“受害者”是不是一瞬间就发作了，根本来不及思考到底怎么做才是合适的。指责的话一说出口，被指责的人也瞬间就爆发了，也是根本没有回旋的余地，是不是这样呢？

大家应该都打过乒乓球，没打过至少也见过吧。对方的球过来了，如果需要思考、看清楚球旋转的方向、想清楚怎么接再动手，球还接得到吗？我们必须把自己训练到第一时间就能做出正确的反应，做到不用思考就能打好球，这没问题吧。我们有没有觉察到，在生活中，只要别人一指责、一骂我们，我们基本上当下就做出反应了，这和接球的速度差不多，尤其是在吵架的过程中，根本无法考虑怎么说才合适，相反，而是怎么能让对方痛苦就怎么说。如果是男人间的争吵，那用不了几个回合，可能就开始动手打架了。

好吧，这就是习惯的力量，我们已经形成攻击、反击的本能了。你知道这样的能力我们训练了多久吗？是 3 年、5 年，还是你几岁就训练了几年？参考答案是：大概 200—300 万年。你也许会说：这怎么可能！我才活了几年！但这已经是生命深层的无意识，是保护自己的无意识，通俗地说这已经写在人类的基因里了。所有的生命都有共同的三个底层的基因：生存、发展、繁衍。换个说法就是：要活下去、要活得更好、要留下后代。

自从远古以来，人类进入文明社会也就几千年历史，其他几百万年的时间多是穴居、部落群居。中国在不远的过去，还是宗族社会，家族的族长、长辈甚至有权力处死那些“犯错”的人，到今天还有少数家族会驱逐那些严重违法犯罪的子孙。我们都有或轻或重的“关系恐惧症”，明明是在乎家庭成员、想要维护好家庭成员的关系，但却往往事与愿违，心是想好的，行为却是破坏家庭关系的，最常见的行为就是相互指责。

看清楚了吧？这无关对错，无关家庭成员的道德水平，这就是人类已经写到基因里的自我保护的本能！只要伤害到自己，无论是攻击还是指责，尤其是道德层面的评判、指责，我们往往会立即反击。这种保护、反击的本能，已经深入到我们生命底层的无意识中，不需要人教，是人都会。但是你有没有想过，这个自我保护的本能可能已经过时了，现在已经变成了障碍。

懂得了这个，请终结对错吧，从心底里原谅自己、原谅一切相互伤害的家人。在实操方面只要学会一个句式，并把这个句式在家庭里推广，这个问题就会得到解决。

“这是我的错，我感受到你生气了，现在你需要我做什么？你的需求是什么？”

“这是我的错，我感受到你伤心了，现在你需要我做什么？你的需求是什么？”

“这是我的错，我感受到你痛苦了，现在你需要我做什么？你的需求是什么?”

……

首先是“勇敢”地说出“这是我的错”，这样就会让对方解除防备与反击，而不能说“好了，就算我的错”，因为这还是在纠缠对错，没有坦然面对。“我感受到你的……”这一句说出对方的“情绪”，同理对方的感受，让对方心理上感到舒服，从而减弱冲突的情绪能量。“现在你需要我做什么?”是给对方一个表达意见的机会。“你的需求是什么?”告诉对方、提醒对方，注意自己的真正需求是什么，真正的需求不是吵架，可能是需要关心，需要人帮忙一起做家务，需要爱、同情与理解。

这个方法只要一个人用就有效，谁知道了谁用就行，不需要沟通双方都会。当然，这样的方法用熟练了、替换了旧的习惯，对方也可能很快就学会了。学会这个方法的要点在哪里？在学习的你要彻底明白“争对错，推责任”这是几百万年以来的“坏习惯”！也许它曾在远古时代很重要，因为这可以保护自己，但在今天这个文明社会，在家庭里、在亲人间，还在使用这个“坏习惯”，那就不是在保护自己而是在伤害自己和家人了。如果不是彻底明白，自己还是会在纠结“明明是他的错，为什么承认错误的是我呢，我才不甘心，我做不到”，这就是还没彻底明白。没彻底明白，就返回去多看几遍，认认真真地思考，直到搞清楚、彻底明白，这样你的心里也就释然了。

“争对错，推责任”这是写在基因里的自我保护，让我们放下它，终结家庭里的对错之争！

【读者参与】“这是我的错，我感受到你生气（伤心、委屈……）了，现在你需要我做什么？你的需求是什么?”把这个“标准句式”用熟，再“熟能生巧”，这对彻底消除对错之争非常有好处，这么简单的一件事，试试吧。

警惕"记忆"在关系中具有的极大破坏性！

"七年之痒"看懂立即不痒

【学习要点】看懂人和人之间的伤痛记忆是破坏关系的根源。

【生活观察】在生活中，你喜欢的衣服、鞋子，你有没有一次性买十件八件回来天天穿？天天都要吃饭，喜欢的菜连续吃、天天吃，你能够坚持几天？在2013年左右，我曾经连续两个月，每天中午吃酸辣白菜，也就是大概连续吃了60天，周末的中午有时候没吃，就这样，差不多坚持了两个月，后来我实在是受不了了，想到白菜就想吐，更别说想吃了。接下来，足足有好几个月，我都没碰过白菜。

【层层深入】生活观察先到此为止，我想大家都有自己的见解。那么关键的问题来了。

第1天和第60天吃的白菜，都是在同一个饭店点的外卖，炒菜的原料和炒菜的方式基本相同，没有什么口味上的差异，所以排除是白菜的问题。第1天和第60天，人也还是同一个人，都是我自己，味觉也没什么变化，照样酸甜苦辣都能清楚地分辨出来，那么请大家一起思考一下：问题到底出在哪里，为什么吃到第60天我会感到如此恶心和痛苦？

请大家停在这里，想一想，写一写。

"七年之痒"这是个普遍性的问题，当然，不是特指夫妻相处7年就一定会出问题或者离婚，这只是反映夫妻问题中的一个方面。

生活中还有这样的玩笑话：孩子是自家的好，老公、老婆都是别人家的好。这是为什么？相信很多人都会说：这和上面吃东西的问题不都一样吗，谁都知道，就是吃多了、相处久了，不新鲜了、腻了、厌烦了。那就再问一句：为什么东西吃多了会厌烦，人相处久了会厌烦？

吃多了厌烦，这个问题好解决，换个饭店换个口味，自己做着吃、轮换着吃，自然就解决了。但是，老公老婆呢，这个能够烦了、厌了，就换一个吗？

显然不能！那怎么办？很多人还真有办法：那好办呀，换衣服、换发型、参加各种聚会，不行再整整容、换换妆这总可以吧。但是，我们都清楚，这都是权宜之计，没办法经常实施，生活还是要回归平淡与琐碎。那还有办法：小别胜新婚呀，夫妻俩可以时不时分开一阵，或者在公司搞个地方、在外地搞个分公司，经常出差，"沉迷"于工作。或者搞些兴趣爱好，书法、绘画、音乐、收藏、阅读等，老婆、老公不能换，这些东西却可以换，多跟这些东西一起玩，夫妻少在一起不就好了。我不否认，这些都是"办法"，但是大家想想，这些方法能够从根本上解决"七年之痒"的问题吗？

"七年之痒"不是单纯的平淡、厌烦，而是相处久了会相互抱怨、指责，甚至产生严重的相互伤害。上面所讲的办法，都是权宜之计，都没有看到问题的实质，没有找到问题的根源。让我们继续向内心深处去探索。

回到上面"吃白菜"的案例：白菜没变、人没变，那是什么东西变了呢？请思考一下，写出来，这个很关键，主动思考很关键。答案是什么？大胆地写出来，是对是错都不重要。

我想很显然的是，天天吃白菜，可以清清楚楚地知道，吃白菜的记忆在累加，不舒服的感觉也在累加。我们再来观察一个现象：两三岁左右的孩子，你天天带他去同一个地方玩，孩子天天都会玩得很开心。渐渐地孩子长大了，长到六七岁了，你再带孩子去那个地方，孩子就会说不想去，

没什么好玩的，不如在家玩手机或者看电视。

做生活的有心人！观察一下：两个 3 岁左右的孩子在玩耍过程中发生了冲突，双方都说：我再也不跟你玩了！然后分开，几分钟之后却又玩在一起了，这样的事情在生活中经常发生。试想：如果是两个大人起了冲突，说再也不往来了，几分钟后还能玩在一起吗？这个很难吧。

好了，差不多了，观察和向内心探索到这个程度，我们应该可以清楚地看到：这是关于某件事或某个人的记忆不断在累加造成的。小孩子们没有长时记忆，就像我们都清楚，自己对 6 岁之前的记忆几乎是完全空白的。现在新问题来了：记忆，尤其是夫妻之间相互伤害的记忆，很多很痛，根本无法忘记，也无法像电脑一样选定不要的内容然后直接删除。这该怎么办呢？

有一个常识：某些鱼的记忆大概只有几秒钟，昆虫类则更短。人类有长时记忆，记几年、几十年都很正常。试想：如果人类没有长时记忆，只有几秒钟的记忆，人类能够存活到今天吗？看看鱼、蚂蚁、蟑螂这些物种，它们的繁殖能力有多强，能够生多少后代，但是它们没有长时记忆，记不住危险和伤害，是它们超强的繁殖能力，使它们还能持续地在地球上生存。老天是公平的，人类怀胎十月才生一个（多数情况下），生下来还要养很多年才能使他独立，要是没有长时记忆，没有办法记住过去的知识、信息，尤其是对自己有伤害的信息，人类早就灭绝了。

这是老天的恩赐，给了我们这么“优良”的一个功能！但是，我们有时却会错老天的美意了，把这么美好的功能用来记住亲密关系间的伤害，不让这些伤害的记忆淡化。随着时间的累积，我们关于配偶的记忆也就丰满起来了。一看到对方那张脸，不自觉地很多记忆、很多感觉都会跳出来，在两个人之间就形成了一块“有色玻璃”，这个玻璃就是记忆和记忆催生的感觉。我们就会看不到当下的那个人，而是透过记忆看到被染色的那个人！换句话说：我们看不到真实的对方，看到的只是记忆中的那个配偶。

还有，我们的思想是自由的，对吗？我们可以自由地去想过去、想未来、想张三、想李四，对吗？我们可以去想快乐美好的，也可以去想痛苦郁闷的，对吗？哪怕有人拿着刀枪，也控制不了我们的思想，对吗？只有通过长期、重复回忆，甚至把回忆拿出来实践、运用，才会真正变成长时记忆，甚至变成“本能”一样的身体记忆。比如骑自行车，开始学的时候是辛苦的，因为要不断地重复、试错，骑行的时候是紧张和专注的，不能胡思乱想。学会了、熟练了，就很轻松，这是大家都有的经验。很多人学开汽车的过程也差不多。学车时开的是手动挡汽车，后来买的开的都是自动挡，哪怕学的时候很熟练，时间长了，是不是也基本上不会开手动挡汽车了呢？放下、不去强化、停止去重复，这就是解决之道！

【读者参与】现在你知道“七年之痒”的根本原因是什么了吗？问自己几个问题来检阅一下学习领悟的成果。

1. 夫妻“七年之痒”的“罪魁祸首”是什么？

2. 有没有办法立即清除，如果不能清除应该怎么办？

3. 夫妻之间的恩怨责任应该怎样分化，最主要的误解在哪里，应如何做到一笑泯恩仇呢？

学在头脑里，行在脚下，从头到脚的距离就是一生的差距！

为什么我总是学了却没用

【学习要点】比较全面地了解“学了却没用”的主要原因，对照自己常犯的错误，用心去规避，以便迅速提升学以致用的能力。

【生活观察】老公对老婆说：你学了有什么用，还不是照样发脾气；学了这么多，也没见你对我好一点，纯粹是浪费时间浪费钱；别让我去学习上课了，学的时候很激动，回家后没几天就一动也不动了；这些话听起来很有道理，但到了具体用的时候，就不是这么一回事了。此类的话语是不是很耳熟呢？

【层层深入】最近这些年来，人们的物质生活丰富了，精神生活却空虚了。移动互联网发达了，文章也看得多了，人们到处去学习“身心灵”，学习如何让自己的精神丰富愉快起来。这个时代真是“百花齐放”的好时代，有着层出不穷的学习班课程，但学得越多，就越觉得还是少了点什么，到底少了点什么呢？

在这里我们就来看看心理类、心灵类的学习：为什么我学了那么多却没有用，学了那么多，夫妻关系还是没变好，学了那么多，亲子关系依旧很坏，学了那么多，还是很痛苦。或者是去上了几天课，课堂上很兴奋，欣喜满满，回家也产生了一段时间的作用，但一两个月后就“外甥打灯笼——照舅（旧）”了。现在我把我多年的经历经验梳理了一下，发现主要有这些原因，写出来供大家对照。

第一个原因：学习内容本身没有可实践性。这些学习，很多本来就没有实质性内容，就是营造一场“温暖”，一个受伤的心灵，就像自身没有摄入食物，没有热量、温度，只靠外面温暖一下，一离开场子，自然就冷下来了。

第二个原因：在学习的过程中，把能力课程当知识课程来学习了。学习按内容分为知识类、能力类、智慧类（灵性、灵感类）。幸福是一种能力！我们经常会说：这个家庭，夫妻工作不错、收入不错、人也都不错，怎么就会不幸福呢？大家谈论的是“幸福的条件”，但幸福的条件是原材料，会不会炒菜，看的是“功夫”，是“能力”。能力是需要长期训练的。这里留个空，给大家一些发挥的空间，写一写经营一个幸福的家庭需要哪些能力？（相关阅读《幸福观》）

第三个原因：没有可以在生活中落地的具体手段。我们往往学到很多东西，也大致知道要怎么做，但是没有很好的具体手段，就像要减肥一样，大概知道要改善饮食结构，减少食物数量，要增加运动等，但是具体需要做什么呢？有没有量身定制一套方案呢？通常老师给的只是一套通用的标准方法，如果没有落实到每天的生活中去训练，这基本都是无效的。你打算给自己制定一套什么样的方案呢，方案的要点是什么，如何保证训练方案能够将你导向你想要的方向呢？

第四个原因：没有真正的理解，回来一做就错。教学之所以难，就难在双向的问题。很可能是老师没讲明白，也可能是学员没听懂，甚至是误解了，回来一做，发现效果不是期待的那样，然后就说学的东西没用，然后就没有然后，直接放弃了。有点耐心的，还会请教请教老师或朋友，尝试调整修正，再试试，还是不行，也就放弃了。这个原因所占的比例非常高，我自己当学员、当老师都遇到很多这样的情况。老师讲的案例可能是通用的案例，学员很可能无法迁移到自身具体的实践中去。换句话说，就是学员到了自己该用这个知识的时候，却根本想不起来这个知识，没有产生立即反应的强关联性。基于这一点，在学习的过程中就要把自身的需求、经历实时地代入学习场景中，这样才能“感同身受”，才能把案例迁移到自己身上。在本书每一篇文章的最后都有“读者参与”的部分，就是要让读者真正参与进来，把学到的迁移到自己身上。

第五个原因：理解了，也做对了，但是遇到关键难点就放弃了。尤其是训练有效沟通能力的时候，沟通最难解决的是夫妻、亲子之间的关系。就算在其他方面都做得很好了，但面对最关键、最应该去面对的“难点”，很多人都找借口放弃了。这个借口还找得很有理有据，比如孩子就应该易子而教、儿孙自有儿孙福，然后就不再尝试了。

第六个原因：没有循序渐进。学员刚学习回来，激情满满，保质保量，甚至主动加量来落实到行动中，显得非常有激情和动力。但虎头蛇尾基本上是共同的收场方式。天下大事，必作于细，天下难事，必作于易。遵守天道规律，循序渐进，缓慢而持久地推进，这对于需要长期坚持的学习项目来说是一条“天规”。我们来看看生活中学习书法或乐器的学员们，多数是没坚持多久就放弃了，或者是为了对得起所交的学费，勉强硬撑。

第七个原因：没有尊重自己。这点是最难的也是最隐蔽的。我们学习的内容、方式、频次等，真的适合自己吗？我举个例子，学习书法时，老师会要求我们先练习什么、后练习什么，但我们有没有尊重自己，问问自己喜欢什么字体，喜欢什么内容的字帖，想用什么样的笔纸，什么样的练习方式，什么进度合适自己，等等。如果没有尊重自己，而是“听从”老师，“强迫”自己，说服自己顺从老师的教法，那在学习的过程中，每次要开始时，我们都要说服自己一次、强迫自己一次。这种状态下的学习，基本上都是以放弃告终。

我个人在学习的过程中，把上面所讲的错误，全部都犯过不止一遍。我写的这篇文章相当于一面镜子。如果你发现自己在学习和成长上有障碍了，回来看一看，对照一下，看在哪个环节因为什么原因卡住了。如果没发现，可以思考一下：自己和家人的沟通顺畅吗，沟通起来心情愉快吗？如果还没有做到让自己满意的程度，请继续训练沟通能力，找准原因、克服困难，这样就能持续学习和成长。

【读者参与】学习和成长是一生的事情，最近你想在什么方面有所成长呢？找一件“小”事，踏踏实实地来学以致用一下，体验一下“用”的乐趣。

自然而然的持续状态才是常态，才能做到旷日持久。

用意志力坚持通常都会失败

【学习要点】穿透意志力的假象，学会持久做一件“大事”，实现大逆转。

【生活观察】管住嘴，迈开腿，常年减肥，但经常失败；想好好学英语，但没上两次课就开始找借口不去；年初办的健身卡，正月还没结束就再也没去过；咬牙切齿地下决心，一定要坚持锻炼，但借着下雨的借口就从此中断；还有练琴、练书法、学舞蹈……

【层层深入】首先，从心理学研究的角度，人的“意志力”是存在的，这是大脑某部分的功能。为了研究人们曾做过这样的实验：把手放入冰桶，看看坚持时间的长短；先饿上一天，看着美食能够忍住多久。实验中的“意志力”往往很快就会被消耗殆尽。“意志力”这里通俗地说就是强迫自己忍受、咬牙坚持的能力。在这个意义上，意志力基本上只能用于上述那样的、短期的、暂时“忍受”一小段时间，又或者用于某个具体项目，比如用意志力坚持跑完一场马拉松。

提到意志力，我们的脑海中很容易立即出现“咬牙坚持”的画面。我们也默认了咬牙坚持的能力，就叫意志力。我们大多数人是未曾去深入思考：对于我们自己，意志力意味着什么？区别于上述的“短期意志力”，“长期意志力”真的存在吗？我们会对戒烟或减肥成功等人称赞：这些人意志力真强大，能够坚持下来，真厉害。但戒烟成功靠的是意志力吗？也就是用咬牙坚持、逼迫自己能够戒成功吗？把问题先提出来，放在这里，我们继续深入自己的内心去探索、去寻找答案。

其次，让我们一起来深入生活、进入思想的互动研讨，而不是单纯只看文字。我们在这里要探讨的是：对于需要长期坚持的事情，意志力就是很有“欺骗性”的假象。因为普通人都有急功近利的想法，都想着一鼓作气快速拿下，尤其在别人的鼓动之下，更容易产生冲动，调用意志力去冲击一件本需要长期坚持的“大事”，这样通常都会因为意志力的耗尽，使人找尽理由，在自认为不得不的情况下而放弃了。

我们来尝试思考一下，从小到大，我们公开承诺或者暗暗咬牙发誓要坚持做的事情最终却被我们放弃了，这样的事情发生了多少次，是不是每次都是“合理”地放弃了呢？这都是因为“不得不”！我们最终会为自己的放弃找一个客观的理由，使放弃显得理所当然。

举个我自己的例子：2011 年 5 月我开始坚持每天早上跑步。刚开始时，下雨天我就在家里的跑步机上跑，其他时间在学校的操场跑。刚一开始，矛盾就来了，我的心里就有反对的声音：“我为什么要跑，为了锻炼身体吗？我觉得当前，甚至是一直以来我的身体都很好，用不着锻炼。”后来，我给自己找到了理由，我要测试一下自己的意志力足够坚强吗，因为我在公司发起了一个坚持活动，还列了张表格，把大家的坚持承诺记录下来，放在公司的群空间里。人们有的选择坚持做俯卧撑，有的写字，有的看书，有的写博客，甚至有个男同事选择坚持上厕所前要洗手！

到了 2011 年 10 月，国庆放假期间，我回老家了，还在坚持着，但没几天膝盖附近就开始痛，医院的检查结果是运动损伤，医生还笑我说以为自己还是 20 来岁的小伙子呀！呵呵，于是我就“合理”地放弃，不再坚持跑步了。我还坚持过每天练习台球挥杆等项目，但基本上都是半年左右就彻底被我“合理化”地放弃了。我还调查过同事，只有一个坚持做俯卧撑同时坚持上厕所前洗手的人还算比较好，两年多过去了，还基本坚持着，只有少数几天因特殊原因偶尔“合理”地中断过几次。

说到此处，我需要大家调整到安静平和的心态，才能听明白接下来我要说什么，请不要开小差。

经过大量认真细致的观察和思考，我终于搞明白了：坚持一件事最好就像婴儿一样，你看他们睡觉多香！对于绝大多数正常人来说，每天睡觉和每时每刻呼吸需要靠意志力吗？我们生活中有大量的事情是不需要意志力的，但是我们同样能坚持得很久，坚持到自己根本没有意识到自己在坚持。去掉障碍，水会自然流动！

凡是需要长期依靠意志力坚持的事情，最终通常都会被放弃。短期的坚持还不能算意志力的范畴。我们一般人理解的意志力的本质是：内心对当前要坚持做的事情，并不是彻底接受（指像呼吸一样的接受）。但是，大脑不知道从哪里接收到这个信息："这件事情很重要，我一定要坚持"，然后大脑就自己跟自己玩起了游戏，一会儿找理由来说服自己放弃，一会儿再找理由鼓励自己坚持，反反复复，最终把自己搞得疲惫不堪。更有甚者，放弃多了，就给自己贴上了"我是个意志力薄弱的人，此生就这样混吧，不可能有什么建树了"的标签。

最后一起来自问一下：我们都明白了吗，"意志力"对于长期的项目，它只是一个前人用头脑发明的词语而已。就像"苹果"这个词语不等于可以吃的苹果。我们不分青红皂白地接受了，并且用意志力这个概念迫害了自己大半辈子。清醒过来吧，别妄自菲薄了，我们都是生命的奇迹，都能够创造更伟大的奇迹！别被未经思考和验证的知识、观点所束缚！如果发现内心有多个声音，尝试"化解"它。化解完阻力，不用意志力，照样能活得精彩！意志力骗我们自己跟自己斗争，造成身心分裂、痛苦不堪。我轻松地把抽了 15 年的烟瘾给戒掉了，还顺便戒掉了不爱看书、爱睡懒觉等好几个坏习惯。在经历了这些"成功"之后，我认真地对比了曾经多次的失败，终于看清楚了，我们不应该用意志力逼迫自己。

如果不用意志力逼迫自己坚持，那我们应该怎么做呢？我们应想方设法跟自己协商，让大脑的想法与心的感受二者合一，如果是真心想做成这件事，那自然就很容易完成。世上无难事，只怕有心人。什么事都觉得难，就是没有尊重心的感受，只是大脑想要做。

【读者参与】生活中有许多"小事"，长期做下去、深度钻研都会成"大事"。长期阅读、学书法、学乐器、读诗词、学习经典、按时锻炼身体、尝试收纳整理、做各种小手工等，请找出一两件"小事"，乐此不疲地"玩"下去，你的生活也会多出很多"味道"，开始吧！

懒是不想做，惰是心有余而力不足，这种情况下行动力公式就很管用！

“懒癌”不是绝症

【学习要点】学习一个克服“懒惰”的实用方法，学来就用，用熟了就“厉害”了。

【生活观察】“懒惰”是个非常流行的标签，我们经常用它来贴别人，也贴自己，甚至互相贴。“勤劳”是美德，这是共识。但是“懒惰”就是罪恶吗，我们能够随便给自己或别人贴上这个“人人讨厌”的坏标签吗？我们了解“懒惰”的深意吗？我们应如何解除这个“顽疾”呢？

【层层深入】懒惰，这是我们非常熟悉的一个词语，但你知道它是什么意思吗？我们好像只是知道，却没有仔细研究过。什么是懒？什么是惰？通常来说：懒是知道自己要做，就是不想做。比如明知道衣服没有人帮忙洗，迟早要自己洗，但就是拖着不洗。惰是自己也想做，但总是心有余而力不足，动不起来。比如学生自己也想考个好成绩，也知道如何去学习，但就是提不起来劲。

我在这里给大家提供一个“行动力公式”，它能直接解决这个难题。

行动＝动力－阻力

这么简单，谁不知道呢？这是“脱胎”于物理学的原理，当物体的推动力大于摩擦等阻力时，物体就会开始运动。但我这里要讲的可不是这么简单，这么简单还怎么用，并且还是要“大用”，用来帮助你驱动自己，让你的内心产生源源不断的动力，从而去实现目标和理想！

当你在陌生的地方，站在十字路口，不知道下一步往哪走，是不是就会停在路口，止步不前？如果搞清楚应该怎么走、可以怎么走，你就会开始行动，这一点我们都有体会。

但是，没有足够的清晰地思考，没有借助于“纸上的思考”，很多人是想不清楚的，尤其是在面对复杂的目标和需要长期持续的行动时，我们就经常会只是想想而已，很难转化为行动。就算勉强、一时冲动的行动了，也很难坚持下去。这种情况就是一开始都没搞明白这个行动力公式！

行动：我想要学书法					
序号	动力描述	分值	序号	阻力描述	分值
1			1		
2			2		
3			3		
4			4		
5			5		
6			6		
7			7		
8			8		
9			9		
10			10		
11			11		
12			12		
13			13		
14			14		
15			15		
	动力求和			阻力求和	
	结果				

这里给出了一个行动力通用表格，在“行动”这栏写上“我想要学书

法”这个行动名称，然后在“动力描述”部分把所有能够想到的动力全部写出来；在“阻力描述”部分把能够想到的阻力也全部写出来。写出来之后，再综合地看看，每一项按0—10分进行打分，这个标准由你自己把握。打完分后，把动力、阻力的分数分别求和，然后减一下看看。本步骤的目的是让你更好地深度了解自己，训练自己深度思考的能力。

如果“动力>阻力”，结果会显示大于0的数值，数值越大行动力越强。相反，数值小于等于0，则基本不会行动，或者行动意愿很弱。这里有个关键是：通过这么一写，如果你想清楚了，学习书法根本就不是你想要的，你彻底放弃了这个想法，这也算是成功的行动！因为你就不用再浪费心思在这个项目中了。本步骤的目的是做个了断，训练清晰的决策能力。

但是，如果你确实还想学书法，但结果数值很小，行动力不足，那么你就要想办法去增加动力部分，同时想办法减小阻力部分。一直调整，调整到你自己当下就想行动为止。本步骤的目的是训练激励和调动自己的能力。

到这里还没有结束，当行动过程中你发现自己的动力变弱了，或者感觉不想行动了，要赶快倒回来检查，一定有某一个或者几个动力项目接近失效，或者已经失效；也有可能是行动过程中冒出一个或者几个特别大的阻力，导致整体动力不足，这时候就要回到之前的步骤，重新调校。本步骤的目的是训练时时觉察，灵活变通的能力。这是个极其重要的要点，大多数人在这里会“掉链子”，因此需要自己提高警惕，不断做出调整，就像开车修正方向一样，这是必须的。

最后，还要特别强调：这个公式适合于需要长期且克服大量困难才能学成的项目，如学书法、学游泳、学钢琴、提升英语口语、掌握一项新工作技能等。短期或一次性的项目，就无须用这么“犀利”的方法了。

如果看了本文，你也去尝试了，但还是无法产生有效的行动力，或者实践了一小段时间又放弃了，自己也找不到原因在哪里，那就很可能是因为对学习的过程分解得不够细、不够科学，台阶过高短时间爬不上去，挫败感太强导致心生畏惧等。这时，请你重新规划学习分解步骤，合理调整学习目标，循序渐进，不可急功近利。

还有一种根本就动不了，连头都开不起来的情况，这种情况通常存在某个“隐藏”的、难以发现的阻力，甚至是一种很深的“无意识”。比如我曾经帮助过一个做孩子辅导班的人，他想开展一项新业务，但他一直迟迟没有行动，他自己也不清楚问题在哪里。通过一次深度辅导后我发现，原来是因为他小时候经常被责罚，做什么事情只要没做好就会被父亲骂，或者叫他干脆不要做了。虽然现在他已经成年了，但想做什么新项目之前，只要项目没有百分百成功的把握，他就不敢行动。这就是“怕被骂、怕失败”这种深入骨髓的底层潜意识操纵了他。

最后，让我们把“原理”说清楚：这个公式的核心精神就是尊重自己，花时间和自己深度沟通，而不是批评、打压、催促自己。我们的大脑是总指挥，没有可以说服自己的理由、没有很多个能够驱动自己的理由、没有清除那些阻碍自己行动的理由，我们通常是很难行动的。我们知道尊重别人，但很多时候我们没有重视和尊重自己！这是我们受到错误的教育和引导造成的。我们被教导了太多的逼迫自己、严格要求自己，但最终多是以失败告终。改变方式、尊重自己，和自己好好协商，与自己深度和解，这样生活终会轻松愉快，快乐了就会动力无穷！

【读者参与】找件“大事”来尝试一下吧，简单画一张前文中的表格，写清楚诉求，然后开始行动。

真正的懒惰不是身体上的，而是思想上的！

思想的懒惰才是真懒惰

【学习要点】搞清楚“心”“脑”的区别与联系，让“心脑”合一！

【生活观察】我也知道学习是为了自己，但我就是动不起来；减肥后身材好，我也想要，可就是管不住嘴、迈不开腿；我想学习新的编程语言，但已经过去两年了，还没有行动呢；孩子我管了，但是我怎么教都没用，你叫我怎么办！“一招鲜，吃遍天！”当你已经撞墙了，却不会反省，不会反思，这是典型的思想懒惰的表现。

【层层深入】假设你和我是同事，我给了你三把钥匙可以进入我的公司，到我的办公室帮我拿东西，你到了公司，把三把钥匙轮着试过好几遍，用力拧还是打不开门，你会怎么办？我想你肯定会怀疑我给错钥匙了，你会给我打电话要求换钥匙。

在实际生活中，我跟很多老师、家长讲过这个案例，大家的反应是一样的。但是，回到教育上，大家就只会用奖励、惩罚、升学压力与恐吓（叫家长）这三招。换句话说，就拿三把钥匙去开门，怎么也打不开时就用暴力砸门。关键是大家往往并没有反省的意识，连怀疑自己的方法（钥匙）有问题的想法都没有！

现在有了反省和自我提升的意识，我们就可以继续深入探讨。

首先我们来“望文生义”一下，看看“懒惰”二字怎么写。它们都是竖心旁，说明都和“心”有关。这不算是牵强附会吧，从造字角度看，它们确实和心直接相关。（相关阅读《“懒癌”不是绝症》）

“思想”这两个字，也是“心”作底，也和心直接相关，这也是显然的事情。

在我们今天的认知里，“思想”是大脑的事情，怎么思考、怎么想，是脑袋的工作。心、脑二者如何区分？看见一辆漂亮的车，我“心”动了，这是心动，还是脑动？脑袋里想个不停，想着怎么把它搞到手，这到底是心动，还是脑动？请想一想，看能想得清楚吗。

什么是心，什么是脑？想一想，写一写。

我先讲一个心理学上比较通用的比喻：想象一个画面，一个人骑着一头大象，大象力大无穷，但是搞不清楚方向，没有思考的能力。骑在大象上面的人，有方向、有思考能力，但是力量太小。这里的人可比喻为“脑”，大象可比喻为“心”。只有“心脑”在一个方向上，才能产生巨大的能力，才能方向正确又力大无穷，做什么都很容易成功。

讲到这里，很多人还是不会明白。我们再来一个比喻：大家都知道电脑，电脑有电源和 CPU（中央处理器）。对人而言，大脑相当于 CPU，是用来处理信息、用来高速运算的器官。电源是用来提供能量的，没有源源不断的能量供给，CPU 升级到 16 核，也同样无济于事。

有一个小男生来请教我：“我想追那个女生，但是我不知道怎么追。”我问：“你为什么不现在立即就去追呢？”他说：“老师你看，我什么都没有，我拿什么去追？”我就跟他说：“你别追了，你没有真的对那个女生动心，真动心了，什么方法都能想出来。”他说：“我是真喜欢她！”我回答：“我知道，你喜欢她，但只是你的大脑喜欢她，你的心没喜欢她。”他一脸的茫然。

大家无论何时何地，想做成任何一件事的时候，请在大脑里想象一个画面：我是骑在大象上去做事的。大象代表着心，心只有感觉：感觉好了、感觉对了、感觉爽了，称为“1”；感觉不好、感觉痛苦、感觉不爽，称为“0”。心和计算机一样也是二进制，只有 0 和 1 两种状态，也就是心动了、心没动两种状态。如果我们不尊重自己的心、不照顾自己的感觉，而是用大脑来思考，思考应不应该去做、应该怎么做，这是远远不够的。

大脑里想做一件事，心的感觉是不好的，不愉快的，如果是小事，是一下子就能做完的事还好，如果是学音乐或书法等这些需要长期坚持，好多年才能有所成就的事情，基本上能够做成的概率就会接近0！偶尔能够做成，也是因为在做的过程中不断地调整，最终调整到让自己心动了，“大象”愿意行动了。

此刻，大家明白了吗，如何让自己不“懒惰”呢，就是要调动“大象”和你一起行动，就是大脑和心的感觉要同步，要方向一致。在具体实践的过程中，要时时用心去感觉一下，如果感觉不对，请立即调用大脑进行重新分析、重找方向、重新切割分段的难度等。大脑是指挥官，是导航仪，时时要调整到“大象”愿意、开心去行动的方向，这样你很快就会做成“大事”。先从小事入手，练练看，练习心脑合一地做事。

只要这样做了，就自然不会懒惰了。懒惰是因为大脑想做，心不想做，大脑和心纠缠在一起。相当于人要往左，大象要往右，或者不论人想去哪，大象就不想动，任凭人怎么拖怎么打，只要能不动就不动！这就是懒惰的真相！

【读者参与】你准备从哪一件小事入手，来体验一下心脑合一的愉快行动呢？

自信是假的，任何人都无法建立真正的自信，信天道规律才是牢靠的信！

自信根本就是个误解

【学习要点】看清楚自信是怎么丢掉的，重新认识和建立真正的自信。

【生活观察】自信是个挡箭牌，我们把很多不敢去做的事情都推给不自信，自信差到一定程度会演化为自卑。“自我怀疑”是个极其普遍的现象，大家都有经验，随便拿出一样“不自信”来，让我们带着这个“不自信”一起来研讨自信这个话题。

【层层深入】在讲自信这个话题前，我们先引入一个“他信”的概念。我们先来看几个词语：自律、他律、法律。显然，自律是自己管自己，他律是别人监管自己，法律是强制的底线。同理，我们比较熟悉“他信”，就是自己给予别人承诺，如果兑现了，那叫有信用。那么“自信”呢，是不是自己对自己有信用呢？

我们一般认为自信是个形容词，与自卑相对应。我们来看看自信是怎么被“减弱”的，自卑是怎么被“加强”的。小时候，我们常常写字写不好、写错别字、成绩差、洗碗打碎碗、扫地不干净等，总有一大堆没做好或没做对的“错事”；长大了，又有文凭低、单位差、业绩不好、不赚钱等一堆“不如人”的“糗事”。开始是别人拿这些事当“证据”来打击我们，打击和批评习惯了，并且还有“明摆着的，无法逃避的事实”做依据，最后，我们自己也学会了借助这些“事实”来批评和打击自己。这么一来，自信就减弱了，自卑就增强了。说不定你还会说：“事实如此嘛，我的数学就是比别人差，哪来的自信！”

我们来看几个“精准打击”的案例，这样的打击对破坏自信非常有效。

妈妈：你看看，这道题和刚才那个不是一样的题型吗？

孩子：我不知道。

妈妈：你看看，就是修路进度变成种树速度，甲乙工程队变成男生女生，原理完全一样呀！唉，你脑袋不好使呀！

孩子：……

妈妈：你看这个单词，从开始到现在，你都重复写过几遍了？起码10遍也不止了吧，怎么还记不住，还要翻书！

孩子：……

妈妈：看来这个记忆力也有问题！

（经常有家长跟我说孩子的记忆力有问题，实际上是人在被指责时，大脑会启动自我保护，相当于电脑磁盘“写保护”了！）

爸爸：这些东西是你打坏的吧。

孩子：我跑的时候，没看见。

爸爸：你眼睛长哪里了，这么大的东西都没看见，明显就是莽撞！

孩子：……

爸爸：写个字都不认真，写了几年了，还写成这样！

（试想，如果你天天上班被上级指责，处处挑错，时不时还被当众骂几句，甚至打几个耳光，你早就辞职不干了吧？而孩子还在坚持学习，已经非常强大了！）

说完了外部精准打击，再来看看内部精准打击。首先，我们来看一个“真理”：你骗得了别人，骗不了自己！“自欺欺人”说的就是要真想骗别人，那要先骗自己。骗自己太难了，所以当我们知道自己骗了别人会惭愧，会心不安。来看看自己的生活：我一定要坚持锻炼身体，结果不到一周就放弃了；我一定要把字练好，结果两个月就放弃了；我一定要管住嘴、迈开腿，结果还是吃到撑、睡到日上三竿。这样的事情，发生在我们每个人的身上，不是一次两次，极少有从来不打击自己的人。自己对自己的承诺，没有兑现，这叫失信于自己，简称“失去自信”。

大家看明白了吗，自信是怎么丢失的，自卑又是怎么被强化的呢？请用两句话自己概括一下，这对大家找到“病根”很有好处。

接下来，请大家看清楚两个“真相”。

1. 没有失败、没有错误，这都叫“试错”。从小到大，我们做不好一些事情，哪怕重复犯错，那也叫“失败是成功之母”，失败是成功的原材料，一次次失败，那叫试错，不叫失败。任何借助我们“失败”的事例来打击我们的说法全部可以推翻。正如有人说：“爱迪生先生，你如何能够失败几百次还能坚持下来？”爱迪生先生回答：“我有失败吗？我只是数百次成功地证明了那些灯丝材料不行而已。”明白了这个道理，就请多用正思维看待“失败”，多用正面辅导来教育孩子，少用打击。

2. 没有失信于自己，只有自己改变想法。孩子很想学钢琴，结果练了半学期，不去了。父母、老师打击孩子，说他没有恒心，不能坚持。其实孩子在想学的时候，只是好奇有好感，不想学的时候，是因为教学方法不好，循序渐进没做到位，孩子的挫败感太强，感觉不好，导致孩子改变想法，不想学了。孩子是真实的。而对于我们成年人，如果不是自己改变想法，难道有人拿着刀强迫你吗？我们缺少的是在改变想法的时候认真跟自己确认一次，认真确认了，重新选择或放弃了原来的想法做法，那就不会有“失去自信”这个问题了。简单到极致了，对吗？请跟自己好好和解，重新建立自信。

我们很多所谓的自信是建立在“过去自己做得不错，至少还不差”的基础上，显然这是借助经验记忆、通过对比建立起来的自信，是不是呢？在此处问一下自己，我的自信是怎么建立的，是通过什么方式建立的？

通过“对比”建立的自信，往往不堪一击，只要有更好的一出来对比，自信立即崩塌。那么不跟别人比，跟自己比行吗？过去因为年轻或者时机好，我做得挺好，现在大环境不行了，人也老了，做得变差了，怎么办？永远不要通过“对比”出优越感来建立自信，不管是跟自己比还是跟别人比，都不要比。那么新问题来了，不通过比较，我怎么建立自信？我的看法是“自信”根本就是个伪命题、根本就是个误解！我们只能相信：真理或天道规律。

《道德经》中说道：“故飘风不终朝，骤雨不终日。孰为此者？天地。天地尚不能久，而况于人乎？”大致意思是：狂风暴雨不可能一直持续，它们是谁做的呢，是天地做的。天地做的都不能一直持续，何况人呢？在这里，狂风暴雨不能持续很久，这是真理或天道规律。这个真理对我们有什么启示呢？请大家从正反两个角度领悟一下。

➢ 正方向：学乐器，一开始就非常拼命，这种拼命状态能够持续很多年吗？跑长跑一开始就百米冲刺，能够坚持到终点吗？

➢ 反方向：现在遇到的像狂风暴雨一样的困难和打击，它不会过去吗？我们需要对未来失去信心吗？遇到顺境，鲜花掌声无数，难道它们不会过去吗，值得这么骄傲吗？

明白了吗？真明白了，就会“不以物喜，不以己悲”，过上从容、淡定、喜悦、自在的生活。丢掉“自信”吧，用心去领悟天地之间的真理，用真理、原理来指导我们的生活，你将时刻都轻松自在！

【读者参与】在实际生活中，在工作学习中，尝试找一件“不自信”的事情去挑战一下，看清楚这件事的规律方法是什么，然后开始挑战，直接越过“不自信”这个纸老虎。比如不敢上台演讲，那就给自己创造个机会，做好前期准备，学习缓解紧张的方法等，充分准备后就去实施。把这样的挑战当乐趣，不断去尝试，你将会彻底走出“不自信”。

从"忍受"痛苦学习的过程，升级到"享受"快乐成长的过程！

学会一个"公式"，激发自觉自学

【学习要点】看懂自觉学习的关键，理解大脑的奖励机制，掌握激发"心流"的方法。

【生活观察】在孩子们现在的学习中，内容是被安排的，知识是被灌输的，作业是被布置的，请教是被挑错的，态度是被嫌弃的，考试是被扣分的，人格是被损伤的，犯错是被批评的，时间是被安排的……成年人的学习也差不多，为了升职、加薪、养家糊口导致了一系列"不得不"的学习。我曾经在周末到企业讲课时，还真有员工问：来参加学习有没有加班费，没有加班费就不来了。

【层层深入】关于"学习"，大部分事情是阻碍"自觉自学"，给自觉做减分的，都是"被"，而不是基于尊重、启发、引导、鼓励、自主等自觉主动性的学习，没有自觉自主，被迫的学习总是让人感到不舒服的。这样的做法，只有在取得好成绩、好名次时才能激发一点点"心流"！

在学习中有心流的，一定是那些自愿自觉、耐心钻研、有进步、受到赞赏的人，这就是关键。体验到心流，会让人持续去获取下一次体验，因此就会激情满满，热情高涨。这样的学习者已经是越来越少了，"被迫"学习变成了常态，只要是"被迫"，学习的过程就是"忍受"，而不是"享受"。无法享受学习和成长，是真正的人生"大事"。

既然"心流"这么重要，那就让我们一起来看看吧！

让我们用公式、方程式来解读人生问题，这个方式主要借鉴了稻盛和夫的人生工作结果方程式。

人生工作结果＝思维方式×热情×能力

思维方式取值：－100—＋100

热情取值：0—＋100

能力取值：0—＋100

今天就来借用一下电流公式，看看有什么新的发现。

电流＝电压/电阻 （I＝U/R）

大家对电流公式都不陌生，电流是什么我也就不说了，但是心流是什么，一般人还真不了解。我们先来普及一下基础知识，然后继续后面好玩的推导。

心流，在心理学中指一种人们在专注进行某行为时所表现的心理状态，如艺术家在创作时所表现的心理状态。人们在此状态时通常不愿被打扰，也称抗拒中断。这是一种将个人精神力完全投注在某种活动上的感觉。心流产生的同时会有高度的兴奋及充实感。

不知道大家有没有类似的体验，反正我是经常遇到。比如在研究一个难题时，朝思暮想，费尽九牛二虎之力也没有解决掉，这个事情就这样挂着，我还是死不甘心，一有空就琢磨，忽然某一天瞬间就想明白了，那个关键的“卡点”就被突破了，那个瞬间豁然贯通的畅快喜悦感油然而生。呀，这就是心流产生的状态！非常专注的投入，很容易产生心流状态。相反，一心多用，看起来很忙很有效率，但人却是涣散的，是没有心流的愉悦的。现在很多人喜欢一心多用，比如一边吃饭一边听课程，这类的事情做多了，内心会更空虚。

心流和电流有什么关系呢？从本质上说确实没有什么直接的关系，但是它们背后的原理有“神似”的地方。为了便于理解和领悟，我把它们摆在一起，大家可以借助现有的物理学知识来更好地理解心流公式，我把电流公式“神似”的变形一下：

电流＝电压/电阻　　　心流＝压力/阻碍

瞬间明白了，有没有！原来，那些奥运冠军在领奖台上的“热泪盈眶”就是这么来的！一个奥运冠军，忍受压力，长期坚持，克服重重障碍终于取得了好的成绩，到达理想目标，那种付出终有回报的欣慰，那些无数个日夜的压力也瞬间转化为幸福和喜悦。

回到公式本身的原理：如果作为分母的“阻碍”，那些层层障碍没有了，公式也就不成立了。不好理解？那就再来一个假设。分母“阻碍”无限接近零，也就是当你做完全没有技术含量、没有困难、唾手可得的事情时，这样会产生心流吗？只有做有困难的、有挑战的事情，完成之后才有心流的产生，才有成就感满满的感觉。换句话说：事情的难度、阻碍，本身就是必需的，没有难度就没有任何意思了。

我曾有幸向几位知名跳水世界冠军的教练当面请教，问她是怎么培养出这么多世界冠军的，都有哪些厉害的训练方法，这些冠军都有什么样的特质，这些冠军是不是天生的好苗子等。出乎意料的是，她告诉我一个非常知名的冠军，在当年的选拔中是被其他教练挑剩下的！在这里完全不是天资在起决定作用，她的这些成绩是通过后天的训练和长期的不懈努力才得到的。这颠覆了我的一个旧观念，那就是普通人再怎么努力也只是比较优秀，世界冠军一定是块天生好料！所以，他们得到冠军激动成什么样子，我觉得都可以理解。之后我再看到体育健将们泪洒领奖台，我也会陪着一起激动开心一阵。

心流=压力/阻碍，公式中当分子压力持续存在和加强，分母的“阻碍”也在持续起作用。当到达一定程度，在力量对比中，分母的阻碍突然变小、卡点被突破了，一下子通畅了，心流就出现了。这是非常浅显的经验，多数人都能够亲身体验到。

这样明白了吗？前期的不断忍受压力，持续施压，这是必需品！同时也要感谢那些阻碍，没有这些也无法成功。如果生活每天都似一潭死水，单调重复也实在是没什么味道。为了验证心流，你可以找个难题，推导几个公式玩玩，给生活增加点乐趣。

最后，我们可以通过公式看明白：过程的压力、痛苦和最后的喜悦是同一个东西！它们都在同一个公式里，不可或缺。所以请别再抱怨生活压力、工作压力、学习压力了，因为这就是最终成功的喜悦本身！想要摆脱痛苦工作或学习，欢迎来一起研讨如何爱上学习或工作，电流不断，心流满满！我们犯的一个大错就是：排斥过程的困难，却希望得到结果的喜悦。这是极其严重的“幻觉”、极其错误的认知。

在这里我们补充一点生理知识。

多巴胺：是一种神经传导物质，是用来帮助细胞传送脉冲的化学物质。这种脑内分泌物和人的情欲、感觉有关，它传递兴奋及开心的信息。另外，多巴胺也与各种上瘾行为有关。短暂的刺激行为，如赌博的输赢就会刺激到多巴胺的分泌，这是一种即时的奖励机制。这是一次性的、短暂的奖赏。

脑内吗啡：神经递质的一种，能改变神经元对经典神经递质的反应，起修饰经典神经递质的作用，属于内啡肽。它不仅可以使人产生心情愉快的感觉，还具有防止老化，提高自然治愈力的出色功效。当我们通过长期努力和艰苦卓绝的付出最终达成目标的那个时刻，大脑会大量分泌脑内吗啡，它会让人感觉到非常的愉快兴奋。并且，哪怕事情已经过去了很久，再回想起来，它还会被再次分泌，属于可重复性的奖赏。

催产素：是一种肽类激素，由垂体后叶分泌，由下丘脑室旁核和视上核合成。一般的生理作用是刺激乳腺分泌乳汁，在分娩过程中促进子宫平滑肌的收缩，激发母爱。此外，它还能减少人体内肾上腺酮等压力激素的水平，以降低血压。它并非女人的专利，男女均可分泌。催产素分泌会有极大的缓解压力的作用，瞬间会让人感觉到轻松幸福。在生活中，只要人和人之间开展良性互动，比如发自内心的感恩，它就会被分泌，会让人充满幸福感和发自内心的喜悦感。

知道了大脑分泌这些物质的原理、条件和作用，那就好好利用吧。只有好好利用这些物质，才能让自己、让孩子感受到快乐幸福，才能激发学习的主动性。科学利用“大脑的激素奖赏”能让自己乐此不疲的学习和成长。

【读者参与】从小事做起，不断地挑战更难的事情，从而一直持续小步快跑的局面。一段时间之后，自己在不知不觉中就能够享受学习和成长的乐趣。书法、乐器、阅读、写作、运动项目、玩游戏都行，请找一两件事长期挑战下去。

爱更多的人，为更多的人忘我地付出，这是理想的“原动力”！

变形压强公式，专治没理想、没行动

【学习要点】领悟付出和收获之间的深刻关系，看懂理想的本质，学会用理想驱动自己。

【生活观察】你知道自己的一生应该做什么吗？真正知道的人少，被生活的主流拖着走的人多。很多人在生活中缺少动力、激情，干什么都有一股“不得不”的疲软劲在里面。现在流行的说法叫“空心人”“空心病”，指的大概就是这个。

【层层深入】先说说用数理公式来描述人生问题的这个想法怎么来的。我之前听过一本书，说到用关于数学、物理公式来“同理”解说人生问题。这种方式简单直观，又容易被接受。我也想着学着用“公式”写写吧。很多朋友都知道，我作为厦门盛和塾的发起人之一，稻盛和夫的东西肯定没少学，比如我多次引用到的这个人生方程式：

人生工作结果＝思维方式×热情×能力

思维方式取值：－100—＋100

热情取值：0—＋100

能力取值：0—＋100

先来看看压强公式，好多人估计早就忘记了，让我们复习一下吧。

压强＝压力/受力面积（$P=F/S$）

我们都有过这样的经验：在泥泞的路上行走，如果上面铺一块木板，脚就不容易陷进去，套用上面的公式就是受力面积增大，体重即压力不变，但是压强减小，所以脚就不容易陷进去。现在，这三个变量的相互关系已经很清楚了。

物理公式和我们今天探讨的“人生大道理”有什么关系呢？当然没有直接关系了，有的只是内在的某种“神似”，大家可以自己领会一下。我把这个公式“神似的变形一下”到生活中来，大家看看，有没有会心一笑。

压强 = 压力 / 受力面积

扎心强度 = 生活压力 / 心灵广度

- 扎心强度：心里感受的痛苦程度。
- 生活压力：不用多解释，大家都懂。
- 心灵广度：就是心里装着多少人，愿意为多少人去心甘情愿地付出。

依据公式的原理，我们来看这三个变量的关系。

- 生活压力减小，心灵广度不变，扎心强度同样减小。
- 生活压力增大，心灵广度不变，扎心强度同样增大。
- 生活压力不变，心灵广度减小，扎心强度反而增大。
- 生活压力不变，心灵广度增大，扎心强度反而减小。
- 生活压力增大，心灵广度减小，扎心强度急剧增大。（容易崩溃）
- 生活压力减小，心灵广度增大，扎心强度急剧减小。（轻松自在）

还有二者同时增大、同时减小的情况，我们把变化幅度小的当作不变，道理相同，就不再多解释。

放下书本，暂停在这里，反复品味一下这个公式，看看你有什么心得体会。请拿出纸笔，把它们写出来，反复对照、推演一下，只要去做去思考，应该会有收获。

我自己对这个公式可是深有心得。我来解释一下这个“心灵广度”，我的粗浅理解是“我心中装了多少人”，换句话说就是：我愿意去成全多少人。我们来故意走个“极端”，测试一下自己。

假如，我心中只考虑我自己一个人，也就是心灵广度取值为 1，生活压力正常不变，我只为自己一个人考虑，扎心强度大吗？显然吧！当人“极度”自私自利时，只要自己这个“1”出点问题、受点损失，那就是全部！

换个角度看，心灵广度还是取值为1，就为自己一个人，看起来挺轻松的，实际上很可能是根本没动力！大家可以上网搜索一下这个新名词“三和大神”，这群人基本上符合这个公式。最极端的是心灵广度为0，连自己也不愿意成全了，这个公式就作废了，人就会走向自暴自弃、抑郁，甚至自杀。分母为0，公式作废了，人也废了！

再来看另外一个极端，就是把心灵广度拓展到很大，这会发生什么情况？这样的案例可太多了，我们来随便举几个：为中华之崛起而读书的周总理，为解放全中国、“粪土当年万户侯”的毛主席，为救助穷人病人付出一生的诺贝尔和平奖得主特蕾莎修女，为普度众生放弃王位的佛陀……

这些“人杰”的心灵广度非常大，绝不是几个人，而是一个国家、全世界，甚至是生生世世，无穷无尽的人！他们对应上面的公式，分母接近无穷大，所以生活压力再大也不怕，因为分母足够大，所以最终公式结果扎心强度还是很小，甚至接近零。

看明白了吗？这样我们就能够理解那些为了解放全中国死都不怕的烈士了。同理，如果我们觉得自己生活得很痛苦，通常就是因为扎心强度太大，在可能的情况下应适当减少生活压力，比如减少欲望，别贪太多。最重要的是把更多人装到心里、得到更大的心灵广度，当你真心地想为更多人做点什么时，内心的能量自然就会升起！

我也是通过10年来大量的学习和实践才逐步领悟到这个公式的“妙用”，并成功地激活了自己。愿我们都能走过迷茫、走过低谷、激起愿力、越来越好。这个也是生活中“视而不可”的秘密：真正把更多人的幸福装在心里，心甘情愿为更多人去付出，才能真正获得心灵最高级的幸福！

【读者参与】你在生活中还能找到发自内心为别人付出的例子吗？从你的父母开始想起，还有吗？请在心里计算一下：我心甘情愿为哪些人付出，总共有多少人？

突破认知局限，学会四种方法，随心改变自己的命！

我也能改变我的命

【学习要点】看懂“命”的内涵，破除迷信，找到下手处打破僵化的自我设限，重写自己的命运。

【生活观察】很多人认为“命”就是注定的，有“宿命论”的想法。也有很多人认为“我命由我不由天”，自己说了算。可到底什么是“命”这个字的内涵，我自己的命应该怎么办，多数人并没有认真想过这个问题，现在就让我们来一起好好想想。

【层层深入】请你思考一下：什么是思考，你能给思考下一个自己的定义吗？

吓到了吧？这是什么问题！我们经常在思考，但是很少有人问过自己这个问题：什么是思考？我个人最接受的定义是：向自己提出问题，并用问题驱动自己去寻找答案，这就是思考。重点是自己寻找答案。

我为什么要引入“什么是思考”这个问题呢？这是因为我们经常会说：这就是命、这就是“八字”、我的命怎么这么苦呢……尤其是当人有把“命”和“八字”等同起来的想法时，那就“完了”！因为八字是出生的年月日时，年月日时用天干地支各两个字表示，合在一起是 8 个字，简称八字。出生时间就确定了八字，出生时间无法改变，就意味着命无法改变，那还努力什么呢？

我们有没有认真地思考过：“什么是命？”如果从来没有认真思考过，请你思考一下，想想清楚，并把想到的东西，不论好坏对错都写出来，自己琢磨、对照思考一下。

先来思考一个简单的问题：八字，就是出生的时间，时间和空间是一体的，这是常识。比如你问我：厦门到北京有多远？问的是空间问题，但可能我的回答是：坐飞机就两个小时。我回答的是时间。

中国近几十年经济发展十分迅速，尤其是交通、通信这两个方面对我们日常生活的冲击和改变非常大。因为发展太快，原来生产自行车的企业还没反应过来，作为交通工具的自行车就已经不再流行。自行车变成了休闲、运动器材。自行车企业不想等死呀，于是他们就开始着手于空间的转移。因为不同的地方经济发展不平衡，本来最发达的东部地区饱和了，它们就开始往西部迁移，西部也发展起来了，就往国外不发达的国家转移。还有一些生产设备在中国已经严重落伍，企业就开始把设备运到缅甸、越南去开工厂。这就实现了“时空的转移”，也就给企业改了命！

什么是命，总结出来第一点了吗？时空位置就是命！今天出生在战乱的国家，那真的是命不好。中国不是没有战争，而是这个时代的中国没有战争。时间是这个时代，空间是中国，所以我们都是“好命”。主动地改变时空位置，就是改命的第一种方法。

我们这一代，生长在和平年代，赶上改革开放，我们的命算是很好的了。但是，因为南北、东西发展不平衡，自身所处的环境、家庭不同，也会产生不小的差异。怎么改命？第一个对应的办法就是改变时空！我们应根据自己的需要，结合各地的特点，用心寻找一个适合自己发展的地方，这将为改命打下重要的基础。比如深圳是电子、模具制造等行业的重要基地，这里有大量优质的产业基础，如果是这个行业的人，或者想要学习这个行业，来到深圳应该是个不错的选择。

我们时常会抱怨命不好，这是什么意思呢？很多时候是因为在事件的发展过程中，我们想要干什么、想要得到什么都得不到，对吗？买彩票没中奖，命不好；升职加薪没轮到，命不好；找老婆找老公不如意，命不好。但将“过程中得不到”归给“命不好”，合理吗？

我们首先从思想上看，把责任归给“命不好”，在很多人心里只有一个好处：让自己心里好受点！因为这是命的问题，跟我主观努力、聪明、用心与否无关，我没有责任！自己把责任推卸掉了，心里好受了，改变的机会却也推卸掉了。这里蕴含着命的第二个要素，尽人事。尽人事，才有资格说听天命。

“不把得不到归结给命不好”，改变内心自我对话，就是改命的第二个重要方法。把得不到时的心理对话，自我的提问改变成：我要怎么做，才能做得更好？我可以找谁学习，才能学得更好？我要通过什么渠道、改变什么，才能到达我想要的结果？改变自我提问的内容，就是改变命运。因为好的问题、正确的问题会把自己的思维、专注力、能量引导到正确的方向上去，就会做出正确有效的努力，自然就改命了。

有的人也问：结局都这样了，企业都倒闭了，我都六七十岁了，孩子都长大了，我之前的教育太失败……结果已经显现，命已经成定局，怎么办？这里我们要放弃已经成定局的事情，不去深究。事情虽然发生了，但心情能否独立于事情存在呢？换句话说：事情和心情能否分开呢？这是个重要的问题，请大家仔细思考一下，慢慢地给自己一个答案。

事情和心情能否分开呢？

“不以物喜，不以己悲。”这显然是有可能的，对吗？在本书中，我大量的介绍各种“价值观”，就是希望每个人有自己的独立意志，可以自由思考不受事情的局限。改变价值观，就是改变思考，随之就改变了内心的感受。事情改变不了，我们就改变心情！心情一变，好运自然来。这就是改命的第三个重要方法。

因为我出生在这样的家庭，所以只能是这样了；因为我所在的企业不景气，所以我的收入也就很低了；因为我的长相不好，所以只能嫁给这样的老公了；因为我的学历低，所以只能在民营小企业工作了。因为……所以……

这些话，有没有很熟悉的感觉？有时候我们把“因为……所以……”这种所谓的因果关系当成了命。但只要我们“认真”一点，稍加思考，就会发现上面这样的“因果”关系没有一条是成立的。我们已经被自己认为正确的“逻辑关系”给框死了，但这样的逻辑关系本不成立。这就是改命的第四个重要方法：看穿假的因果关系、逻辑关系，拆掉自己给自己的观念束缚。（相关阅读《因果观》）

比如当你认为自己因为学历低，所以只能在民营小企业工作时，就应先把这个自我设限扔掉，这样你就能够花时间和精力去了解你所处的行业。大企业需要什么样的人才，需要什么样的能力，只要用心去钻研，通常投入 3 年的业余时间，你也能让自己成为“高手”。

在家庭教育中，当孩子大了，我们却常因为自己在教育中做错了很多事情而后悔不已。其实这也完全没有必要，转换一个观念，勇敢承认之前的失误，然后和孩子一起面对当前的困难，一起学习和成长，一切都还来得及。自己的命改了，一家人的命也就跟着改了；一个人的命改了，一个大团队的命也会跟着改。最后，如果你还觉得自己的命不好，还有一个改命的好方法：拿出好的态度和勤奋，加入到一个好命的团队，跟着好命的团队一起进取，这样自然也会好命。

【读者参与】回忆一下上文介绍的四种改命的方法分别是什么，你觉得哪一种对你有直接的启发作用，就从哪一种方式开始去实践。

在心理方面，只有自己才能伤害自己，爱自己首先要停止伤害自己！

自己，想说爱你不容易

【学习要点】爱自己首先要停止伤害自己，看懂哪些是伤害自己的行为，并且停止它们。

【生活观察】时常去想过去对自己有伤害的事情；遇到点小事就发火、难受，晚上躺在床上翻来覆去睡不着；想做点什么事情，但不相信自己能行；同一类型的错误经常重复犯，跟孩子、配偶沟通一直“通”不了，就是硬碰硬，不改变……生活中太多事情都是自己跟自己在较劲，自己在伤害自己！

【层层深入】如果有人问你：“你爱你自己吗?”你会怎么回答呢？是否会回答：“爱呀，当然爱了，我怎么可能不爱我自己呢。”如果有人问你：“你会故意经常伤害自己吗?”你可能会回答：“怎么可能，谁会自己伤害自己，除非是神经病!”

起初我也是这么回答的，后来我却越来越不敢说这话了。因为我发现在很多情况下，我都不爱自己，甚至是故意在伤害自己。今天我就来“解剖”一下，给自己的心灵做个“手术”。勇敢者请继续跟随我潜入自己的心灵深处去看看，胆怯者请深呼吸，鼓足勇气再看下去！我将告诉大家九种常见的伤害自己的方法，仅供“警示”自己，请勿过度的套用在自己身上，这只是作为“镜子”用来帮助我们了解自我，及时止损。

第一种：闪电式推理。案例中，有好多人为了证明自己就是应该这么痛苦，给自己找了非常多的“客观”理由，比如要辛苦工作、家里缺钱、亲人生病、孩子不乖、老公不体谅等。因为理由客观，所以当事人就可以“理直气壮”“理所当然”的痛苦下去。我们可以一起来想想清楚：如果这些客观理由都真的客观到像“100 摄氏度的开水浇到皮肤上，一定会烫伤”那么客观，那么只要发生这些“客观”的事情，所有遇到的人都应该痛苦，这才叫真客观。而事实上却不一定。

比如孩子成绩很差，在班级中基本垫底，这造成她很痛苦，这样下去初中怎么办，高中怎么办！所以她就痛苦不堪。而孩子成绩差放到很多人身上却完全不痛苦，有的人甚至是高兴的，看来这个理由客观与否很难说！

用“闪电式推理”伤害自己，这一招你中枪了吗？

第二种：习得性无助。这些是专业术语，我用大白话讲就是：我没办法啦，我是被迫的，我必须这样做！我们在生活中打骂孩子时，心中都有这样的声音吧：“我是被迫的，你要是乖一点，不惹我生气，我怎么会骂你呢？”我不知道各位怎么样，反正我要是生气一次，至少两三天身体都会疲软，感觉像生病一样，很不舒服。生气就像练《葵花宝典》一样，要想成功，必先自宫！要伤别人，必先伤己！遇事先把自己气得半死再说。

还有：我不得不去上学，是我爸妈非逼我去上学的；我要生存、要养家，所以我不得不工作。这一系列的“不得不”都属于习得性无助。习得性无助就是“学来的”不得不，这也是非常常见的，需要我们高度重视。学来的意味着代代相传，在生活中去观察父母和孩子，你会发现很多问题真的会“遗传”。

第三种：封闭式经验。“别惹我生气！”这句话熟悉吗？这句话背后至少有两重意思：我生气是别人惹的，别人应该负主要责任；我是会被惹生气的，只要有别人来惹我，我就会生气。

我们为什么会这么认为呢？这是我们的直观“经验”得来的！因为经过我们从小到大无数次的验证，而且无论是从别人还是从自己身上都得到了验证。所以我们就再也没有去怀疑：这个有问题吗？这叫作“封闭式经验”。我们用自己的经验套牢了自己，使自己没能力深入发现真相。寓言故事《小马过河》《盲人摸象》都充分说明了这个问题。因为经验的封闭性，

让我们一直在错误的旋涡中盘旋，不能自拔，经常生气就是其中一个典型的例子。（相关阅读《生气观》）

在“封闭式经验”里反反复复折腾自己，却从不怀疑自己“大脑”里装的经验有问题，这是个极大的“陷阱”！大脑通常就是病毒，里面装满了各种错误的算法、程序，要特别警惕。

第四种：催眠式重复。从字面上的意思大家就能够明白一些了吧，我先问一个问题：“今年过节不收礼，请问下一句是什么？”能够答得出来的人，很可能当你不知道给老人买什么礼物的时候，你就会选择它。这就是不知不觉的催眠在起作用。还有去超市买牙膏，你会选择哪一种？是不是曝光率比较高、在你脑袋中有印象的品牌？但这东西真的是最适合你的吗？这时候你往往已经很难理性选择了，你已经被催眠了。

这种催眠对我们的伤害还不大，毕竟这都不是什么大不了的事情。再来看一类的事情，比如开车，我们刚学开车的时候可紧张了，挂挡、打转向灯、握方向盘、观察路况等动作好多，感觉做起来好难呀。但是等到慢慢熟悉了，很多动作就自动化了、熟练了，此时就几乎可以完全不用脑了。再如骑自行车、游泳、打字等，都一样。通常训练到熟练时，大脑会自动接管复杂的连锁动作，这简直是太好了！这确实是大脑带给我们轻松、愉快的好处！

但是，但是！这有没有什么坏处呢，有没有人因此觉得生活无聊，比如工作没进步、炒菜没进步、打字没进步、说话没进步、教育孩子没进步、处理人际关系也没进步……有求助到我的学员提到：我都不是活 365 天，而是只活了 1 天，重复播放了 365 次而已，这实在是让人抓狂！我们不是专业的司机，开车没进步没关系，只要够用就好。但我们赖以生存的专业技能呢，给我们带来快乐的兴趣和爱好呢，这些没有进步，没有打破这种重复，我们就是被自己的大脑困住了，俗称躺在舒适区里睡大觉。

催眠式重复带给我们最大的伤害就是没进步、没生机、没乐趣！想要持续进步就必须走出这个重复的怪圈。

第五种：上瘾式反刍。鲁迅笔下的祥林嫂大家都很熟悉，她就经常把自己的“痛苦”到处进行贩卖。我在日常咨询中遇到的类似案例多到数不清。比如一个中年女人，她和老公结婚后没多久，就开始跟老公吵架，甚至跟公婆对骂，结果被老公打了一巴掌。这件事情变成了“引信”，经常会被点燃，想起来一次就痛苦一次。20 多年的婚姻生活，她就着实痛苦了 20 多年。

生活中被亲近的人伤害到，哪怕是语言上不注意的误伤，也会让人记住很久，时不时想起来就难受！这是普遍现象，这就是“上瘾式反刍”给自己带来的巨大伤害！

你有没有时常有意无意地去想自己的那个“痛处”，不停地去品尝回想自己“痛苦的感觉”呢？如果有，你要时常提醒自己少去想，那会上瘾，还会给自己带来很大的伤害！

第六种：诱发式反应。这个运用到那些经常“剁手”的人身上是最恰当的了。每当他们看到一件心仪的衣服便茶不思饭不想，总想把它搞到手，在没有到手之前，总是惦记着它，浪费精力不说，还会消耗大量的钱财。通常深陷于此的人还会“自圆其说”，说是真好看、真有需要，等等。我不排除多数人是真的有需要，我说的是那种买完时常后悔、自己都会怪自己的那种情况。

再来讲一个案例。一位程女士，她的老公因为意外去世了，他们结婚多年，夫妻关系也很好，所以她保留了丈夫生前的很多东西，本意是用来怀念去世的丈夫。但她这几年来，时常情绪低落，状态很差，只要回家就会感觉各种失落，她自己也不知道原因在哪里，直到被点醒，看清楚了，放下了，情况才慢慢好转。逝者已去，生者的生活还要继续，纪念要适度，否则很容易引起这样的“诱发式反应”。

如果我们在生活中一遇到不顺心的事就去喝酒、抽烟、刷手机等，都有可能在不知不觉中被植入“诱发式反应”的机制，这个机制伤害自己也是不留痕迹、伤害于无形的！虽然这种情况多有发生，但在不是很严重的情况下没有坏处，也不需要处理，大家别看了我的文章，就把每一点都对号入座，那就过分了，有些观点大家了解一下就好，时常提醒一下自己就足够了。

第七种：潜藏式渴望。我们来望文生义一下，关键词是“潜藏”和

"渴望"，对吧？有一些隐藏在内心深处、自己一直有的渴望却不愿意、不敢承认，但是它一直在背后悄悄地起作用，会时不时出来伤害自己一下，我来举一个很多人都曾遇到的实例。

在我们小时候，大家都很穷，这是一种普遍现象，这本身不可怕，可怕的是父母亲经常在你耳边说：我们家很穷，你不能这样、不能那样，等等。甚至还会时常说一些故事来告诉孩子因为穷，我们家受到了什么歧视、受到了什么不公的待遇等。因为这样，慢慢地"想要有钱、怕没钱"的观念就悄悄地进入了我们的潜意识，形成了"潜藏式渴望"。它是怎么伤害我们的呢？比如当你买了一件心仪的衣服，它就会使你在心里评判自己，你值得穿这么好的衣服吗？你忘记曾经的穷日子了吗？你应该节省一点，否则将来遇到收入降低怎么办……一种常常的"不配获得感"绑架了你，哪怕你已经挺有钱了，也活得并不快乐、不轻松！

跟钱一样不敢面对的，还有情，渴望关心、渴望被看到、渴望被接纳、渴望被赞赏、渴望异性的青睐、渴望两性和谐的关系等，这些容易跟"道德"挂钩的、真实的、被压抑的渴望，很容易变成压抑在心底的渴望，形成深深的"匮乏"感，这个也会严重阻碍我们体会幸福！

请在此停下来，问问自己：我有哪些需求被自己长期压抑甚至忽视掉了呢？别忘了对自己要真诚、温和以待。这种需求几乎每个人都有，借此机会写出来也行。

第八种：僵化式试错。这个例子可就太多了，多到生活里随手一抓一大把，大家还完全不自知！不信我就随口说出一堆来看看。

- 叫孩子写作业，每次都用同样的方法叫，叫不动还继续这样叫。
- 和老婆沟通，每次这样沟通都不欢而散，还是这样沟通。
- 工作换了好几份，工资也没多少变化，还在换。
- 用薪酬激励员工，管用了没几天，还要用调整工资奖金来激励。

生活中有太多的事情，我们一直在重复做，效果非但不明显，甚至次次挫败，我们却持续在僵化的试错，没多少变化，更是很少主动去学习。多数人连“这个可以学习”的念头也没有！比如太多人工作没激情，天天在应付，总是说要不是生活所迫我才不工作。这些人压根就没想过，工作可以很快乐，并且如何快乐的工作这是可以学习的。

看看自己和身边人，是不是太多“中枪”的了。

第九种：本能式防御。这个我可以说我们是百分百“中枪”，无一例外。不信你自己也问一下自己：别人当面给你提批评意见，你的感受如何？我看到很多人，不用批评，你只要多给几个建议，他的脸色就明显难看很多，心里一定在默念：“用得着你那么多嘴吗？我又不是不懂！”我自己曾经也是非常的敏感，面对可能发生的批评和指责，总是在提前防御。这个“过度防御”让我错过了大量的机会，面对自己、改进自己、吸收别人好的东西的机会。

我们的生物性本能，即时刻保护自己的本能，就是本能式防御的起源。如果没有这个人类估计早就灭绝了。它有好的一面，会为我们的安全保驾护航，同时，如果我们没有觉察到这个“本能式防御”，它会把朋友的建议、老师的意见、同事的好意指点统统按“有潜在威胁”来处理，快速地把它们挡在外面。

特别是一些给自己贴上“敏感、自卑、自尊心强”这类标签的人，在他们的内心里这个本能式防御就会特别灵敏，一旦觉察到一点点威胁，它就会快速反应，并且不断提醒自己，要防范、要反击！

不觉察到这个，持续学习、谦虚、谦卑都不可能出现，哪怕表面上装作谦虚好学，实际上也很难有所进展，因为内心有一个潜在的声音说着：要我学习别人，不就是证明我自己差、不如别人吗？这怎么可以呢，太丢脸了！

如果你已经把本文认真地看了一遍，说明你足够勇敢，恭喜你，你已经具备认知自己的勇气，这是成长的第一步！文章是镜子，能够照见自己，如果你能对照镜子慢慢地梳理自己，对自己温和以待，彻底放下过去对自己的伤害，这样离“爱上自己”就不远了。（相关阅读《爱自己是“技术

活”，不是口号》）

【读者参与】通过上文的认真对照，看清楚自己在哪一项确实经常伤害自己，就这一项给自己设计一些提醒，比如写在什么地方。认认真真地对照反省，一项项去真诚温和地面对，相信你一定会有所收获。

我们从小到大都是“向外”学习知识和技术，从来没有“向内”学会爱自己！

爱自己是“技术活”，不是口号

【学习要点】把“爱自己”这么难的一件大事拆分成七个步骤，给自己一个清晰的实践过程参考。

【生活观察】我们很容易从生活中观察到人们时常会生气、伤心、委屈、开心、愤怒、焦虑等。尤其遇到生气、愤怒的时候很容易情绪失控，造成追悔莫及的后果。还有伤心、失望、委屈、痛苦等感受会持续很久，失恋、亲人去世、车祸等重大刺激也会持续很久，有的甚至会持续很多年。有一些人沉迷于游戏、刷屏、追剧等无法振作，还有一些人忙忙碌碌终日不知所为，时常会感到迷茫、困顿。所有这些都能够通过“爱自己”全面、彻底地解决。

【层层深入】我在另外一篇文章《自己，想说爱你不容易》中写了 9 个经常会伤害自己的“招式”。爱自己真是一件“技术活”，而且是很高难度的技术活。前面我们讲的是“不爱自己、伤害自己”的误区，现在要讲的是如何更好地爱自己。用一个“平行”的类比：开车需要了解点火开关、方向盘、油门、刹车，驾驭自己需要懂得激活自己、把握人生方向、调动激情和能量、避开负面的情绪等。

“爱自己”是件难事，那么我们就需要把“大事化小、难事分易”。当我们把爱自己分解成一个个小台阶，爬起来就会比较容易。我们把它分解为：观察自己、认识自己、了解自己、理解自己、接纳自己、欣赏自己、爱上自己 7 个步骤。后面还有“用好自己”“超越自己”两个台阶，这两个台阶不在这里展开，本书中其他文章会对它们做出讲解。

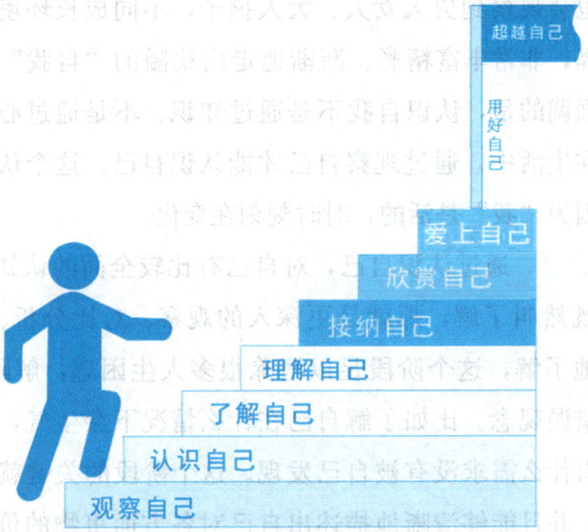

1. 观察自己。这是“破局”的关键，我们遇到问题，第一反应是找别人、找客观条件等的原因，很少甚至完全不会观察、反省自己。这里有两个要点：一是在实际生活中、在事件发生的那个当下、在人事物交互的过程中观察自己的反应，二是要观察大脑里出现的念头、要觉察自己心里的感受。这二者结合起来才能真正入门观察自己。举几个例子，否则很难直观地理解这些话。比如挑选衣服，是不是要到现场去看去试，试的过程中还会结合自己的感觉等综合因素，在此过程中可以反观到自己的消费理念、颜色偏好、款式偏好等。再比如适龄青年在挑选结婚、恋爱对象的时候，只有在多次接触、多人对比的情况下，才会从中观察到自己在意对方的哪些条件，如长相、身高、学历、财力、人品、性格等。在挑选过程中，哪些是“最关心”的，哪些是可有可无的，用这些反观、观察自己，而且只有在事情发生的当下去觉察、去反观，才能看得真切，而不是在事前事后去想象或凭空推测。

2. 认识自己。以观察开头，进入认识自己的过程。我们开始把注意力从外转向内，从一个节点入手。这一步是个重要的开头，打破自己跟自己是“最熟悉的陌生人”，开始跟自己链接，关注自己，在生活中全方位、立体的观察自己。通过长期的实实在在的观察，就会一点点地了解自己。同时，生活中也会观察到男人女人、大人孩子，不同成长环境中长大的不同的人千奇百怪，非常丰富精彩。渐渐地走出狭隘的“自我”是这个阶段的关键。需要强调的是，认识自我不是通过知识、不是通过心理分析，而是实实在在地在生活中，通过观察自己才能认识自己。这个认识自己的过程永无止境，因为“我”是活的，时时刻刻在变化。

3. 了解自己。通过认识自己，对自己有比较全面的认知，自然进入了解的阶段。既然叫了解，那就是更深入的观察、对比分析、生活验证等。有了更深刻地了解，这个阶段足以清除很多人生困惑，解除非常顽固的、先入为主的错误观念。比如了解自己在什么情况下会生气，生气的理由是什么，自己有什么需求没有被自己发现。这个阶段的关键就是能够看清自己的价值观，并且能够清晰地描述出自己对各方面事物的价值观，能够看清楚自己的思维模式是什么，为什么会想不通等。在这个阶段我们有困惑的时候需要通过学习、看书、请教来补充一些知识，否则经常会有想不明白的时候。

4. 理解自己。当我们对自己、对人类这个物种达到一个“深刻”的认知，长出一口气，发自内心地说：“哦，原来如此”时，各种心结随即打开。人生开始有实质性的转变。上个阶段了解了自己的价值观，这个阶段就用来深刻理解价值观的形成过程，学会真正的释怀。比如有些人特别怕被别人批评，哪怕是别人善意地指出他的错误，他都会无意识地进行各种“辩解”。当你看到自己是因为小时候父母老师对自己要求过高，自己经常做不到，非常害怕又不敢反抗，长大后才长成了这样的个性，这样就会理解自己，给自己松绑。这个阶段的关键就是对自己的各个方面释怀。

5. 接纳自己。全面破除不自信、自卑等，消除过去的种种障碍、童年伤害等，彻底地看明白“错误”“痛苦”是什么，并自然进行转化，将心智提升到不执着对错、善恶等的分别。比理解自己稍微进一步的，是看到自己还在“犯错”也能不打击自己，能够坦然一笑置之重新来过就好。不论是自己的焦虑、恐惧、痛苦都能真实面对，接纳了自己就不再自责、不再陷入愧疚，造成内耗。

6. 欣赏自己。当我们转化了大量错误认知、纠正了底层观念，就会在实际生活中做得越来越好。当我们对自己有了全新的认识、对身为人类一员的自己有了全新的认识，开始欣赏自己、欣赏他人，享受美好的生命将从这里逐渐展开。

7. 爱上自己。到了这个阶段当你清空对自己、对他人的错误评价，自然内心的纠结和痛苦就会全面消失，只留下一些记忆残留。美好而又温和的自信将会建立，面对各种挑战会越来越从容，甚至享受挑战、享受“痛苦”，真爱的能量会自然充满。有真爱存在的时候，就像光明出现了，黑暗自然隐退。爱的能量会不断扩展，会从自己扩展到家人朋友，甚至更多的人。爱的人越多，内心的能量会越强，对人对事会更温和有力。

看到这里，我们看到“爱自己”真的是一项技术活！我也想把过程尽量地写清楚，无奈水平有限，没办法描述到“操作说明书”的级别。大家借鉴一下这个过程，把其中的关键领悟到，自己在实践的过程中再去调整。“爱自己”是一个不可逾越的步骤，强迫、欺骗、麻木自己，这会错过人生最美好的风景。一起来开始这个爱自己的快乐旅程吧。

【读者参与】给自己准备一个本子，这将比写日记更简单一些，请坚持一个月，把每天遇到的事情、情绪反应、想法等如实的以“流水账”的方式记录下来。记录完，把这些事情进行分类整理，依据情绪反应，如伤心、生气、恐惧、高兴等进行分类，从而对自己有一个初步的认识。这一小步将是成长的一大步，开始吧。

"我的要求很简单"，殊不知最简单就是最困难！

让你说"我爱你"怎么就这么难

【学习要点】看清楚"要求"的难度级别，清醒认知到自己的要求有"多么过分"，这样才会从失望和痛苦中解脱出来。

【生活观察】我们时常都能听到这样的话："让你多关心我一点有这么难吗""赞美我一下会死呀""我又没让你给我多少钱，我也没要求住多好的房子，就这么点要求，你都做不到"……生活中看似极其简单、无须多少"成本"的要求，为什么总是无法被满足呢？

【层层深入】看看标题，要我们和家人发自内心地说一句"我爱你"这真的不容易，对吗？尤其是在经常吵架的家庭里和一起生活了多年的夫妻之间。

数不清有多少对夫妻来求助，丈夫说了很多"物质"方面的，能够给予妻子的全部给了，为什么妻子还这么大的怨气呢？妻子说丈夫根本不关心自己、不爱自己，满腹的抱怨和委屈。这几乎是"不幸福"家庭的常态。

我们通常用来表达爱的方式有如下三种：

- 物质：买点东西、给点钱之类的。
- 行动：陪着做点什么，身体力行帮忙做点事情。
- 语言：说一些贴心、温暖的话。

在这里，请你把这三种方式用"难易"程度来排序，你会怎么排？不着急，停在这里，看着上面的三种方式，回忆思考一下，排排序。

在很多人过往的经验中都有：给钱买东西最容易，花时间陪伴、帮忙做事会难一些，而看起来最容易的“说好话”，在实际生活中反倒做得最少，你们的经验也是这样的吗？为什么“说好话”最容易，不花什么时间、不要什么成本，做起来却这么难呢？

《爱你在心口难开》是一首歌名，用嘴表达爱的本质是心要开。在中医看来，心开窍于舌。心没开，嘴就难开，就算是勉强说出来了，也是“口是心非”，听的人就会“没有感觉”，或者感觉很假。

在日常咨询的案例中，有太多女性抱怨老公不爱她，因为老公除了支撑起一个家庭的经济开支外，家务活不帮、陪逛街不干，更别说培养共同的兴趣爱好、一起去旅游等了。当说到她有没有时常用充满温情关心的话语来滋养一下双方的关系时，她通常就怨声载道，于是双方开始相互抱怨。

男女之间的冲突在这里可以概括为“物质”与“精神”的冲突，男的看重有形物质，女的注重无形精神。要精神的你给物质，要物质的你给精神，就相当于给羊喂肉，给狼喂草。久而久之，双方都抱怨重重，殊不知中了老天的“圈套”，这就是男女先天的不同，大脑结构的不同。

男人左右半脑间隔物是“墙壁”，女人左右半脑间隔物是“海绵”。左脑负责语言逻辑理性等，右脑负责情感艺术等。男女双方都活在“本能”中，凭着本能的感觉来行动，不了解原理、原因，硬是把好好的夫妻关系从良好的开端活成悲剧的结局。这是典型的知识缺乏症，丢掉道德的评判，谁都没错，同时谁都没对。

如果你是丈夫，面对妻子的需求，知道怎么办了吗？

如果你是妻子，面对丈夫的需求，知道怎么办了吗？

【读者参与】回忆一下表达爱的三种方式是什么，自己最常用的是哪一种，需要做一些调整吗？

尊重就像空气，有的时候没感觉，没有的时候一分钟都不行！

没有尊重的爱，就是伤害

【学习要点】看清楚什么是不尊重，才会知道什么是尊重，让我们在尊重的前提下去爱。

【生活观察】我就是因为爱你，才会骂你；我就是因为爱你，才会打你；我就是因为爱你，才会管你；你要不是我的孩子，我才懒得骂你，你说我为什么不去骂别人；我们做父母的，为你操碎了心，你怎么这么不懂事呢。唉，就是因为是一家人，因为有爱，所以才有伤害。有一种冷，叫妈妈说我冷；有一种很好，叫妈妈说很好……爱，在不知不觉中变成了伤害，就因为少了“尊重”。

【层层深入】兄弟姐妹之间、亲子之间、夫妻之间、情侣之间，甚至同事朋友之间，“相爱相伤”的事件，在生活中发生的还少吗？只是我们习以为常、司空见惯了！到了现在，甚至会觉得只有这样才正常，如果我告诉大家，这样不是正常的，那么“我”就是不正常的。鲁迅说过：“当浑浊变成常态，清醒便是一种罪。”

如果我们对自己的生活还有期待，还有美好的愿望，同时对自己足够的真诚，那就让我们回到自己的内心，你是否能一眼就看到自己的心里有：不满、委屈、伤心、愤怒、痛苦、匮乏……如此种种。心里有这样的“内存”，只要外部有人或事点燃一下，那就会爆发。打个不太恰当的比方，如果自己是一个汽油桶，别人是火星，只要相遇就剧烈燃烧爆炸。如果自己是一桶水，别人是火星，遇到了，水只会帮忙灭火、给人解渴，会爆炸吗？

“别惹我生气，听见没!”这是我们常听到的一句话，甚至自己也常说，就算没有说出来，在心里也常想。只要自己生气了，多多少少会认为是“别人惹我的”，他不先惹我，我怎么会生气呢，我是这么不讲理的人吗?这也是我之前的想法，普通人都会这么想，这才是“正常”，因为大多数人如此。

但核心问题是我生气（伤心、痛苦、委屈……）到底是谁的责任?

我们会找理由，如果对方是自己的爱人、孩子等，我们会说：“就是因为你是我的孩子，所以我才会生气，要是别人家的，我才不管呢。”有些人也学了点心理学知识，知道这是“我自己”的责任，但是这也仅限于知道，“我自己”是谁，他能够承担这个责任吗，他愿意承担这个责任吗?如果“我自己”是有能力并愿意承担的，那“我自己”就不会委屈和愤怒，心甘情愿还有什么情绪呢?

推给别人，别人会受伤，所以不能推给别人；推给自己，自己会自责、会委屈内疚，所以也不能推给“我自己”。那是谁的责任呢，我应该怎么办呢?我们都听说过“相敬如宾”，自家人能否也相敬如宾呢?客人打碎了一个杯子，我们会说：“没关系，岁岁（碎碎）平安!”自家人打碎了杯子，我们反而会说：“你有没有长眼睛呀，这么远的距离，你也能碰到!”

看到这里，不知你发现了没有：发生冲突时，不论把责任归给谁，双方都会受伤!这是非常明显的事情，难道不是吗?但是，为什么我们不会去仔细思考一下：进也不对，退也不对，那么应该怎么办呢?

在生活中，我们有太多“两难”的事情，进也不是，退也不是，讲也不是，不讲也不是。遇到这样的问题，我们有出路吗?

来个具体的案例。有个“大牌”朋友请吃饭，平时难得他有空，去吧，现在这种那种的朋友、不认识的朋友一群，吃饭不像吃饭、交友不像交友，实在不想去；不去吧，驳了老朋友的面子，又实在说不过去。现在，如果是你，你会怎么办?

再换个角度，你本是吃素的，朋友请你吃饭，你也事先告诉对方了，结果上来一大堆荤菜，只有为数不多的一两个“半素”菜，你怎么办？

看到了吗？生活中处处是想要“表达爱”，结果做出来的可能都是“伤害”。甚至有时候，我们推荐别人去做什么，分享什么好的课程给别人，别人不接受，我们自己还会难受，这是为什么呢？我们爱孩子，让孩子多吃一点，孩子不接受，有的爸妈还会强迫孩子吃，这又是为什么呢？

为什么我们要如此执着地去给予别人爱呢？我们为什么总是会一厢情愿地去“爱”别人呢？爱给不出去，自己还会受伤、委屈，为什么呢？尤其是做父母的，我们这么爱孩子，孩子还不听话，还故意跟我们对着干，我们还要去强迫对方接受，为什么呢？

我从不怀疑“爱”，我也从不怀疑“善”。让我们回到自己的心，回到自己的初心，也就是起心动念，认真地问自己：我们这样做，初心是爱、是关心、是付出，对吗？那么，别人给予我们的，对我们的付出是不是也如此呢？我们是不是有这样的错觉或者说是误判：我对别人是出于一片好心，别人对我，那就不一定了。都是亲朋好友之间，为什么还会产生这样的误解呢？

当我们在拒绝别人好意的时候，有没有先肯定，即第一时间肯定对方的好意呢？别人请你吃饭，你不想去，你的第一反应是什么？你的第一念是什么？请写下来，再继续往下看。

是不是我们没有第一时间想到去感谢对方的善意，而是直接想着如何“说谎”拒绝对方。在任何“两难”的情景下，请第一时间去感谢对方的善意，用语言直接表达这个善意，并真诚地表达感谢。比如你能够请我去吃饭，我收到你的诚心邀请了，非常感谢，同时（不用但是）允许我……

换另外一个角度，我们付出的爱被拒绝了，我们可以说：“我明白你的意思了，你应该是有自己的想法或者难处，我表示尊重，不让你为难。”这是我们可以学会并做到的，请在人际关系中拿出自己的真诚。“尊重”二字很容易写，但很难做到！尤其是在亲子之间、夫妻之间，越是亲近之人，越会忘记“尊重”。没有尊重的爱，本质就是伤害，这个我们都忽视了。

最深一层的原因是：我们都缺少真爱，缺少像太阳那样无求的爱！在日常生活中，我们接受或给予时都有很多隐藏的期待和交换。真正纯净的爱就像“甘露”，现在很稀有了，反倒是陌生人之间，偶尔还能给予对方无条件的爱和关心，但对亲近之人反倒很难得。人仅有物质是活不好的，甚至是无法活下去的。人需要物质和精神两方面并重。

在这里，我把精神层面的东西暂时归为“虚物质”，因为它也符合“越给越多，要得到虚物质，只能通过给予才能真正地获得”这个规律。在咨询案例中，我们遇到的几乎全部都是很少会给予别人无条件爱的人，都是索取爱的人更多。我们不用“自私”这样的标签去评判别人，而是他们真的不懂这样的“虚/实物质”获取规律。（相关阅读《彻底扫空伤心和委屈》）

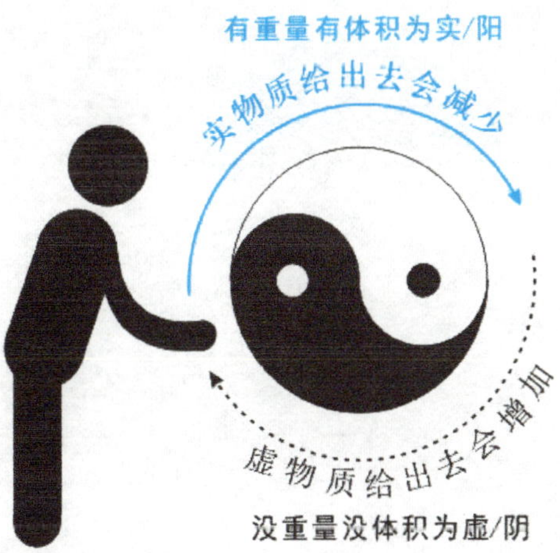

懂得“虚/实物质”获取规律之后，当我们觉察到我们有生气、悲伤、委屈等情绪时，就应知道这些都是缺少真爱的表现，那就去关心和帮助他人。真爱就像阳光，阳光一出现，黑暗自然消失，我们不需要对黑暗做什么，对黑暗也做不了什么。就像一间黑屋子，你不用对黑暗做任何事情，只要点亮灯光，黑暗自然消退。同理，我们不需要对悲伤、愤怒、委屈做什么，我们只要真正懂得这个规律，去给予更多人爱，也就是点亮心灯，自然一切都会明亮温暖起来。

我们可以给予家人关心、问候或者随手做点什么，但最难的其实是说一些贴心、暖心的话，无须破费，也没有任何附加的条件，只要真明白，你就能做到，只要能做到，一切都会立即转变。

看明白、想明白了吗？本篇文章为了更贴近当下的生活，给出了比较多的生活场景案例，实际上就讲了两个要点：一是读懂别人、读懂自己那第一念的善念；二是爱是虚物质，只能通过给予才能真正获取，给予别人爱的时候，请别忘记把“尊重”放在前面。

【读者参与】按照惯例，我们在结尾时回顾一下学习的重点：尊重是什么，拒绝别人的好意之前要先做什么，我们自己有哪些可以完善和改进的地方呢？

尊重，真的是打开心门的万能钥匙，对别人、对自己都好用！

一把万能“钥匙”，打开所有心门

【学习要点】深刻领会“尊重”的重要性，避开“不尊重”直接强迫的误区。

【生活观察】本文中有大量的生活场景案例，更直观地提示我们“没有尊重”是什么样的。

【层层深入】尊重，这就是打开心门的万能钥匙，惊讶吗，就是这么简单！耐心看完本文，你会发现这里真有文章，尊重看起来很简单，要做到还真不容易。（相关阅读《没有尊重的爱，就是伤害》）

人际关系除了包括家庭关系，即夫妻、亲子、兄弟姐妹等之外，还有家庭外部关系，如同事、友邻等。只要这个关系不顺畅、有卡壳，一定是因为有“不尊重”的存在。我极少说很肯定的话，但在这里可以说一下，只要人际关系有障碍，“必然”存在不尊重！只不过，很多的不尊重我们都已习以为常，甚至它们已经转化为我们日常生活的一部分我们却全然没有觉知、没有反省的能力了。就像如果只有一只手表，没有第二只可以对照，那我们就没有办法来校准时间，甚至连校准的想法都没有，因为只有一只手表，压根儿没办法发现它不准！

我们来看一个新鲜的案例，这是我从微信线上学习大群中截的图。

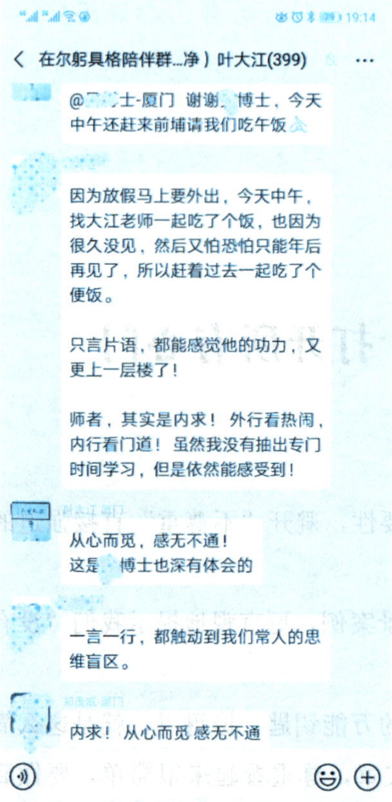

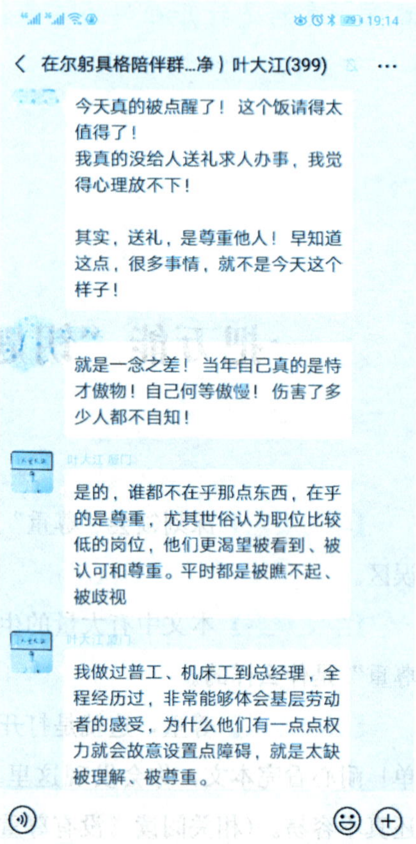

看懂了吧？这是一个从“求人”到“尊重人”的观念上的转变：送礼的人不再觉得自己高高在上，也不觉得是在低三下四地求人；接受的人也不用担心是“受贿”，更不会觉得自己被瞧不起，于是双方都“解脱”了！

我们来看看家庭里都有哪些常见的场景，没有了尊重，久而久之滋生出很多不满和抱怨，甚至是对抗和叛逆。

场景1：父母叫孩子吃饭。父母做好饭后在厨房、餐厅直接大声喊，过来吃饭了，而不会走过去看看孩子在做什么，和孩子商量一下他应该在哪里停下来。他们叫了一两遍没见孩子来，就开始吼，甚至是骂。这种情况非常普遍。孩子叫了没动，首先就是因为父母没有尊重孩子，理所当然地觉得饭好了就应该来吃。简单地换位思考一下，你在看电视剧，老人家叫你吃饭，如果一集还没结束，就要被迫停下来吃饭，估计你也会不舒服，甚至拖着不来，对吗？

场景 2：妈妈叫你关电视，都叫了三遍，你就是不关，这时她会说什么呢？或许是："这么不听话，下次再想让我买玩具，你就别想了！"关电视、不听话、不买玩具……这都哪儿跟哪儿呀。不想关电视，只是因为孩子被吸引住了，停不下来，可以随时停得下来，那是"极高"的能力，那叫超强自制力！成年人都不一定有自制力，何况孩子。这和"不听话"有什么关系？更和"买玩具"没任何关系！父母似乎可以随时随地以任何方式处罚孩子，但孩子会同意吗？就算真做错事，处罚方式和强度也是需要被事前告知并经双方同意，这才能起到惩戒的作用，而不是为了处罚而处罚。

场景 3："你多吃点""不吃青菜对身体不好""吃这么少怎么可以呢""小孩子不能挑食"……这种场景熟悉吧，我就不再多说了，谁能没有个"个人喜好"呢，吃不吃、吃多少，听肚子的还是听妈妈的？原本吃饭就是个本能，现在却时常搞得家庭鸡飞狗跳。我还听过一个学员反馈，之前她的儿子中午不睡觉，她还拿着衣架在旁边盯着，孩子没少因此挨打。

场景 4："你把书包放下，先去洗手，然后过来吃饭，吃完饭立即去做作业，不要再偷偷玩，要做完作业才能去玩"……有些父母习惯将孩子的时间安排得密不透风，使孩子对自己的事情几乎没有自主权。父母认为孩子没有自制力，所以一切都要安排、盯死、使劲唠叨！这样做的结果就是"心想事成"，心里想着孩子没有自制力、不自觉，结果一定如你所愿，大家都尝到"心想事成"的滋味了吗？这样做的父母大多都"心想事成"了，很少有例外。

我就不再一个个场景地写了，大家在生活中反省一下，这样的"不尊重"是否比比皆是。这样做最容易得到的结果就是：孩子越大越叫不动，到了青春期就开始对抗父母，甚至成年了，还在对抗！我在咨询中遇到好多家庭，已经好几代人都是这样了。只要起心动念是为了对方，不是为了自己，那就理直气壮直接命令、强迫，而忽视了尊重，这是个巨大的误区，千万要避开！

【读者参与】放下本书，想一想：我叫孩子配合，但他在哪些场合、情景下是"不配合"的？在这些场合、情景里，我做到尊重孩子了吗？

打骂教育的结果通常是平庸！

打骂为什么最终一定会失效

【学习要点】看清楚打骂教育只是会临时有效的假象，从而自觉放弃打骂教育。

【生活观察】“棍棒底下出孝子”，是不知道从哪里开始的谬误。我看到更多的是爱的教育出孝子。打骂教育在生活中极其普遍，不用专门去找案例。对于大多数人来说，很可能自己就是例子，自己也经历过打骂教育，并且现在也继续在自己孩子身上延续这样的教育。

【层层深入】教孩子就应该简单粗暴，这是很多人的看法。我们在成长过程中，很多人也是这样被教育大的，甚至感觉这种方式好像也挺不错，也很有效。于是自己当了父母，也开始复制打骂教育。在这里，我们不是来评判教育方法哪个好、哪个不好，而是来揭开一个秘密，一个大家视而不见的秘密。

我们大家都有经验，教育孩子时，孩子不听话，吼两下他就老实多了，再不听话照做，打两下就乖了。这是我们都有的经验，这个经验可谓源远流长，我们的老话常说：棍棒底下出孝子、不打不骂不见效等。

在这里请大家停顿一下，问自己一句话：这个经验对吗，会不会是假象呢？因为接下来我们还有进一步的经验。孩子被打骂多了，就疲了，不管用了。尤其当孩子到了青春期，身体长大了，力量也有了，一反抗就是大事！我有一个朋友，孩子小的时候他经常打孩子，到了初三还打，结果孩子还手了，几拳头把爸爸打到了茶几下面。这个时候爸爸和孩子一起出来咨询学习了，幸好这个爸爸改正得也快，撞了南墙立即回头。

我在这里给大家介绍一个“新知识”，研究发现，人们有一种现象叫作“归中效应”，也称“归庸效应”。我们一起来看一下这张图，我给大家解释一下。

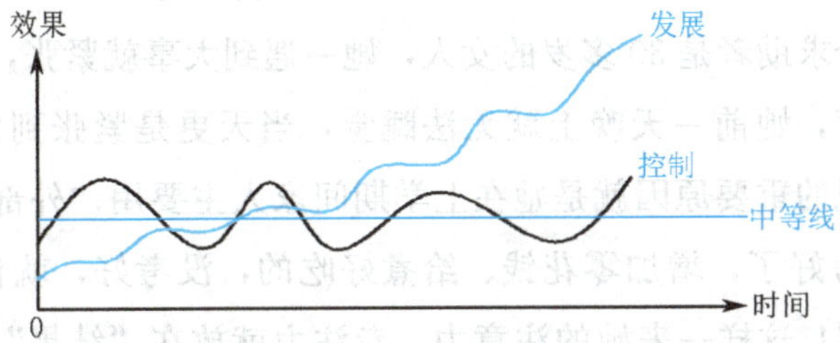

面对事情我们通常的做法是“控制”，即把事情控制在“中等线”附近。如当孩子的行为、分数等在自己可以接受的中等线以上的部分时，我们通常不会理会，或者会简单表扬一下。但当孩子的行为在中等线以下，甚至有持续下降的趋势时，我们就会“打骂、说教”，结果是“孩子果然上升了，到了中线附近了”。这看起来很好，对吗？

我再来举一个我们成人的例子。在公司里，绩效考核标准相当于中等线。比如说公司规定我这个月完成 30 万的销售目标，如果目标完不成，被批一下、被扣一下绩效奖金，下个月我就会努力工作，然后就完成了目标，这样也达到了管理的目的，对吗？看起来也挺好，问题是：再接下来，我的努力被这个 30 万锚定了，这个叫“锚定效应”。如果我的业绩超过了 30 万，但还没到月底，我可能就会想着把新订单先压一压，过两天就是下个月了，把这个新订单留到下个月，这样比较安全。我有没有可能主动挑战每个月 50 万，甚至 100 万的目标呢，别想了，安全第一！很多人都有这样的经验，也应该很容易看明白。

上图中的“发展线”显示，当我们不是用控制的手法，而是用包容、激励的方式，孩子就会持续往好的方向发展。打骂、处罚看起来让人变好了，实际上是因为他原来在中等线以下，被警示一下，回到中等线，回到正常状态而已，不能算好。归庸效应会让人变成“平均人”，一不小心就“流俗众，仁者稀”。

接下来讲讲“外部激励”，什么是外部激励呢？在孩子取得成果时，通过给孩子相关的奖励来推动孩子进步，这样的方式也是日常中大家常用的方式。这个方式我个人建议少用，我们应多用精准鼓励，引导孩子到“过程中”去欣赏他的认真、负责、有钻研精神等过程品质。

我的一个求助者是30多岁的女人，她一遇到大事就紧张，比如今天大会需要她发言，她前一天晚上就无法睡觉，当天更是紧张到发抖、出汗。发生这种情况的重要原因就是她在上学期间家人主要用“外部激励”来教育她，考试考好了，增加零花钱、给煮好吃的，没考好，就什么也没有，甚至还要挨骂！这样一来她的注意力、专注力就放在“结果”上，而不是过程中。换句话说，她会更注重要拿到好的结果，而忽略了享受和改进过程。这样教养大的人，对结果会更执着，甚至会出现结果造假、考试作弊等行为。（相关阅读《“我”体内装的是什么发动机》）

我看到太多的人，没有高额的奖金、高价值的奖品等作为驱动力，根本不会积极主动去攻克难题或主动承担更困难的任务等。这种在过程中不断挑战、不断成长的精神在外部激励的教育方式下基本消失。这些人会天然的认为能够本分地完成自己的工作少出错就挺好了。这都是错误引导造成的偏差。这样的人的第一动力是避免犯错，不是追求卓越。

最后再来讲讲“愧疚驱动”，这一招也是很多家长常用的。我们来一起做个自我反省，我们有没有经常和孩子讲这样的话：

- 爸妈这么辛苦上班还不都是为了你！
- 你这么不努力，你对得起我们吗？
- 把这么多钱扔到水里还能听到响呢，给你补习一点效果都没有！
- 买了这么好的钢琴给你，你都不好好练，你对得起谁呀！

上面列举的此类语言和行为，父母要表达的是“恨铁不成钢”的感受，本想用这样的语言来唤醒和激励孩子更好、更努力，但是结果通常都事与愿违。根本原因就是孩子的成长是个过程，精力和能力也有暂时跟不上的时候，经常使用这类的语言会催生孩子愧疚和自责，甚至产生自卑和自暴自弃的心理。所以在教育的过程中我们应尽量避免使用这类语言，我们要相信孩子是可以用心感受到父母的关心和爱，不需要再用这些语言来画蛇添足。下面我们来换一种语言方式，用正向激励方式。

- 爸妈很愿意努力上班给你提供更好的学习条件。
- 我知道你已经很努力了，我们只要一直有进步就好。
- 补习也不是短时间就能出成绩的，我们珍惜机会对得起自己就好！
- 好马配好鞍，这么好的钢琴就是给你的，相信你会用好它的！

打骂教育的本质是利用了人的“避害”本能。换句话说就是用恐惧、愧疚等负能量作为驱动。既然是避害，只要危险解除或减弱了，这个能量就会消失或减弱，失去作用。运气好的呢，孩子会自己转化，自己转成趋利。孩子被打骂一下发现不行，先是被迫，后来自己体会到好处，自己主动去做，即孩子自己转化成趋利的动力来驱动自己。遗憾的是多数孩子不会自己转化，而是消极对抗，用“不得不”做的态度勉强去做，用这样的态度来学习，多是被动的、没有乐趣的，效果不好，大人也操心。

看懂了，就请自觉放弃打骂教育吧。对自己的引导也是如此，无须自责，只需自省。通过阅读本书，把每篇文章当作镜子，用文章对照自省。

【读者参与】按照惯例，在文章的结尾处，我们能否来真诚地做一次自我反省：我在工作中，主要用的是什么动力？我在教育孩子时，用的是什么动力？有没有需要反省和修正的地方呢？如果有，从哪件小事开始下手？

"最起码应该怎样"的误区在于当事人根本没有这个意识！

有一种伤害叫"最起码"

【学习要点】看懂"最起码"的要求其实是个盲区，对方根本连想都没想过！

【生活观察】妻子对丈夫说：你出差最起码要跟我打个招呼吧！

妈妈对儿子说：叫你吃饭，你最起码要应一声吧！

小张对朋友说：你不还钱，最起码要打个电话说一下吧！

孩子对妈妈说：你进门最起码要敲门吧！

你最起码……

你哪怕是……

你至少要……

【层层深入】你曾经因为这个"最起码"没被满足而愤愤不平吗？我知道有的人甚至会因此被气得半死。并且这个"最起码"通常都发生在亲人、朋友、同事之间。这些关系亲近、亲密之人之间更容易发生这样的问题，大家想想这是为什么，这中间发生了什么"误会"，或者发生了什么长期"视而不见"的错误？

我们再来看一个实际生活中遇到的夫妻间的案例。

学员：昨天真的是被我老公气死了！

老师：发生什么事情了？

学员：我老公昨天临时出差去了，却连一个电话、微信都没有，等飞机到了上海才给我打电话。孩子落在幼儿园，直到老师打电话给我，我才去接！

老师：听起来你现在还有气呢！

学员：那可不，平时都是他接孩子，他要出差最起码打个电话吧，打电话不方便，发微信总可以吧，不可能连这点时间都没有吧！去机场、候机、起飞前，有太多时间可以打吧。唉！显然，他就是心里没孩子，没这个家，对他来说就是工作更重要！这已经不是一次两次了，去年……

这样的场景熟悉吗，我是经常遇到的，不知道大家如何。我们一起来看看上面这个场景，妻子说的都是实情，她推断丈夫有很多时候都可以打电话，所以她被气得不轻。要点来了！“所以”她被气到了，有“所以”，那么“因为”呢？“因为”就是她自己的推断，她自己坚信既然原因极其合理，结果自然是真实可信的，所以她老公就是更爱工作，不爱孩子、不爱妻子！

让我们再来看个案例。

公交车上，一个年轻人戴着墨镜、塞着耳机正在听歌。旁边一个矮个子老人拉不到拉杆，只能拉着吊环，身体随着车子的颠簸在那里摇摆，站都难以站稳。

我站在旁边实在看不下去了，觉得这个年轻人真不像话，给老人家让座这个最起码的文明礼貌总应该有吧，这还是文明的厦门吗，现在的年轻人真是没教养，应该教训他一下！

于是，我用脚重重踢了一下那个戴墨镜的年轻人，他摘下耳塞问：“发生什么事了？”我说：“你面前有个老人需要让座，你装没看见呀！”年轻人回答：“我真的没看见！”我就更生气了：“这么大个人站在你眼前，你装瞎呀！”年轻人摘下墨镜，我看到两个翻白的眼球，瞬间呆在了那里……

大家看到了吗？一件事件发生后当事人就在那里“发挥想象”，发挥极致的想象力。他们用自己高速运转的大脑，从记忆中搜寻很多“过往的例子”、存储的记忆，加上严谨高效的推理，迅速得出一个让自己可以气得半死的结果或理由，然后就真的给自己气得半死！（相关阅读《自己，想说爱你不容易》）

实在不明白，那就再来一个案例。

一个女士来访说她太痛苦了，为什么呢，因为没钱。她的外婆和妹妹都身患重病，她也不能为她们做点什么，只能给点钱。但她有两个孩子，自己又是家庭主妇没有上班，所以也没什么钱。还有更痛苦的事情，她老公“乐善好施”，春节还给村里别人家的老人包红包，而且还被老人的儿子埋怨，说又不是你爹妈，你管这么多做什么。女士接着说：“如果他把钱给我多好，我还能给我妹妹，你要去管别人，最起码先把自家的问题都解决了吧，自己家的事情都管不好，还管别人家的！他总是这样！还有孩子也是，这样那样的问题，我真是痛苦得要死！”

好吧，今天我就是想给大家提个醒：我们的大脑里有一个机制，叫作“闪电式推理”，在遇到“有危险”的事件时，它会快速收集证据、快速推理，以便做出快速反应。这本是人类在原始社会中为了应对随时可能遭遇的各种人身攻击所必需的能力。“快速反应”的能力有了，就会快速分泌荷尔蒙调动身体能量。当人充满战斗欲、愤怒等能量时，就会以谩骂、打架等方式释放出去，释放不了就会暗自神伤，导致内伤，积压久了成了“积怨”，也成了人际关系中重要的杀手。

现在你知道了吗？很可能伤害你的是自己的“闪电式推理”，而不是别人，这个是“潜意识”，通常我们的大脑无法觉察到这些东西，直到被点醒。我在这里所讲的，很可能会超出一般人的经验，甚至是颠覆原来的观念：呀，原来伤害我的是自己，不是别人！别人只是个“导火线”而已！这个“秘密”多数人不知道，但当我们真琢磨明白了，人和人之间的相互伤害会减少很多。观察一下，我们生活中因为“最起码”造成的相互伤害是否多数是想象、推理出来的。因为这个现象特别普遍、特别严重，所以我专门写出来给大家做个参考。

【读者参与】把自己最近的和别人之间的冲突与伤害写出来，每件事用一句话写出来，然后自己评价一下：这是事实，是和对方验证过后的事实，还是自己单方面想象或通过推理得出来的呢？

要我道歉，好难呀！但这恰恰是人生的捷径。

人生有捷径

【学习要点】学会道歉四步曲，规避道歉的两大误区。

【生活观察】道歉好难，说不出口，尤其是大人对孩子、上级对下级道歉，这非常困难！你有同感吗？“我又没什么错，道什么歉”“他错在先，要道歉也是他先道歉”……反正就是“竭尽全力”避免自己去道歉。现实中我时常会问一些来咨询的人，你最近一次正式向别人道歉是什么时候，因为什么道歉？很多人都会想半天，似乎他们已经很久很久没有道过歉了。

【层层深入】如果人生有捷径，那就是认错道歉。这招会吗？多说无益，让我们用效果验证。这招会了，你身边的人际关系都会是通畅的，心情也多是舒畅的，大脑负担也减轻了，不需要太多的胡思乱想，也不需要制造更多问题来掩盖自己犯下的过错。

问一个“扎心”的问题：你向孩子道过歉吗，向配偶道过歉吗？

如果你在道歉的时候是：“爸爸向你道歉，刚才不应该打你，但是你也别太顽皮了……”那就落入了道歉的第一个误区：假装道歉，实则推卸责任。借着道歉的时机，又把责任推给了别人。

我在这里只想告诉大家，一个不会道歉的人，通常是没什么成就的人，也是活得比较累的人！因为是人就会经常犯错，但犯错又不承认，那就要做更多的事、说更多的话来掩饰。以我的前半生作为“反面教材”来看，我的前半生几乎不知道什么叫“认错”，这样一来跟我一起生活的人就会很累，因为我几乎“全对”！还有提醒一下，这个是会“遗传”的，我的“全对”也是“遗传”来的，同时也已经“遗传”给了下一代。

还有，因为不敢承认，不会认错，自己又不想内心纠结，所以我们会比别人付出更多的努力，努力地不犯错。同时还要“少做一点”才能“少错一点”，因此会错失很多机会。在不得不道歉的时候，我们又会避重就轻，有道歉的意思就行了，而不敢直面错误的核心。这也是道歉的第二大误区，需要提醒自己别掉入误区。

最后，给大家介绍一下几种基本的道歉“说明书”，大家也学着认错道歉吧。这需要长期练习，尤其是“面子关”很难破，真心不容易。

1. 撞一下、踩一脚这类的小事，简单真诚地说一句“对不起”就行了。注意“对不起”还是要说的，不说可能造成大问题。

2. 造成纯物质损失的，道歉并赔偿损失就好了，这个也简单。这里的关键是“赔偿”，如果光道歉，不提赔偿那叫避重就轻，也过不了关。

3. 因为说话做事没有考虑到对方的立场和感受，在情感、情绪上伤害到了对方，这个时候要直接的道歉，并且直接说重点：因为我的言行伤害了你，让你伤心生气，这是我的错，我真诚地向你道歉。同时，如果能够附上一份小礼物，请喝一杯果汁，吃一顿饭，估计效果会更好。

4. 造成严重伤害时，普通道歉就很难见效了。道歉还是要做，同时弥补措施、积极解决“后遗症”的行为也要立即跟上。别硬扛，从长远来看直接面对比消极回避“划算”多了，心中少了很多愧疚，人也活得更轻松和坦然自在！

一个会真诚认错的家庭，尤其是父母会认错的家庭，家庭氛围往往是比较和谐的，大人和孩子的心胸也会比较开阔。孩子是很容易学会真诚认错，不用大人刻意去教。因为“胸怀大”这样的品质，用语言是很难教的，只能父母用“身教”！

在我身边，观察到太多出现明显问题的家庭都有一个通病：父母通常都不会道歉！尤其是爸爸，男人天生傲骨，似乎更难低头。通过实践我发现，其实道歉不代表低人一等，更不代表“怂”。相反，勇于真诚道歉是一种优秀的人格品质。只要勇敢地迈出这一步，身边就有更多的人愿意接近和支持你，这一步就是人生的捷径。

【读者参与】来吧，回忆一下，自己有过真诚的道歉没有，不出意外的话，真的不多。如果你已经学会了道歉，有机会尝试一下，你会发现这比硬扛好太多了。

如果竞争、合作只能二选一，这个世界最需要的是什么？

竞争真的存在吗

【学习要点】多维度了解竞争，看清楚心理竞争具有极大的危害性，从而主动远离。

【生活观察】生活中竞争真的存在吗？看到这个问题，你会觉得奇怪吗？我在实践中问过很多人，大家的回答都是："这还用说，满世界都是竞争，残酷的竞争，优胜劣汰！"我让他们举例，他们举出中高考、经商、考公务员、评职称，等等。我再问：家庭中存在竞争吗？范围再小一点，夫妻间存在竞争吗？好多人一开始就呆住了，接下来就陷入思考中。显然，关于"竞争"问题，这看似极其普通的"大事"就这样被我们忽略了！

【层层深入】我们普通人在生活中看到的、经历的主要就是这三类竞争。

1. 资源之争。升学、商业、求偶等都属于这一类。这类竞争是最明显的，也是最具体、可描述、可测量的。升学的机会、商业的市场份额等都是有限的资源，非常好理解。

2. 意气之争。这大多不为了争"具体"的东西或利益，而是所谓的"人争一口气"。夫妻、朋友、同事、亲人之间的争吵，甚至是陌生人之间的争吵，主要还是为了争"这口气"。具体的利益反倒是次要的，主要就是咽不下这口气。这类竞争有一定的"迷惑性"，表面是在争利益或对错，实际上就是争口气。（相关阅读《对错观》）

3. 观念之争。文化、信仰、观点的冲突都属于这一类。这一类斗争冲突隐藏得就比较深了。表面上看可能是资源或意气之争，实际上深入本质，争的其实是观念。

我们要能够深入“争斗”的内部去看其主要争夺的是什么，这需要先了解上述的三类“争”，然后在事后自己跟自己来一次“内部对话”，这样就比较容易看懂自己为什么会去争。

再来问一个问题：这个世界是竞争主导还是合作主导？换个角度问，大家会更容易看到“真相”，也更容易回答：如果竞争和合作必须去除一个，去除哪一个人类将无法生存？这样问答案就很明显了，对吗？

如果这个范围太大，我们就缩小一点。在一个家庭里，只有父母和孩子这么一个小家庭里，我们就在这个范围内探讨：如果必须去除竞争和合作中的一个，你选择去除哪个，保留哪个？我想每个人都有答案，并且基本上答案都一致。合作是唯一的选择，愿意不愿意都只能选择这一个，否则连孩子也生不出来，人类还有未来吗？

事实上，今天整个人类的政治、经济、文化、居住、婚配等，全部紧密联系在一起了，已经完全无法分开了。无论是从财产、物品、国界等方面，还是从文化、科学、知识、技术、发明专利等方面，都已经完全没办法分开了。就连我现在用来打字的电脑，太多技术和配件都是进口的。再深入一步，现代化的生产，也源于西方的工业革命。人类是站在前人的基础上，一步一步向前的，是人类，不是某个人，也不是某个国家的人。人类命运共同体已经是个不争的事实。这就是“合作”的具体体现。（相关阅读《生命观》）

现在我们的生活里，竞争主要是存在于意识形态的“提醒”中。竞争的作用只在于提醒我们竞争的存在，我们需要不断地去努力与精进。至于具体需要跟谁争、跟谁斗其实都没有多大的意义，也没有必要消耗太多的能量去思考、去做机关算尽的事情。我们不应执着于竞争，而应用“竞争”意识提醒自己保持活力和精进，用合作付出的心态去为人处事。尤其是在自己的专业领域，更要精益求精，努力学习，精进实践，这样自然会有自己的因缘，自己的影响圈，能够让自己更好地活着，更好地为大家服务。

很多企业也读懂了合作才是主流。同行不是冤家，而是良性竞争的朋友，在该携手共进的时候就应好好联手一起合作。甚至是整个产业链的上下游都应进行垂直整合，如果产业链的每个环节都能减小相互斗争和内耗，大家都会获得更多、更合理的利益。“经营之圣”稻盛和夫在并购别的企业的时候，不是压价而是加价，不是并购而是“联姻”，这个做法就是以合作为根本指导思想。

在一个企业的内部，也已经不是“教会徒弟饿死师傅”的时代了。师傅教会徒弟后，师傅会有更多的徒弟可以训练，自己也会成为老师、教练或者领导。我个人的职业生涯就是这样一步步晋升起来的。从普通员工做到总经理，我从来不吝惜将自己会的东西教给他人，只要有人需要，我总是没有犹豫、毫无保留地分享。当你心里没有竞争，没有你死我活的斗争意识，只有强烈的合作意识、和谐共赢的意识，这会让自己节约非常多的精力和能量，把这些能量投入到自己的专业领域，想不快速成长都难！

回到在学校学习这个领域，其实也一样。如果学生也深刻懂得了这个道理，愿意不断地把自己会的东西整理出来分享给同学，那自己掌握得一定会更多更牢固，如果还能够主动讲解给同学，自己的能力也会极大地提升。我在学习运用计算机方面，就是得益于在多年从事计算机软件教学与运用、程序开发、产品设计的过程中不断地分享和教给别人。在帮助别人解决问题的过程中，我们也会遇到大量的新问题，解决一个问题就进步一点，成长就非常迅速，也非常愉快。“助人为乐”，在我的观念里“为”是动词，是制造、创造的意思。

在学校的学习中，真正的竞争只存在升学考试和选拔的时候，但是这个竞争是外部的，和自己其实没多大的关系。你认为竞争很残酷，也是这样学习和考试；你认为大家都是同学，互助协作，不是竞争对手，也是这样学习和考试。差别在于个人的心态的不同，心态不同，学习的快乐程度是不同的，能力提升的程度也是不同的。开心就是开右脑，整个身心状态都会提升到另外一个更高的级别。

竞争对于我而言只是一个意识上的提醒，生活中实实在在的只有合作。通过本文的一番讲解，你的观念有没有一些变化？想清楚这一点，对生活的价值是不可估量的。

【读者参与】请自己静思一下，看看有没有哪个地方“必须竞争”，把它写出来，自己研究并反思一下，这是真的必须竞争吗？这个竞争到了“你死我活”的残酷阶段了吗？

盲目的请教通常无效，这无关谦虚与否，别轻易向别人要建议。

别轻易向别人请教

【学习要点】向别人请教，看起来是“谦虚”，实际上可能是思想上的怠惰，要警惕。

【生活观察】我是个“老师”，经常有学生来“请教”。不明白这个道理之前，我大量的给别人建议，也经常向别人请教。但是我仔细问过自己后发现，这个请教真的没多大用处。现在我开始大量拒绝别人比较随意的请教，我只说：别客套，你自己比我更清楚自己的事情。尤其是孩子一出现什么问题，家长都会来问“怎么办”，就想要些办法回去“对付”孩子，这样的情况非常普遍。

【层层深入】在这里我要告诉大家一个和日常经验“正好相反”的经验：请大家不要轻易向别人请教。我们可以很随意地向别人请教一些信息类的事情，比如问路等，但是对于需要付诸长期“艰苦”坚持的事情，请不要随意去请教，比如怎样才能减肥、健身之类的。在教育方面，更是不要随意请教一些方法回去就用，而是要真正用心地去全面系统的学习和训练。

这里有一个“秘密”要告诉大家，先强调一下这无关道德，无关个人是否谦虚，而是“无意识”在阻碍你。这个秘密就是：别人的建议通常无效！你会“无意识”地证明它是不可行的，或者别人给的建议，你会在简单尝试失败之后就放弃，天然地认为别人的建议是错的，至少是不好的，或者是适合他不适合我的。

比如一个女人很痛苦，因为她老公出轨了，她向你请教应该怎么办，你建议她跟他离婚，这时她会告诉你，不行呀，有孩子，这样对孩子伤害很大。那你再建议她选择原谅，她会说他都出轨了，这么严重的事情，她心理上根本过不去这个坎。生活中遇到问这种“两难”问题的实在是不少，问的人其实不是想要答案或建议，多数人只是想要找个人倾诉一下而已。

再讲一个案例。一个女士一直以来都和老公凑合着过，她自己能够说出来的理由是：没办法呀，我需要他一起帮忙带孩子，我自己一个人搞不定。但是虽然选择了一起过，他们又经常相互伤害、控制。在一起痛苦，离开又不愿意。这个时候她来请教我，我就时不时问一句话：你到底想要什么？只有离婚和凑合着过两个选择吗，还有没有其他选择呢？我提醒她可能有五六个甚至更多的选择，让她自己回去想一想，没多久她自己就会想明白了。婚姻有：好好过、好聚好散、离婚不离家、离家不离婚、相互当陪练、当朋友、当亲人等很多种选择。当事人自己不清楚，自己选择了一种最痛苦的相处模式：心里想分、事实上又合在一起的冲突模式。这才是痛苦的根源，并且是自己主动选择的苦，别人的建议又有什么用呢？

再如我经常遇到的，朋友向我请教怎么教孩子，还会举例说出孩子的一个“缺点”。“叶老师，我想请教一下，最近我的孩子很拖拉怎么办？”像这样的问题其实是非常复杂的问题。孩子多大了？是最近情绪不对，还是日常父母的沟通、教育方式有问题？还是在学校经常被同学欺负，所以不想去学校？因为信息不全，你随便问问，别人也只能是随便答答。通常这类问题都是父母自身的问题，你直接说伤他“面子”，他的无意识会保护自己不受伤，建议会在心里被悄悄扔掉。

最后还有一个提示，如果不是专业的咨询师，普通朋友通常都是劝解、给建议或答案，这无助于他为自己真正地负责任！咨询师在做咨询时，通常会用各种方式提问和启发，让求助者自己找到解决办法，悟通其中的道理。因为方法是他自己找到的，他的“自我保护无意识”就不会起作用，就不会简单尝试，不行就放弃，他就会想尽办法去修正、改进或不断尝试，这样才有助于他自己解决问题。

比较好的解决问题的办法是：自己把问题写出来，最好用一句话描述出来，尽可能精准地描述出来，然后先放一放，过几天再把它拿出来，当作是别人的问题，可以从中间找出关键的地方，自己去深度解读并尝试解决。这是培养自己面对难题不逃避的勇气非常关键的一步。只要心理上有依赖和逃避，问题将会一直存在，甚至越来越多。（相关阅读《心里苦的根源是什么》）

【读者参与】请教的背后通常都隐藏着思想上的怠惰，这个怠惰源于急着想解决问题、摆脱困境，但这恰恰是自己成长的关键时机。借此机会反思一下：我是经常独立解决问题，还是一遇到难题就立刻向他人请教或者放弃？反省后就知道自己应该怎么做了。

知识永远都只是辅助工具而不是目的！

知识的位置在哪里

【学习要点】知识很重要，知识的合理位置在哪里？重要程度应该如何把握呢？

【生活观察】从小到大，我们一直在学校里学习知识，也一直从书本、老师那里吸收知识。知识无处不在！知识似乎非常重要，它占据了我们大量的时间。知识说到底就是记在大脑里的信息，现在信息唾手可得，随时可以查询，但知识的重要性在哪儿？抛开考试，知识最应该被用到哪里呢？这个问题是个“大问题”，却很少有人去好好探索。

【层层深入】知识在我们的生活中应该扮演什么样的角色？知识，不特指从书本上学来的，指的是一切输入到我们记忆中的那些信息。我们在学校读书的时候，从小学的拼音、算术，到大学的高等数学、量子物理，基本上全部属于知识范畴，大家看看这个模型，是不是我们在校学习的主要“原理”？

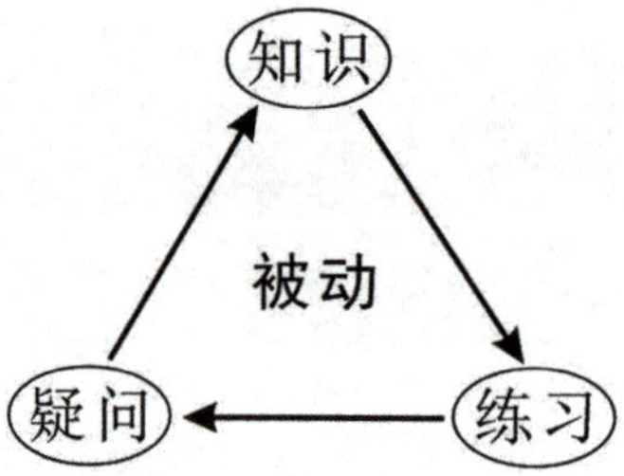

这样的学习有几个典型的“特点”，注意我的用词是特点，不能算是缺点。

- 信息输入集中、大量，能够满足大量获取知识的需求。
- 学习者比较被动，知识是被安排好的。
- 知识传授的过程中，实践和消化吸收的机会少，比较枯燥。
- 知识之间的关联性、系统性比较高，有利于体系化。
- 知识遗忘率高、针对性弱，真要用时容易忘记或者对不上号。

我们来看另外一种学习的模型，这是在实际工作和生活中使用的模型。这个模型很显然是以“观察”入手，也就是以现实的需求入手，以解决问题为导向，过程中缺少什么知识，就查阅、请教什么知识，知识是辅助，当然也是过程中必不可少的信息补充。这个学习模型也有一些与上述知识模型对应的、典型的特点。

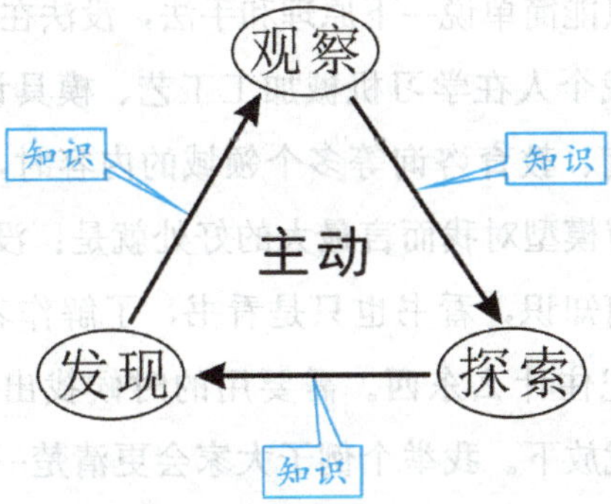

- 信息按需要输入，是点状的，没有什么特定的规律和系统性。
- 解决问题者完全是主动的，获取知识是为了解决问题。
- 在探索实践过程中，不断有新发现，兴致更高。
- 知识之间的系统性弱，知识碎片化，没有体系化。
- 不怕遗忘、针对性强，问题解决了，知识也就可以放在一边了。

我们是“学什么，干什么”，还是“干什么，学什么”，显然，在现实生活中，能够在工作中从事本专业的人比较少，就算从事本专业，学校学习的知识也明显不够用，出来工作后在工作岗位上还是需要大量的学习。

不是再培训，就是业余自觉补充，至少要在工作中要由老带新，不断地学习和成长。当然最关键的是要深刻明白上图中“解决问题＋知识为辅”的模型，在实践中能够不断享受观察、探索、发现的乐趣，学习就是一种高级享受。

我个人有很多值得分享的案例，这里只说一个。2007 年我女儿出生时，孩子妈妈涨奶，奶水出不来，这是很普遍的现象，那个时候没有职业通乳师，医生、护士告诉我们用热毛巾敷和用吸奶器吸。折腾了几个小时，收效甚微。孩子哭着要吃，妈妈疼到哭。于是我就回家用了一个晚上的时间上网到处查阅资料，把乳房内部结构，横切、纵切图找来研究，把乳腺为什么会不通的原因全部搞清楚，把如何热敷、揉搓的手法搞清楚。第二天摸索着、感觉着，通过不断地尝试，很快一部分乳腺就通了，整个乳房软化了，我的信心也上来了。一天做了几次，不到两天时间，乳腺全部通畅了，孩子吃到了母乳，孩子妈妈也不痛了。医生、护士都感到很意外，让我教教她们，但我只能简单说一下原理和手法，没法在别人乳房上尝试。

顺便说一下，我个人在学习机械加工工艺、模具设计、软件开发、数据库设计、心理咨询、教育咨询等多个领域的内容时，基本上都采用这个学习模型。这个学习模型对我而言最大的好处就是：没有学习的心理压力！我“懒得”记住任何知识，看书也只是看书，了解作者在讲什么，有什么启发，压根就没想记住什么东西。需要用的时候找出来，反反复复地看、当场就用，用完了就放下。我举个例子大家会更清楚一些：在五笔打字中，关于字根的知识，学的那个当下打印出来贴在显示器旁边，一边打一边看，3 天左右就练熟了。现在再打五笔，字根表早就背不出来了，但是一伸手照样能够打字。

最后再顺便说几句：因为我没想记住书本知识，没有了心理压力，所以这些年我阅读了上千本书，经常一买就一箱，同一个系列、同一个作者、同一个主题作者我都会买很多，翻着看，看到哪儿算哪儿。还有听书数百本，纯粹为了扩展知识面，通过知识了解生活中不能了解的、没时间、没机会了解的其他领域，这对扩展生命的广度非常有好处。

我有一个很深的感受分享给大家：在心理层面，我们普通人要想生活幸福，只要具备“常识”就足够了！本书讲的多是“常识”，是大家都很容易想明白并亲自印证的常识。对这些常识的了解，就是广泛的阅读，不求记住。这类型的知识最重要的作用是解惑，不知不觉中内心的困惑就少了很多，认知水平也在逐渐提升，但是这跟记住知识是没有直接关系的。

【读者参与】如何开启阅读之旅呢？从自己感兴趣的领域、题材、形式开始吧，就算从时尚杂志、武侠小说开始也未尝不可。总之，开始吧！

人生如梦，这是感叹，还是真实如此？

此刻是醒是梦

【学习要点】尝试去看懂“人生如梦”，没有醒过来的人，看似醒着其实也是梦。

【生活观察】应该绝大多数人都会做梦，我们都有做梦的经验。做梦有好多特点，让我们一起来观察、回忆一下梦境。在梦中的人，大多并不知道自己在做梦，就算梦中有人告诉他“醒醒了，梦是假的”也根本没用。梦中人从不怀疑那些夸张、虚幻的东西是真的，甚至去世多年的亲人还会在梦中出现，也可能梦到自己会飞、拥有什么样的超能力等，再怎么荒唐的事在梦里都感觉是真的。如果是噩梦，在梦中同样也会被惊吓，有时候也会重复做像连续剧似的、有延续性的梦。但不论梦中是什么，只要一醒来，不用任何解释，不用多久，梦境造成的影响就会全部淡化直至消失。

【层层深入】大家应该都听说过“人生如梦”，那么请问此刻，就是在你看这些文字的当下，请问你此刻是在梦中，还是清醒中？

笑话！都能看书、看文章，当然是醒着。说人生如梦，他们从正常的生理角度来看，肯定是醒着的，但从心理角度看，却很可能是昏睡的。不信我们用大家都有的经验来探讨一下。梦有以下的特点，我们来看看。

1. 在梦中的人，是不知道自己在做梦的，只有醒过来之后才会发现：刚才那只是做了个梦。请问问自己，我如何确认我醒了呢？是要捏一下大腿看看疼不疼吗？这是在生理角度，那在心理角度呢，你如何确认自己是醒的呢？我们很容易看到一些信息，有人被骗子骗了，说是孩子生病了，需要转钱，急着转账。这时有人提醒他，你跟孩子的学校确认了吗？孩子有学校、老师、同学，怎样都会有人管！他跟孩子的同学联系，听到孩子的同学说他们在一起呢，孩子只是手机丢了。这时他才如梦初醒！很多时候，我们的意识被环境催眠和主导了，没有了主动自觉的意识，不知不觉被牵着鼻子走。

2. 有的梦感觉起来很长，尤其是让人害怕或痛苦的噩梦，醒的时候一看时间，才过了半小时。有的梦感觉起来很短，特别是让人愉快的梦，明明醒了，我们还想再“睡”一会儿。现实生活中不也如此吗？痛苦的时候觉得日子特别长，快乐的时候觉得日子特别短。其实时间的刻度是基本恒定的，一小时就是一小时，长短只是个人的感受而已，感觉本来就虚无缥缈，和梦境没什么差别。生活中有的人一生都在“赚钱”，他被“困在贫穷的噩梦”中，直到年纪轻轻就得了重病才恍然大悟，人生再没有比健康更重要的东西，原来自己一直在追求错误的东西，思想和灵魂都睡着了。

3. 梦里的一切都很逼真，在梦中能够感受到实际生活中的一切感受，甚至是梦中出现的人、事、物在实际生活中也全都有。那应如何区分哪些是在梦里，哪些是在现实中呢？我们看 6 岁前的小孩子，身边就有一个看《西游记》，看到孙悟空拿着棍子，弓箭步一跳就起飞，他也真的拿着棍子，从二楼“飞下去”，幸好楼层低，又是泥土地，否则后果不堪设想。6 岁前的孩子相信神话、童话等都是真的，你相信吗？有一支大学足球队，平常几乎没有输过球，有一次输球了，那个班级的男生们喝酒痛哭，简直痛苦到“痛不欲生，无以复加”的地步了，这是多大的挫折呀！当事人很多年后讲起这件事，说这简直是“最美丽最痛苦的笑话”！年轻又何尝不是一场梦，一点一点在苏醒。

4. 梦字，经常和别的字一起组词，比如梦想、梦寐以求。生活中，我们特别容易看到二婚、三婚，甚至结过更多次婚的女人，她们多在追求什么呢，多在追求美好的爱情故事，一直在做着“公主与王子”的美梦。我们也常看到不少男人在拼命赚钱，当他们赚到很多钱时，最终也会做起“王子”梦，梦想被一群美丽的公主围绕着。而在现实中，家庭、婚姻、感情，都要踏踏实实地经营、都要认认真真去付出，这和种树养花没什么差别，都要花心思、用心去养护。不这么去做，那就是在“梦想”，是在做着“白日梦”，这个白日梦还特别难叫醒，除非被现实撞得粉碎才会醒，应该说才愿意醒，否则就会一直装睡。

5. 梦，有时候很“荒唐”，甚至夸张到简直是笑话的地步。但是当我们没醒的时候，完全不会觉得它荒唐，甚至连一丝丝怀疑都没有，因为在梦中我们几乎没有怀疑的能力。在生活中，各种荒唐我们也能了解到不少。在生活中，因为一件件极小的事情，夫妻相互纠缠、痛苦不堪。纠缠在其中的人，坚定地认为那是非常大的大事。例如：一个女人，在一个下雨天，夫妻一起下楼，丈夫到了楼下打开伞就往雨里走，她就在后面 10 米左右的位置，丈夫没有等她，她快跑几步钻到他的伞里，然后就开始各种联想：他完全没想到我，是不是嫌弃我了，是不是外面有人了……于是到了车上她便开始使劲折腾，结果差点出了车祸。

这个女人到了 50 多岁的时候，给我讲她的这段经历，完全是当笑话讲的！事实上那天她老公心里想的全是到了公司要怎么做事，完全把当下给忘记了，所有的事情都是她一个人用强大的想象力想象出来的。她给我讲她的故事时，自己也笑得很开心，为了“一个想象出来的可能”差点毁了一个家，甚至是两条命，真是够荒唐的。

还有一句话“这个世界傻瓜很多，骗子少到实在不够用”，这句话很刺耳，非常难听。但现实中多少骗局，怎么骗都有人信。我身边就有“花 20 万装修房子，三年返回 20 万”的案例，对方声称是新时代的互联网装修，用大数据赚钱，所以能够返回这么多钱，结局可想而知，上当的还有不少是企业老板。没有独立思考的能力，被世俗普遍错误的价值观带着跑，或者人云亦云、盲目从众，这和在睡梦中基本没差别。

6. 梦，有时候也会像连续剧一样，有碎片式的梦，也有会连成一个剧情的梦，还有同一个梦做很多回的。还有一些梦，梦境记得清清楚楚，醒过来之后，完全能够复述，甚至能够把梦到的内容拿到生活中来运用。有人称之为“梦的启示”，灵感的来源。生活是更丰富多彩的梦，难道不是吗？很多人活在“过去”，总在回忆过去，活在过去的“阴影中”，活在过去的“辉煌”中。还有些人活在“未来”，天天在写计划，经常找人探讨伟大的梦想。我认识不少的梦想家，很多年过去了，他却还在原地踏步，甚至是倒退。他们总认为下一个梦就会是真的。梦想会成真，那是干出来的，不是梦出来的，梦中人都会想要在梦中就实现梦想，不需要努力去干。

后悔过去（活在过去）、幻想未来（活在计划中）、迷失当下，这就是“现实梦境”的典型特征。活在当下的人，是醒着的，是明白“基本原则”的，是明白“客观规律”的。最典型的特征就是：有独立的思考，不会人云亦云，不会从众如流，知道自己是谁，知道自己几斤几两，既不会好高骛远，也不会鼠目寸光，既不会妄自菲薄，也不会得意忘形。

最后，让我们来检验一下，自己是醒着的还是睡着的。只要问自己一个问题：我有没有时常对自己的所作所为“认真反省”，有没有发现自己过去很多事情错得很“搞笑”呢？如果有，说明自己一直在觉醒中，如果没有，基本可以确定，自己一直在昏睡中，只是这个昏睡自己完全不自知，因为在梦中，怎么知道自己睡着了呢！

梦是大脑意识的活动，是自动化的运作。我们没办法在睡前设定做什么梦，也没办法在梦中选择做什么梦。梦是自动化的、无意识的，那醒来后的生活呢，一定有意识吗？我的经验是：大多数人是无意识的，是被整个社会集体意识同化的，是从众如流的，他们并没有自己的主导意识。还有更多人在被生命底层的无意识控制着，自己根本不知道自己在做什么。（相关阅读《夫妻观》《对错观》）

【读者参与】想一想，有没有一种错误是你经常重复犯的，有没有一种痛苦是大量重复出现的？反反复复地出现，这很值得引起注意，静下心来好好想一下，然后启动自己的主导意识，这样就不会沉睡在梦中。

每个人都活在自己观念的囚笼中！

是什么困住了我

【学习要点】看懂我们是怎么给自己挖坑的，看懂了就立即从中跳脱出来。

【生活观察】“工作太忙，我实在没有时间学习”“我全职在家带孩子，根本没有办法工作和学习”“我的学历太低，只能在小公司里干”“这个行业竞争太激烈，根本赚不到钱”“这个东西我根本就不会，怎么可能做得好呢”“从小到大我的数学就没好过，逻辑思维太差，压根没脑子”“你说人和人差不多，这不是成功学洗脑吗，我怎么能跟他比”“《论语》真是太难懂了，都是文言文”……此类的话，我想我们都听过很多，甚至有些自己也经常说。

【层层深入】我们来推敲一下，上面这些话都有哪些典型的特点呢？

1. 自己一直认为是对的。

2. 自己经历过，有经验验证，比如没文凭去大公司面试被拒绝过。

3. 有自己坚信不疑的“道理”做依据，比如要做什么行业什么岗位，首先要先学会再去。

4. 有从不怀疑的逻辑，比如数学差就是逻辑思维不行。

5. 习以为常，根本不会去质疑这些“道理”和结论。

我朋友中有一位非常焦虑的妈妈。她说儿子五年级了，整天不学习，那不就完了吗！交流过程中她一直在强调没有文凭将来怎么可能有好的工作呢。我尝试跟她交流，告诉她很多人没上过学也活得很好的案例。她又说，那是个案，我们大部分人不是这样。我听明白了，“大部分人”，也就是“从众如流”的比较正确。她认为孩子不读书，那肯定不行！孩子有一点风吹草动她就焦虑不安，整个人处于十分焦虑的状态，甚至已经到了濒临崩溃边缘，一边说一边流泪不止。

在这里，我们不探讨读书有没有用，因为这个不用探讨，标准答案是：“对有的人有用，对有的人没用！”我们要探讨的是：她是怎么焦虑的，焦虑的根源是什么？换句话说，她被什么东西困住了？

有些人听说过“黑天鹅定律”，立论是“天鹅都是白的”，我有100万只白天鹅来证明这个结论是正确的。但是，只要出现一只黑天鹅，不论白天鹅有多少，黑天鹅一只就够。在数学中这叫“反证”，只要有一个“反例”出现，原结论就会被推翻，这是常识。

现在，我们用这个常识来验证一下自己的思维。我们的经验里有100位学习不错，后来工作不错的“白天鹅”；也有少数没上完大学或者大学学得很差的“黑天鹅”。轮到我们自己的孩子时，我们知道他是白还是黑，你有预见的能力吗？有，预见的依据是推理，推理的依据是因为大部分天鹅是白的。

再回到学校看看，所有的学生都是学习好的学生吗？换句话说，所有的学生都适合在学校读书，适应体制教育到大学毕业吗？结论肯定是统一的：谁也不敢说全部，因为事实在那里摆着呢，事实会打脸。推论是什么呢？肯定有一些学生学习会掉队，会因不适应这样的学习而离开，这也是正常的，对吗？这个结论也没问题，也没有人反对。最后一步，这位妈妈焦虑的点在这里：因为不是你的孩子，所以你不焦虑，但这是我的孩子！关键的时候，我问了一句：为什么不学习的一定要是别人的孩子，不是你的孩子呢？

她坚持道：为什么掉队，甚至是退学的孩子，是我家的孩子呢？

我再反问：你如何确定，掉队不能是你家的，而应该且必须是别人家的呢？

她僵住了，因为她压根就没想过！

我为什么要这么问呢？这和她的焦虑痛苦有关系吗？

你现在看懂她焦虑痛苦的根源了吗？如果还不明白，我们就再深入一步，如果这个孩子本来有自闭症，现在能够去学校读书，哪怕是考最后一名，这个妈妈是不是已经很高兴了呢？看到这里有没有反应过来呢？

显然，我们都希望自己的孩子好，也没有主观恶意希望别人的孩子不好。但是在生活中，我们根本不接受、不承认自己的孩子也可能出现各种偏差。一旦出现偏差我们就会焦虑痛苦。这里就存在一个客观现实和主观期待的冲突，这个冲突就是自己给自己制造的障碍。

接下来，回到自己身上，通过对自己能力提升的反省，来看看我们有没有给自己制造过障碍。请向自己提问：最近三年，我在哪一个或哪几个方面取得了长足的进步呢？请列出清单，并评价自己三年前是什么水平，现在是什么水平。

如果不幸的是，三年过去了，你却基本上没学习什么新东西，也没什么长进，就连工作天天在用的知识、软件都没有什么进步，那么请用心找一找困住自己让自己止步不前的关键是什么，并写出来。

当你知道是什么困住了自己，如果真正的原因找对了，当下就能解决，当下就能产生行动的想法。想一想，写一写：我找到的解决办法是什么，接下来我要立即产生的行动是什么？

【读者参与】本文着重给大家展示了一种自我辅导的方法和流程，如果生活中有诸多困扰，请先用一句话描述自己的困扰是什么，尝试把可能的原因都找出来列成清单。深入原因，找到背后困住自己的观念是什么，看破这些观念的虚幻与错误，用正确观念校准自己的行为，这样就会有所突破。

内心富足的人，可以享受清贫；内心贫瘠的人，无法享受富足！

摆脱贫穷当下见效

【学习要点】改变现实生活的贫穷，需要先改变内心的贫穷。

【生活观察】我们大家都知道“钱”很好用，钱不是万能的，但没有钱万万不能——这是这个时代的普遍现象。大家都挤破头想要赚钱、想要多赚钱，尤其是贫穷的人，想要在财富这方面翻身应该怎么做呢，有没有通用的“规律”呢？扶贫为什么要先做文化扶贫、精神扶贫呢？在世界各地都有专业的扶贫机构，大家都有共识：直接给钱、发东西，并不能解决一个地方贫穷的问题，而是要解决环境、条件、教育等问题，尤其强调“转变思想”。这给我们什么启示呢？

【层层深入】我们先来探讨一个浅显的观点：看不见的东西往往决定看得见的存在。宇宙有暗物质和黑洞，这个我们老百姓搞不清楚，但种菜种树，我们搞得清楚，看不见的树根决定看得见的树干树枝等。榕树可以独木成林，也可以种在花盆里成为盆栽，因为盆的大小就限制了根的范围，根就决定了树能长多大。人和人之间，在眼睛看得到的部分，总体差异有，但是不巨大。体型长相几乎一样的双胞胎，个性、特长、成就的差异可能却是天壤之别。

我们一直在培养孩子、培养年轻人，把有形的资源投入到他们身上化作无形的知识与能力，甚至是内心的精神修养。不管我们有没有意识到，我们都在做这么一件事：积累无形的财富。尤其是我们都知道，不能只留下财产给孩子，富不过三代，还是培养孩子的知识、能力、修养、智慧比

较重要。（相关阅读《财富观》）

我们很多人都听说过：财富自由、时间自由、心灵自由。通常也是这么想的：我先好好赚钱，毕竟物质是基础，等我有钱了，我就抽出时间来学习，更多地来满足一下精神的追求，实现心灵的自由。先财富自由再时间自由，最后才是心灵自由。这是大家比较熟悉的顺序，也是很多人在实践的顺序，甚至不知不觉在做的，就是这个顺序。忙着赚钱，说没时间学习和思考的人，基本上都默认了这样的顺序。在现实生活中，如果按照这个顺序来做，多数人连“财富自由”这个台阶还没走完人就已经老了。

我们先来看第一种财富的分类：有形财富和无形财富。房子、车子、现金、金银等都算有形财富；健康的身体、知识能力、亲情关系、思维方式、精神面貌等，都算无形财富。总的来说，有形财富基本上都要通过无形财富来转化和创造。

同理，我们的贫穷，也分有形的物理贫穷和无形的心理贫穷。排除国家大环境的差别，在今天的中国，我们面对的环境是一样的，是国泰民安的太平盛世。物理贫穷基本上都是由心理贫穷造成的：知识、能力、思维方式、精神面貌等，这些方面的匮乏才是根源。避免盲从，请大家自行思考一下：人和人之间最大的差异是不是在这些心理层面，在看不见的部分呢？

在所有看不见的部分，又数“思维方式”，即价值观最隐蔽、作用最大。我们来尝试调整一下价值观，把心灵自由放在首位，时间自由第二，财富自由放在第三。在财富方面，如果我们只要求能活着、保持底线就行，日常生活的费用会大幅下降，打理生活、用来赚钱的时间就会大量减少。腾出时间来，就能够大量学习，尤其是向自己内心去探索和学习。当我们把自己内心的纠结、烦恼、痛苦、愤怒等都搞清楚了，心灵通透、自由了，我们自然就能够专注于学习和工作。这样一来实现财富自由也就只是时间问题了。

我们小时候学的文章《磨刀不误砍柴工》，其实也是在讲类似的价值观。磨刀看似耽误了时间，最终却在砍柴时快很多，自然优劣明显。古往今来这样的故事、寓言等不在少数。

我们来盘点一下，自己拥有什么财富，有没有不错的身体，有没有健在的父母、亲人，有没有孩子，有没有基础知识，有没有基本的工作能力。这些我们普通人都有，所以大家并没有核心竞争力。接下来这些“精神财富”那就不一定有了，对照一下自己：

- 我愿意读书学习，持续不断终身学习吗？
- 我愿意放低姿态，谦虚向别人请教吗？
- 我愿意在业余时间，自己花时间、花钱学习工作上要用的技能吗？
- 我愿意在任何时候都往好的方向去想，保持积极乐观的心态吗？
- 我愿意在遇到困难的时候，坚定地认为“一切都会过去的”，并且持续努力吗？
- 我愿意敞开心扉跟别人交流合作吗？
- 我愿意和身边的人建立良好的关系，为他们真心付出吗？
- 我愿意为自己找准方向，全身心专注一个领域坚持十年八年吗？
- 我愿意先投资学习，暂时放低物质生活标准吗？
- 我愿意断掉无益的社交和在虚拟世界浪费时间吗？

类似的问题还有很多，请认真想想。大家也知道会是哪些内容，这些内容无关一切外部条件，只问自己“我愿意吗？”只要真心愿意，那么你当下就拥有巨大的精神财富！

我来告诉你一个大家都有的，但是大部分人都没发现的“巨大宝藏”，那就是：你的思想本来就是自由的！只要你认真学习正确的价值观，让自己的思想朝着正确的方向去思考和探索，成功自然而然就会到来。同时要提醒的是：因为思想是自由的，你也可以凡事往坏处去想，有事没事找理由来批评和打击自己，把自己批评得一无是处、体无完肤，或者完全不相信自己，这也是思想自由的一种表现。

我们本来就具备思想自由，调整修正价值观，时间自由立即出现，财富自由也就指日可待。你真心读懂了吗？如果还没有，返回去，一条条地去质疑或反驳，最终搞清楚自己是怎么想的和怎么修正的，只要你真懂了，你的心理贫穷就已经去除，物理贫穷的帽子同样很快就会消失。

【读者参与】做一个小练习：请列出本文中的哪些观点和你原来的观点

不同，把它们写出来。

1. 原观点：____________________

2. 新观点：____________________

提醒：我们的防御意识无时无刻不在起作用，尤其怕被“洗脑”，因此会不自觉地抗拒新观点，并将它们直接屏蔽了、扔掉了，这样一来我们就真的会丧失学习和成长的机会。保持开放的心态，持续学习，这本身就是巨大的财富。

第四篇：引经据典篇

把引经据典篇放在最后，有一个初心：我讲的不一定都对，甚至于讲的对错完全不重要，因为有经典作参照，更因为思辨。引发大家自己探索，比被动接收别人的重要百倍。经典是一口老井，怎么抽都有水，本人平时研读了大量经典，东方、西方的都拿来读。现在我把一些经典中的案例和对经典的研讨办法写出来，供读者朋友们参考。

读透这句话，一生通透

【原文引用】子曰："学而时习之，不亦说乎？"（《论语·学而第一》）

【参考译文】孔子说："学习的时候要勤加练习，不也是很快乐的事情吗？"

【学以致用】解读经典通常有几种方法：中规中矩对关键字进行注解（我注六经）、引用作者其他地方的论述互解（以孔解孔）、引用其他经典进行互解（博引旁征）、引用历史名家注解、依据自己的需要进行解读（六经注我）等。我个人没有偏好，是个典型的"拿来主义"，遇到哪个，就拿哪个来用。

"学而时习之，不亦说乎？"这么简单熟悉的一句话，这是《论语》开篇第一句，读后你对《论语》会有不一样的认识，有可能惊喜地发现：原来我是"博士"，甚至是"婴儿"！

先来普及点基础知识，预备一下，否则你会感觉下面讲的内容有些莫名其妙。让我们把这句话中的几个关键字先稍做解释。

"学"也通"觉"，是学习、觉知、觉醒的意思。汉字很神奇，人就两种状态"迷"和"悟"，用一个觉字的两个读音：觉（jué）醒、睡觉（jiào），直接解决了。迷悟本就在一念之间，睡醒了，知道自己醒了就是一念之间。

"时"可以解释为：时时、及时、有时、时间长了、无时无刻等。

"习"说文解字里注释为"鸟数（shuò）飞也"，也就是小鸟在不停地练习飞翔。"习"通常可以解读为：练习、实习、习惯、习性、习气、熏习等。

“说”通“悦”，是愉悦、愉快的意思。

接下来就是一系列“不断升级的版本”，让我们来享受升级的乐趣吧！

小学生版：“学习要及时复习，不也是很快乐的吗?”显然这有点骗小学生的味道，是吧？从我们的经验来看，没有几个孩子喜欢复习，天天学一篇文章、小学六年一直重复20以内加减法运算，那就应该获得无限快乐，这显然有问题！当然学习经过复习，熟练了、记住了，也会有些许快乐，这也是不可否认的。

初中生版：“学习而且能够及时去实习、实践，不也是很快乐的吗?”这个就靠谱多了，学以致用，实践才能出真知。对于成年人来说，学以致用能够提升专业能力、提升收入、增强成就感和获得感，真的会使我们感到快乐！但这样的快乐属于用外部奖励、外部刺激出来的，显然级别还比较低。

高中生版：“学习的时间长了，形成习惯了，不也是很快乐的吗?”这个大家应该也有经验，比如开车，刚开始紧张死了，形成“习惯”之后就轻松愉快了，甚至开着车可以聊天、听音乐等。这个也非常符合脑科学的理论，研究发现，大脑有一个区域叫“基底核”，专门掌管“自动驾驶”，即形成习惯的一连串动作。大量重复同一系列的动作，大脑会让基底核自动接管该动作，接管后遇到这件事时就会“自动化批处理”了，不需要费脑筋，轻松愉快。骑自行车、打字、背乘法口诀都是典型的“动作”，大家都有体验。

大学生版：“通过时时提起觉知，才能破除习惯，用敏锐的观察力觉察到细微的变化，不也挺快乐的吗?”怎么回事，上面讲养成习惯，这里讲破除习惯，想想吧，我们写字、骑自行车、开车、做菜……太多的事情已经养成了习惯，再也没有带着觉知去刻意练习了，也就没有什么进步了，没进步有快乐吗？特别提醒：一旦大脑的基底核接管了，比如写字，那么写字就变成自动化批处理了，如果一开始输入不好，接下来要修改、要写一手好字，那就要更费力气了。原理相同，回到初学状态，带着觉知，认真对比琢磨，大量地细心纠正，还是能够把字练好的，形成一套新的自动化批处理程序，一下手就是一笔好字。这里要强调的是：有时候我们所说的“多年工作经验”，不是有了 10 年的工作经验，而是把 1 年的工作经验重复用了 10 年。我们有时为何长年基本没进步，原因就在这里，破解的办法也在这里。

研究生版：“通过随时随刻的觉知，更微细、更根本的觉知能力恢复了，能够觉察到已经‘化为习性’的深层意识，不再受制于习性，活出生命的喜悦。”比如我们每个人都有“自我保护”的本能、习性，别人给点建议、提点批评什么的，如果没有觉知就会很不舒服，甚至是当场反唇相讥。要破解这些习性，必须在那个当下有清晰的觉知。我们也不愿意生气，却经常生气，这就和习性有直接的关系。觉知能力到了，当心中升起一丝丝不悦的感受时，甚至在感受升起之前的观念冲突也能觉察，这时候驾驭情绪、掌控自己的心情就是自然而然的事情了。这里要强调的是：我们平常学习很多情绪管理、沟通、教育的知识，到了关键时候却用不出来，问题就出在这里，觉知力不够，情绪爆发了，一切归零。解决办法也在这里。

博士生版：“觉知到达了时时刻刻不断，连成一片，处处都能够觉知、体会天地的大美、大爱，生命就无时无刻不处于广阔无边的喜悦当中了。”这个世界不缺少美，只是缺少发现美的眼睛；这个世界不缺少爱，只是缺少敏锐觉知的心。与之相反的就是“麻木不仁”，视而不见、听而不闻、食而不知其味，这对多数人来说是常态。反观一下我们的人生：很多人不知道从哪一年开始，一年只活了一天，却重复了 365 次。单调重复、不知不觉、完全被动，被生活裹挟着走，枯燥乏味到毫无生机。麻木的重复，感觉起来万事太平，同时无事就容易生非。

博士后版：直接连通生命本源的觉知，即领悟到“知”就是生命本体，回归生命本源，我相消失，如同滴水入海。我就是天地，天地就是我，我就是万物，万物也是我，进入无始无终的整体生命状态，正如《道德经》里面讲道：“吾所以有大患者，为吾有身，及吾无身，吾有何患。”连接觉知的本源，自然扔掉对下图中一切的执着，回归“无我”的先天本质。

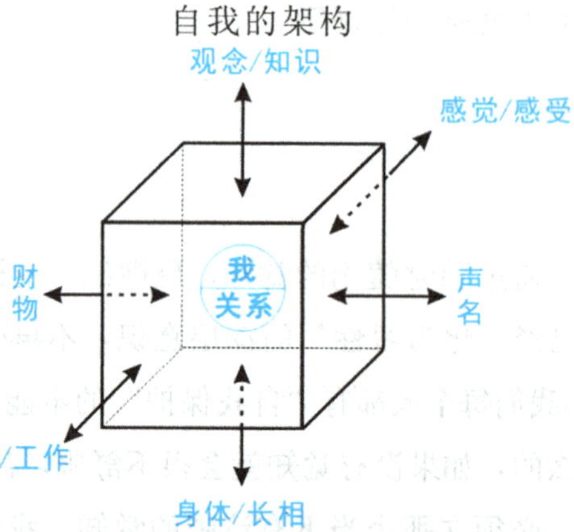

婴幼儿版：天生敏感觉知，天然活在感觉中，没有观念干扰，自然喜悦。复归于婴儿，回归纯真，幼儿天天带他去同一个公园，他天天都开心，大人呢？早就崩溃了吧。

“学而时习之，不亦说乎”！这既是过程，又是目的，也是方法论。把这一句吃透了，就能够“升级打怪”，让生命层层升级，直通生命本源，自在喜悦，一生通透！

【读者参与】自己选择要从哪一级开始，选定后就去尝试吧。

品“五美四恶”，悟“经营之道”

【原文引用】子张问于孔子曰：“何如斯可以从政矣？”子曰：“尊五美，屏四恶，斯可以从政矣。”子张曰：“何谓五美？”子曰：“君子惠而不费，劳而不怨，欲而不贪，泰而不骄，威而不猛。”子张曰：“何谓惠而不费？”子曰：“因民之所利而利之，斯不亦惠而不费乎？择可劳而劳之，又谁怨？欲仁而得仁，又焉贪？君子无众寡，无小大，无敢慢，斯不亦泰而不骄乎？君子正其衣冠，尊其瞻视，俨然人望而畏之，斯不亦威而不猛乎？”子张曰：“何谓四恶？”子曰：“不教而杀，谓之虐。不戒视成，谓之暴。慢令致期，谓之贼。犹之与人也，出纳之吝，谓之有司。”（《论语·尧曰第二十》）

【参考译文】子张问孔子说：“怎样才可以治理政事呢？”孔子说：“尊重五种美德，排除四种恶政，这样就可以治理政事了。”子张问：“五种美德是什么？”孔子说：“君子要给百姓以恩惠而自己却无所耗费；使百姓劳作而不使他们怨恨；要追求仁德而不贪图财利；庄重而不傲慢；威严而不凶猛。”子张说：“怎样叫要给百姓以恩惠而自己却无所耗费呢？”孔子说：“让百姓们去做对他们有利的事，这不就是对百姓有利，施惠于民却无须破费吗？选择可以让百姓劳作的时间和事情让百姓去做，这又有谁会怨恨呢？自己要追求仁德便得到了仁德，又还有什么可贪的呢？君子对人，无论多少，势力大小，都不怠慢他们，这不就是庄重而不傲慢吗？君子衣冠整齐，目不斜视，使人见了就生敬畏之心，这不也是威严而不凶猛吗？”子张问：“什么叫四种恶政呢？”孔子说：“不经教化便加以杀戮叫作虐，不加告诫便要求成功叫作暴，过程中不加监督而突然要求限期完成叫作贼，同样是给人财物却出手吝啬叫作小气。”

【学以致用】我引《论语》这段话来做什么用呢？目的就是给朋友们做个示范，怎么从经典中去吸取“智慧”的启示。首先，学习经典最好先读原文，不求甚解地读，这样起点比较低，没有压力，也可以选择有拼音的版本，这样就不怕读错。读原文会更有直观的感觉，尤其读得遍数多了，更有韵味深厚的感觉，这是读白话文所没有的。打个比方就像喝白水和喝茶水一样，读多了文言文和诗词，品位会明显提升，长期品读经典，再读其他文章的时候自然会有“分辨力”，对文章的审美能力也会直线上升。

其次，读熟原文后一定要去看注解，并且要看两三个版本，避免只有一只手表时间错了也不知道的尴尬。注解的版本最好也是经时间检验的，比较有口碑的名师大家注解。

最后，回归到真知真行、边行边知这个应用的层次。纯粹把经典当作知识来学，那是专家学者干的事，我们普通人学经典，比较好的学习方法是“经常读，常读常新”。生活中遇到什么事，再来读经典，那真会有醍醐灌顶的感觉。就像本文引到的“五美四恶”，当年我作为企业经营者，经营陷入困境，不知道错在哪里、不知道怎么办时，有一天读到这一段豁然开朗！经典就是经典，历经几千年，历史有兴衰，人性无古今！经典对人性的解读，对心灵的启发，是历久弥新的。

生活中有什么困惑，有什么难解的结，不妨读读经典，在不经意间经典会带给你惊喜，并且是一直有惊喜。我有一位朋友是多家上市公司的顾问，他自己遇到什么难题就会去读《大学》《中庸》，而不是怨天尤人，每次总会有意想不到的启示。我自己的体会是：读经典相当于“左手文”，生活中去经历、体验相当于“右手武”，两手才能拍得响。在合适的时机“文”就会自动跳出来提醒自己、启发自己，让自己不断地有所感悟和提升。

我把学习经典的方法推荐给大家，感兴趣的话你也去试试吧。注意别贪多，长期坚持读上一部经典也是好的。经典不特指国学经典，也包括自己行业内、专业内的经典。在经营人生这个角度，读国学经典是很好的，它可以启迪人生智慧，让自己活得更加通透。

【读者参与】想一想先人为什么会这么说：读万卷书不如行万里路，行万里路不如阅人无数，阅人无数不如明师指路，明师指路不如一朝自悟。再想一想：鲁迅笔下的孔乙己读了很多书，却为何成了“孔乙己”；邮差行了万里路，为什么还只是邮差。困住他们的最主要的原因是什么？再结合自身，看看自己最主要的身份标签是什么，职业岗位是什么，从哪里下手才能有突破性的成长呢？

人的一生有三次出生、三次成熟

【原文引用】子曰："吾十有五而志于学，三十而立，四十而不惑，五十而知天命，六十而耳顺，七十而从心所欲，不逾矩。"（《论语·为政第二》）

【参考译文】孔子说："我15岁开始有志于做学问，30岁能独立做事情，40岁能（通达事理）不被外物所迷惑，50岁能知道哪些是不能为人力所支配的事情，60岁能听得进不同的意见，到70岁才能做事随心所欲，不会超过规矩。"

【学以致用】毫无疑问这句话是孔子对自己一生的高度总结。15、30、40、50、60、70岁，这是6个关键的时间节点。我们就这些节点来稍做展开。

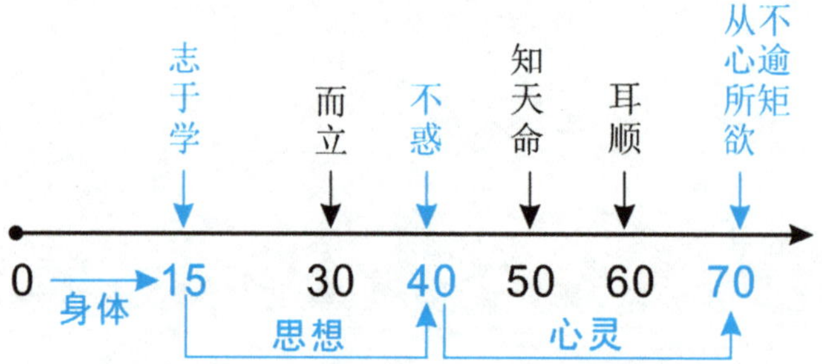

人的一生，有三次出生、三次成熟，这也挺有意思的。第一次出生是

身体的出生，是怀胎十月一朝分娩。到了 15 岁左右身体成熟，这个年纪也可以生育下一代了，故以此为时间节点。

伴随着身体的成熟，思想开始萌芽，开始极力想要脱离母体。人出生后，需要用很长时间去适应社会、学习语言等。15 岁之前都在积累思想的原材料，没有自己认为可靠的思想，主要还是依赖大人的思想来生活，让大人帮助选择，甚至完全被大人安排。到了 15 岁左右，人开始独立了，有独立的思想，这也是所谓的“叛逆期”的原因，孩子想用自己的思想主导自己的生活，不听大人的了。这个时间节点，现在好像有点提前了，这是“早熟”现象造成的。尤其是现在网络信息太多，思想成熟得就更快了。

到了 40 不惑，什么是惑呢？惑＝或＋心，这个或那个，至少是两心，甚至是更多。《道德经》讲少则得，多则惑。选项多了，三心二意，不知道怎么选择了。用《论语》解《论语》吧。《论语・颜渊第十二》中说：“爱之欲其生，恶之欲其死。既欲其生，又欲其死，是惑也。”用白话解读这句就是：爱的时候想要他长生不老，厌恶的时候想要他即刻死去。想要其生，又想要其死，就是惑。这里显然有一个“矛盾”存在：生死不可能同时存在。这就是矛盾冲突，有矛盾冲突就是惑。反之，通透了，没有矛盾和冲突了，就不惑了。没有自相矛盾和内在冲突，就意味着思想成熟了。

伴随着思想成熟，心灵萌芽了。40 岁之前的人总有点没心没肺的样子，大器晚成估计也是这个道理。一直到 70 岁，从心所欲、不逾矩，心无挂碍的时候，心灵算是成熟了。《论语・季氏第十六》，“孔子曰：‘君子有三戒：少之时，血气未定，戒之在色；及其壮也，血气方刚，戒之在斗；及其老也，血气既衰，戒之在得。’”就是说：君子有三个要戒的，年少时，血气未定，容易被诱惑，要戒形形色色的诱惑；到了壮年，血气方刚，正是年富力强的时候，要戒斗，不与人争斗；到了老年，血气已衰，要戒得，不要占有太多的名利权情。到了 70 岁，人生七十古来稀，那个时代活到 70 岁很不容易了。占有太多东西，放不下这些占有，自然无法从心所欲、心无挂碍。

这是孔子的一生，也是普通人的一生，因为都是差不多的轨迹。观察生活可以得知，一般人到了 60 岁，要耳顺那就太难了。到了 60 岁想要做点什么，想要成事多是心有余而力不足了。在这样的状态下，心力不足了，要耳顺更难。注意，过度强调什么就是缺少什么。十五不立志，三十立不住；四十不惑，其实惑得很；五十知天命，基本无知；六十耳顺，一点不顺耳就生气；七十更是挂碍重重。孔子的一生给了我们一个比较完整的“参照物”，即镜子，让我们照见自己，调整自己。

再来讲讲三十而立。很多人讲这个“立”是顶天立地、独立的意思。我个人认为应该和“十五志于学”联系起来理解。十五志于学才能三十而立，但是具体在哪个方面“立”住不动，这中间是需要尝试、换项目的，看下图。

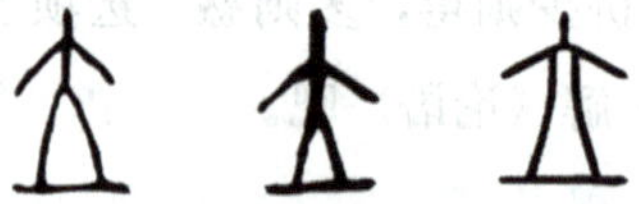

甲骨文　金文　小篆

立的本义就是站立，立就是不行走、不变动了，也用来形容在一个领域扎根，研究点东西出来。孔子自己怎么讲的，看原文：子闻之，曰：“大宰知我乎？吾少也贱，故多能鄙事。君子多乎哉？不多也。”《论语·子罕第九》中，孔子说他自小贫贱，学了很多，会的也很多，经历过很多“行业”很多“岗位”，要不然学不了这么多。现在很多教育学家也讲，不要太早定格，趁年轻多尝试一些可能性，不尝试很难找准适合自己的位子。子曰：“不患无位，患所以立。不患莫己知，求为可知也。”（《论语·里仁第四》）孔子说：别操心没有位子，要操心怎么立得住，别操心没人知道你，要努力具备让别人值得认识你的才德。靠什么“立”住，这也是“立”的关键。

最后来讲“五十而知天命”。子曰：“加我数年，五十以学《易》，可以无大过矣。”（《论语·述而第七》）孔子说：再多给我几年，让我在50岁的时候学《易经》，人生就没有大的过错了。子曰：“后生可畏，焉知来者之不如今也？四十、五十而无闻焉，斯亦不足畏也已。”（《论语·子罕第九》）孔子说：“后生可畏呢，怎么能够知道未来的年轻人不如今天的我们？到了四五十还没什么成就，默默无闻，也就没什么值得害怕的了。”

《论语》里这两处同样提到 50 岁，是因为 50 岁时孔子学《易经》，学会算命了，然后知道了自己的天命是什么。权当笑一笑吧。天命是什么意思，很多人将其解释为天道的意志，也就是人力所不可为的部分。结合“五十而无闻焉”这一句，我得出孔子应该是这个意思：到了 50 岁要知道有所为、有所不为。也就是要知道这辈子到底是来干什么来的，不能再浪费时间了。

在本文里，我想给大家演示的是：对于我们非学术研究的学习者，要大胆地去学，去博引旁征。首要是把自己学明白了，其他的先忽略。毕竟让自己活明白通透，能够提前享受从心所欲、不逾矩，那是多美好的一件事。

【读者参与】如果你也有兴趣从经典中找出一句话来，把能够查到的资料全部检索一遍，自己去有深度、有广度地解读一句“名句”，哪怕就是娱乐自己，也是很有意思的一件事，试试吧。

《大学》真够大，一句顶万句

【原文引用】知止而后有定，定而后能静，静而后能安，安而后能虑，虑而后能得。物有本末，事有终始，知所先后，则近道矣。（《大学》）

【参考译文】有觉知了才知道停止，停止了才能定得住，定住了才能静下来，静下来了心才能安，心安住了才能深思熟虑，深思熟虑才能有所得。任何东西都有本末，任何事情都有终有始，知道先后（顺序、次第），则接近“道”了。

【学以致用】这句话在《大学》开篇第一段，非常多的人能够脱口而出，群众基础非常好。好到什么程度呢？就像空气，视而不见。《大学》是四书中的一部，相传是孔子的弟子曾子写的，已经流传2000多年了。

“知止”这两个字有多“厉害”，我来列举一些“不知”所以“止”不住的例子。在教训孩子的时候，明知道自己和孩子都生气、都痛苦了，但就是止不住；明知道自己已经吃多了，但就是止不住；知道自己在胡思乱想已经几个小时，已经失眠了，但就是止不住；知道自己伤心了，已经哭到胃疼了，就是止不住；知道用对骂的方式和配偶沟通完全无效，就是止不住。可不可以连续问自己三遍为什么，暂停在此处，好好想一想，参与进来一起思考，这样阅读效果更好。

我来举一个真实的例子。一个化妆品厂起火了，刚开始只是一个原料桶起火，操作工人还用嘴去吹、用纸板去扇，结果火势越来越大，3分钟以后，整个厂烧着了，最终导致19人死亡。我看了现场的视频，灭火器就在距着火点10米左右的位置，如果工人是训练有素的，有一念觉知提醒自己

“我要用灭火器”，扑灭那样的小火，1 分钟就足够了。但他们在慌乱之中丧失了觉知，紧张和恐惧绑架了自己。

在生活中，我们也经常深陷各种情绪困扰，如生气、愤怒、焦虑、恐惧等。如果能够有觉知，在这些情绪初生、甚至在情绪升起之前就觉知到，在没有“泛滥”之前及时止住，那么很多冲突都会消弭于无形。这个先知先觉的能力是可以训练的。

先后，始终都是讲顺序、次第，也就是讲循序渐进。懂得了顺序，那就近“道”了，近道就是接近自然规律、事物发展的客观规律。能够按客观规律做事，那等于是“天”在做事，人是丝毫不费力的，只需要做人应该做的一点点事情。知、止、定、静、安、虑、得，七个步骤，本身就是个“完美”的次第。

我们和外界交互信息有五个通道“眼、耳、鼻、舌、身”，对应的是“视觉、听觉、嗅觉、味觉、触觉”。人生下来就有“眼、耳、鼻、舌、身”五种“硬件”器官，但只有硬件还不行，看看《大学》里面还有句：“心不在焉，视而不见、听而不闻、食而不知其味。”《中庸》中也讲：“人莫不饮食也，鲜能知味也。”在生活中，开车错过路口，要找的东西就在眼前却没看见，走路忽然撞到什么东西……这样的“觉”而“不知”的情况，实在是太多了。

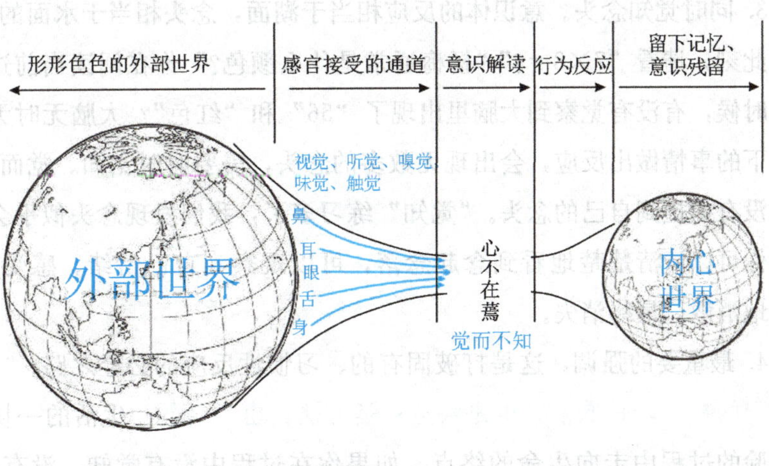

“觉知”，觉是身体具备的能力，知是结果。眼睛看到了、视觉起作用了，但是在中间环节，心不在了，心被大脑里的胡思乱想带跑了，满脑子在想别的事情。觉而不知就是这么产生的。

大家都有这样的经验，不管看了多少书、上了多少课，情绪一冲上来，什么知识也不起作用了。这就是“知”的能力太弱了，“知”得太晚，心中已经汹涌澎湃了，再来“止”，已经止不住了。知止而后有定，止不住，“定”就无从谈起，后面的一切都免谈了，我们还是老老实实从第一步“知”开始做起吧，知了就会止。

接下来讲练习知的方法。

1. 要24小时练习。只要不是睡着了就练习，借助生活中的吃喝拉撒，任何事情都是练习的对象，这和生活中做其他事情没有冲突。特别提醒：专门抽几个小时静坐、走路，效果都太差，因为练习的量不够，并且不是在实际生活中练，相当于在游泳池中练习游泳，实际目标是要横渡长江，这样是很难练出来的。请直接在实际生活中练习，无须切换场景。

2. 练习的关键。打破旧有的节奏和模式。比如在刷牙中练习觉知，可以采用放慢速度、加快速度，或用不同于习惯的力度、顺序来刷牙。甚至习惯用右手的，可以改用左手来拿牙刷。反正就是要有觉知、有意识的知道自己的动作、感觉。一落入习惯的陷阱，自己就不知道了，就会机械化的操作，打破固有的习惯才是关键！

3. 同时觉知念头。意识体的反应相当于湖面，念头相当于水面的涟漪。回到此刻，请看“7×8=?”“杨梅通常是什么颜色?”你在阅读当前这些文字的时候，有没有觉察到大脑里出现了“56”和“红色”？大脑无时无刻会对当下的事情做出反应，会出现无数多的念头，需要时时觉知。觉而不知，就是没有捕捉到自己的念头。“觉知”练习多了，我们发现念头似乎会慢下来，你可以清清楚楚地看到念起念落，可以观察到自己情绪、感受升起，慢慢地消散，最终消失。

4. 最重要的强调，这是打破固有的、习惯性反应的必经之路。这是整个学习的核心，是起点，也是终点；是方法，也是目的！生活的一切就是在体验的过程中走向生命的终点。如果你在过程中没有觉知、没有体验，一味地追逐大脑里的那些观念、目标、理想，从而错过了整个过程，也就是错过整个人生。

知、止、定、静、安、虑、得。觉知到精微、连续不断的时候，自然能够体会到巨大的生命的自由，生活的自由，也就是在哪里、在什么时候都能够慢下来、停止下来。风狂雨骤时立得定才是脚跟。发生任何事情都能够定得住，心就能静下来。心能够时时清静下来，自然会有心安的感受。心能够非常安定，自然想什么和做什么都能够精思熟虑，最终自然有所得。这是最自然的次第，毫无做作的次第。

“众里寻他千百度。蓦然回首，那人却在，灯火阑珊处!”满世界地找方法、学东西，最终却发现这一句足够用了。这一句是最常见却也最容易被忽视的，因为太简单、太没有“技术含量”了，更没有“神秘主义”和“特异功能”，就是最基本的“觉知”。老天跟我们开了个玩笑，玩笑至此结束。回到“觉知”上来吧，这是起点，也是终点；是方法，也是目的！

最后，我们来做一个“自我觉知”的学习，来看看究竟有几个“我”同时存在。我们经常会听到这样的话，甚至自己也会这么说：“我再也忍受不了我自己了”“我怎么这么笨呢”“我打心底里看不起自己”“我什么时候才能搞定自己”……

这些话我们应该都不陌生，有些类似的话甚至是我们的口头禅，时常会从自己心里冒出来。我们来看看这些熟悉的话中包含了哪些视而不见的秘密。

比如在“我再也忍受不了我自己了”这句话中，“忍受”和“被忍受”的是一个我，还是两个我？这和“我什么时候才能搞定自己”这句话很近似，“想搞定”和“被搞定”的是一个我，还是两个我？从物理学的角度和日常生活常识来说，这至少是两个我，如果是一个对象，那么我自己抱住自己的腿，能够把自己抱离地面吗？显然不行，力和作用的对象，必须是两个，这样才能相互作用，这是常识。

那么，问题来了，我们整天想搞定自己、抱怨自己等等，但现实中只有一个我，怎么搞定？生活中我们也很清楚地看到：只要我们想搞定自己、强迫自己、要求自己长期坚持什么，基本上都是以失败而告终。但是，也有少数人能够搞定自己，这又是怎么回事呢？就拿我来说，我从 1995 年开始抽烟，到 2009 年戒掉，戒烟前，每天大概要抽两三包烟。我成功戒烟算不算一个比较成功地搞定自己的案例呢，这是靠强迫自己才搞定的吗？

暂且跳开一下，请大家慢慢再去领悟。

孙悟空是我们大家都熟悉的四大名著《西游记》中的人物，我们都知道他至少有三大本领：七十二般变化、十万八千里筋斗云和火眼金睛。那么请问，七十二般变化我们有没有？估计此刻在看这篇文字的你会立即回答：没有！并心想如果我有七十二般变化，还用在这看书！有空大家去读原著，孙悟空是心猿，白龙马叫意马，合在一起叫心猿意马。《西游记》的作者用的是“隐喻”的方式，即隐藏的比喻。孙悟空用来比喻唐僧的心，唐僧是人，其他都是用来比喻的对象。八戒比喻唐僧一身的坏毛病，所以要戒掉。

既然孙悟空是指人的心，那我们也就有一样的心，一样有七十二般变化。想想也就知道了，我们的心很厉害的，随你“想”变成什么人就在“想象中”变成了什么人，想去哪里，心一下也就飞走了，跟筋斗云一样快。有反思、有觉知能力的人能够很轻松地看到自己的心：能看到自己经常变来变去——经常换工作、换行业、换专业、幻想着成为各种身份的人，这远不止七十二般变化。

细心体会一下，我们很容易发现，至少有三个“我”同时存在。

1. 身体：肉体的我，这是最基础、最明显的载体。

2. 执行者：掌握知识和技术、专注于执行具体事情的我。

3. 评判者：在指挥、评价、评判做得好不好的我。

最“讨厌”的是那个评判者的“我”，对内时常把自己批评得体无完肤，对外时常批评别人，把别人好的意见建议也全都挡在外面，似乎只有他是最好的，其他人都错得一塌糊涂。如果你问我：我知道了，我的大脑里也有一个评判者的我，我该怎么办？我的回答是：不用问我，把他当成眼镜蛇，把你和眼镜蛇关在同一间狭小的屋子里，你自然知道怎么办！

当然，还有一个很难用语言说清楚的“我”，即所谓的真我、大我。在这里我们不作更多的说明，因为这个真我，不论你知道与否、要不要，他一直都在，从来未曾离开过。大家也无须在这里纠结，否则只会变成在文字上、知识上、智性上的无谓纠缠。（相关阅读《什么是心，什么是爱》）

看到了吗？看到自己的评判者角色了吗？请时时警惕这个评判者。觉知，这是件生死攸关的事情！（相关阅读《疗愈自己不需要外部条件》）

【读者参与】你领悟到了“知”的重要性了吗？文中也讲了练习的方法，那就开始练习吧。

君子与小人不是两种人

【原文引用】子曰："君子易事而难说也。说之不以道，不说也；及其使人也，器之。小人难事而易说也。说之虽不以道，说也；及其使人也，求备焉。"（《论语·子路第十三》）

【参考译文】君子容易与之共事，不容易讨好，不合道义讨好不了他，君子用人时，配合做事就行。小人难与之共事，却容易讨好，不合道义地讨好也能够讨好，小人用人时，会求全责备。

【学以致用】在《论语》中有大量"君子"与"小人"同时出现的语句，这显然是对比，但这个对比的用意在哪里呢？最直接的想法是：把君子和小人对比，比较容易发现他们之间的不同。了解这些不同有什么实际的用处呢？我们先来看看，我把《论语》中另外 17 处类似的描述全部摘录在一起，给大家做个集中对比。

1. 子曰："君子周而不比，小人比而不周。"（君子团结人，而不搞结党营私；小人结党营私，而不团结人）

2. 子曰："君子怀德，小人怀土；君子怀刑，小人怀惠。"（君子怀念德政，小人怀念田地；君子怀念礼法，小人怀念财物）

3. 子曰："君子喻于义，小人喻于利。"（君子懂得大义，小人只懂得小利）

4. 子谓子夏曰："女为君子儒，无为小人儒。"（你要做个君子式的儒者，不要做小人式的儒者）

5. 子曰："君子坦荡荡，小人长戚戚。"（君子心胸开阔，能够包容别人；小人斤斤计较，患得患失。）

6. 子曰："君子成人之美，不成人之恶。小人反是。"（君子喜欢成人之美，不去为恶帮凶。小人正好反过来）

7. 君子之德风，小人之德草。草上之风，必偃。（君子的德行好比是风，小人的德行好比是草，风吹在草上，草就必定跟着倒）

8. 子曰："君子和而不同，小人同而不和。"（君子追求与人和谐，而不求相同、不盲目附和；小人追求与人相同、盲目附和，而不能和谐相处）

9. 子曰："君子泰而不骄，小人骄而不泰。"（君子舒泰，却不骄傲凌人；小人骄傲凌人，却不舒泰）

10. 子曰："君子而不仁者有矣夫，未有小人而仁者也。"（君子之中也许有不仁的人吧，但小人之中却不会有仁人）

11. 子曰："君子上达，小人下达。"（君子追求积极向上，小人沉沦向下）

12. 子曰："君子固穷，小人穷斯滥矣。"（君子穷困时依旧保持操守，小人穷困便会胡作非为）

13. 子曰："君子求诸己，小人求诸人。"（君子要求自己，小人苛求别人）

14. 子曰："君子不可小知，而可大受也；小人不可大受，而可小知也。"（君子不可以用小事来察知，却可以接受重任；小人不可以承担重任，却可以用小事来察知）

15. 孔子曰："君子有三畏：畏天命，畏大人，畏圣人之言。小人不知天命而不畏也，狎大人，侮圣人之言。"（君子有三种敬畏：敬畏天命，敬畏王公大人，敬畏圣人的言论。小人不知道天命不可违抗，所以不敬畏它，轻视王公大人，侮慢圣人的言论）

16. 子游对曰："昔者偃也闻诸夫子曰：'君子学道则爱人，小人学道则易使也。'"（子游回答说："以前我听老师说过：'君子学习了道就会爱人，小人学习了道就容易使唤。'"）

17. 子曰："君子义以为上。君子有勇而无义为乱，小人有勇而无义为盗。"（孔子说："君子把义看作是更重要的。君子有勇无义就会作乱，小人有勇无义就会去做盗贼。”）

上面共 18 处同时提到了君子与小人，这显然是人在 18 个不同的具体场景里表现出的不同状态：君子的状态、小人的状态。我们一起试想一下：一包中药可能有 18 味，但很容易找出不同的成分，可一个人呢？君子有几种成分、小人有几种成分？这显然没办法分辨。换句话说：能够说符合这 18 个条件的就是君子，符合另外 18 个条件的就是小人，可以这样说吗？显然不行！

我们再把开头第一段拿来品一下。

子曰：“君子易事而难说也。说之不以道，不说也；及其使人也，器之。小人难事而易说也。说之虽不以道，说也；及其使人也，求备焉。”这里展示的是人在面对与人共事、被讨好取悦、用人这三个不同场景时的不同反应。孔子把容易共事、不易讨好、不求全责备的行为称为君子的表现，把相反的另外三种表现称为小人的表现。这样来看待君子和小人有什么好处呢？好处就是不僵化、不贴道德标签。在生活中道德评判是最容易激怒别人、造成人际冲突的。谁都不喜欢被贴标签，但却喜欢给别人贴标签，这是一件很矛盾的事。

生活中大量的烦恼来自于人际关系中的冲突，冲突很多又来源于“评判”，尤其是道德评判。我们可以说某人在某个具体的事件中，呈现的是什么样的行为，导致的是什么样的结果。但是，却别说某人是什么样的人，更别说他这样做就是小人。这样来理解“君子”与“小人”，只是行为状态的呈现，不是人的本质。这样理解问题对自己来说也是个很大的认知提升，不会对人失去信心，就不会对人绝望。尤其是对亲人、家人。因为不是本质，只是行为、现象，都很容易修正、提升。

【读者参与】对照本文，定位到一个经常让自己难受的人，反省一下自己是不是在不知不觉中把对方定义为就是怎样的一个人，并确信无疑地认为对方不会变了。尝试改变一下，把对方具体的、代表性的行为列出来，和对方去沟通，在具体的行为中了解对方的看法、价值观，从而学会换位思考，达成和解与共识。这是破解“僵化”的人际关系的不二法门，试试吧。

此“道德”非彼“道德”

【原文引用】故失道而后德，失德而后仁，失仁而后义，失义而后礼。夫礼者，忠信之薄，而乱之首；前识者，道之华，而愚之始。（《道德经·第三十八章》）

【参考译文】所以说，失去了“道”才讲“德”，失去了“德”才讲“仁”，失去了“仁”才讲“义”，失去了“义”才讲“礼”。“礼”就是忠信最薄之处，是“乱”的开始。前人留下的知识，是道的精华，对于后人却是愚昧的开始。

【学以致用】这段话有一个明显的次第“道、德、仁、义、礼”，这个次第就是逐渐地式微、弱化。符合道是最高级别的，其次是德，再次是仁、义、礼。到了礼，就有非常明显的时代、地域特点了。礼仪、伦礼的差异非常大。在中国，20世纪六七十年代女人穿得多、男人穿得少，现在正好相反。礼的变化是随着时间、空间变化而不断在变化的。

义的变化相对于礼就会少一些。古代的大义跟现代的各种“起义”没有本质上的差别，都还是为了有利于更多人、造福更多的民众。仁就更少一些，仁爱、关爱之心也基本没有太大的变化。到了道，那就是“恒道”，背后就有语言很难描述的恒常性。

道在人身上体现为德，德者得也。道是天的事情，德是人的事情。举个最通俗的例子：厦门的夏天温度经常都是30多摄氏度，出门穿短袖和非常薄的衣裤这叫德。也就是说顺应天来行动叫德。这样就解释了经典中“道德”的含义不是我们现在日常用的“道德”。

现在对道德的定义是：道德是社会意识形态之一，是人们共同生活及其行为的准则和规范。道德通过社会的或一定阶级的舆论对社会生活起约束作用。这个道德其实是伦理道德，也就是属于“礼”的层次，和经典中的道德没有什么关系。如果我们能够用心去观察、体会自然规律，按照自然规律来生活，这个层次会更“高级”。

比如天亮了，太阳升起了。阳光照射之下有助于让人清醒，大脑会减少褪黑素的分泌。晚上了，就减少活动，让阳气下降，让身体进入舒缓的节奏，把灯光调暗或者关闭有助于褪黑素的分泌，可改善睡眠。这背后就有自然规律、生物规律。这些规律是老天给的，不是人为设计的。

再如吃饭。吃饭是身体的事情、身体的需要。我们通常会不听身体的而是听大脑的。大脑里装一堆知识，告诉我们该什么时候吃、吃什么、吃多少、怎么吃。还有个妈妈看书养孩子，后半夜还把孩子叫起来吃奶，因为书上写两个小时喂一次。科学饮食我们都不反对，但是首先要听从身体的声音：肚子饿了会叫的，每天 24 小时都是饱的状态，这也不正常。上一顿吃的量多少，要自己有觉知，到了下一顿饭前半小时左右饿了，这样的量正合适。

道、德、仁、义、礼、智、信、情、理、方、法。动之以情、晓之以理、导之以方、绳之以法。比如说讨债吧。对方失去“信”，到期不还了，通常我们会先去讲“情”，都是朋友，不要因为钱伤了感情；不行了再“理论”一番，再不行了会动用调解“方”，最后不行诉诸“法”。这套顺序是我们中华民族几千年不断“优化”完成的次第。个人再强大，也无法抵抗整个文化的基因。我们还是要明白这个次第，主动合理运用这个次第。（相关阅读《“老子”天下第一》）

最后讲一个成语“叫苦连天”。“天呀，我的命怎么这么苦呀！”从字面来看苦是老天造成的，不是人造成的。但现实中我们的体会却是我们的苦是由某个人或某些人造成的，这不是自相矛盾吗？因为我们已经丧失了向内心探索的能力了，所以才会这么认为。比如我天天只有青菜吃，也可以很幸福，可能你天天只有青菜吃，你却觉得被“刻薄”对待了，心里就苦了。同样是吃青菜，一个苦、一个不苦，说明这个感受和青菜没关系，和人有关系。这个会觉得苦的机制、内心能够感受到苦的能力就是老天给的。但只要你愿意，不依赖任何人、任何条件就能疗愈自己，解除心中全部的苦，不是局部而是全部。老天制造的苦，就用老天设定的原理去解除，这样就对上了。（相关阅读《疗愈自己不需要外部条件》）

【读者参与】静下心来，花些时间好好琢磨一下这个次第：道、德、仁、义、礼、智、信、情、理、方、法，琢磨明白了，我想你也会“会心一笑”。

经典也把人分等级吗

【原文引用】上士闻道，勤而行之；中士闻道，若存若亡；下士闻道，大笑之。不笑，不足以为道。（《道德经·四十一章》）

【参考译文】上士听闻大道，会立即付诸行动；中士听闻大道，会似有似无，意思就是将信将疑；下士听闻大道，对它报以大笑。不耻笑它，它就不足以称为大道。

【学以致用】这段话我查询了大量的资料，发现大量的解读中有两个“严重”的偏差值得认真推敲和质疑。第一个偏差是：上、中、下士，是把人分等级吗？第二个偏差是：这段话的目的是在讲人，还是讲道呢？相信看完这篇文章大家自己就会有答案。

首先，上士、中士、下士这是分等级，有人说人分三六九等，也有人说人生而平等。分等与分类，这是显然不同的，但我们很多人把它们混淆了。等级有道德评判的味道，分类就没有这个味道。

对比下面两个分类。

上士闻道，勤而行之；中士闻道，若存若亡；下士闻道，大笑之。不笑，不足以为道。（《道德经·四十一章》）

孔子曰：“生而知之者，上也；学而知之者，次也；困而学之，又其次也；困而不学，民斯为下矣。”（《论语·季氏第十六》）

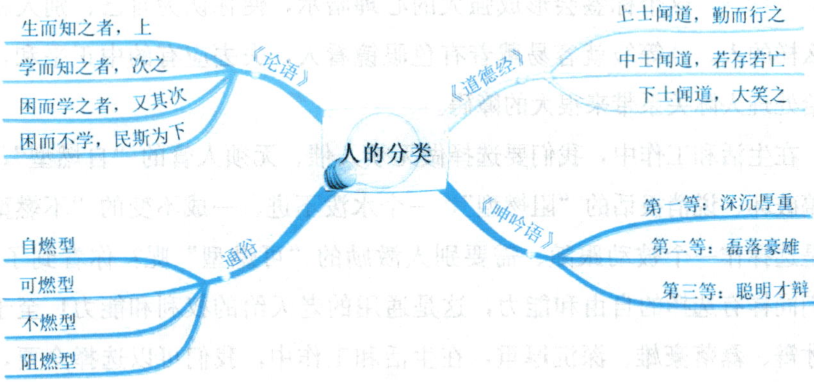

分类是为了认知，为了更好地选择。就像我们去超市、书店，那么多东西，没有分类，肯定不方便选择。但分类与分等有什么区别？明代吕新吾在《呻吟语》中也有把人分三等的论述。《道德经》中上士、中士、下士，是不是也有高下之分，也有三个级别呢？

我在学习《道德经》的时候，看到这三句话时就在琢磨：我自己是哪一等呢？老师叫我干什么，我都在犹豫和权衡利弊得失，显然最多是将信将疑的中士。当我看到我给自己的评价、用所谓的事实依据给自己贴标签时，觉知到这里，我在那个当下就明白了：我不要给自己贴标签，我要自由选择，我有选择做上士的权利和能力，这只是个选择的问题。

子曰："我非生而知之者，好古，敏以求之者也。"（《论语·述而第七》）生而知之、学而知之、困而学之、困而不学，是四个分类。孔子讲"有教无类"，教学不挑人，因材施教。孔子的学生中确实也什么人都有，颜回穷，子贡富，宰我懒，子路莽撞，等等。孔子说他自己不是生而知之这一类，是学而知之这一类。而我对照了一下，我最多是困而学之，甚至很多方面都是困而不学。惨了，我怎么这么不爱学习，刚愎自用呢！一念之差，我又发现，我又在找机会给自己贴标签，伤害自己。重新来过：我从此时开始学习，不知道就思考，不知道就学习，不知道就问，那我不就可以自由选择了吗？于是我选择学而知之，开始各种学习，享受学习 10 多年一直到现在。

讲到这里，你应该明白了第一个偏差的危害：不要给别人或自己贴分等级的标签。这个标签会形成强大的心理暗示，使你认为自己、别人就是什么样的人。分等级就容易戴着有色眼镜看人，失去应有的中正平和，也会给处理人际关系带来很大的障碍。

在生活和工作中，我们要选择做无须人催、无须人管的“自燃型”，故意搞破坏、说消极话的“阻燃型”，一个水泼不进、一成不变的“不燃型”，还是选择作一个被动跟随、需要别人激励的“可燃型”呢？你看到了吗，我们同样有选择的自由和能力，这是通用的老天给的权利和能力！至于聪明才辩、磊落豪雄、深沉厚重，在生活和工作中，我们可以选择全要，为什么只选择一个呢，有谁规定只能选择一个吗？这就是惯性思维的局限，你突破了吗？

再看这句话：“上士闻道，勤而行之；中士闻道，若存若亡；下士闻道，大笑之。不笑，不足以为道。”前半句排比句，上、中、下士排比，最后加了半句“不笑，不足以为道。”这半句似乎是小结，用前面的排比来说明什么是道。换句话说，这段话不是用来给人分等级的，而是借三类人的不同反应来反衬说明道是什么。结果落到了这里：会被下士大笑的，才足以称为道。这似乎更接近原文的本义，这段话的目的是讲道，不是讲人，不是把人分等级。

学习别人是为了照见自己！读书也一样，不是为了从书中找几句话把它当作“金科玉律”或者“道德准绳”，更不是把很多“道理”拿来当生活的“条条框框”把自己框死在那里，那就学得太偏了。甚至用书本中的句子去评判家人朋友，那就更离谱了。学习就是为了照见和了解自己，从而在内心深处达到一种“领悟”，最终自然转化自己。

【读者参与】生活是一系列自我选择的总和。打开僵化的惯性思维，大胆选择自己的生活模式，优化自己的选择，进而就能优化自己的生活模式。在自己的内心也给自己做个选择，开始吧。

如何三省吾身？小心变自责与愧疚

【原文引用】曾子曰："吾日三省吾身：为人谋而不忠乎？与朋友交而不信乎？传不习乎？"（《论语·学而第一》）

【参考译文】曾子说："我每天都多次反省自己。替别人做事尽心竭力了吗？与朋友相交守诚信了吗？有没有未经验证而道听途说？"

【学以致用】曾子在做自我反省的时候，非常明显的特点是：具体。主要反省这三类的事情：做事、交往、说话。话说回来，人生也就这几类事情比较重要，最多加上一类学习也就差不多全都概括进去了。曾子反省的要点"不忠、不信、不习"都是针对自己的，而不是去"反省"别人。并且反省的点都是内心的起心动念，是可以自己修正的部分，而不是去找客观及他人原因，用此来推卸责任或者伤害自己。

反省中，不要专门挑自己无法改变的事实，如过去已成事实的错误、无法立即具备的条件和能力或先天缺失的短板。责备自己的能力不足，责备自己的长相、出身，还会导致自我伤害。这就不是自省，而是自伤自残了。这只会导致内心的严重自责和愧疚，导致整个状态下滑，甚至严重到崩溃。

我们可以"循序渐进"地进行自我反省，这里列出来几个层次以供大家参考。

1."错事"最粗重。在不知不觉中，应激反应式发生了，事后通过别人提醒，或者平静下来自我反省，才发现"错"了，紧接着进行"批评与自我批评"式的反省与小结。此时往往结果已经造成，或者很难挽回。时机：事后。

2. “错话”次粗重。在话出口的时候没有觉察，看到对方的反应，或者对方的语言和行为反应，甚至是反击，才觉察到自己说错话了。此时话虽出口但整个行为还未结束，此时进行反省和小结，甚至可以立即补救。时机：事中。

3. “情绪”较轻微。在事情的进行过程中，能否经常觉察到身边所有人的情绪与感受发生了变化，当然包括自己的感受变化，实时进行捕捉，不必等到对方都有所表现才有觉知，如果能够进展到此，大部分沟通时不欢而散的局面基本不会发生。惯用的方法是：在自己的大脑里面经常用一个念头去解释另一个念头，经常去“合理化”自己或别人的言行。俗称转念法、阿Q法。时机：事中。

4. “动念”较精微。在动手做事、张口说话、行动发出之前，能够有觉知；做一件事前有清晰的觉知，并且觉知过程的判断依据不再是简单的“对错”“得失”。关键在于觉知说这话的起心动念是什么，角度是利己还是利他，还是假借利他实为利己。此刻的精微觉知很难区分，自己内心都经常会搞不清楚，甚至会不自觉且极力隐藏那个自我为中心的成分。如果经常把别人给骗过去了，自己也因为别人相信自己了，就认为自己做对了，那么没有因缘就很难再精进了，甚至会需要累积到极大的错误发生时才能顿悟。时机：言行前。

5.“念念不断”极尽精微。基本能够24小时念念不断，甚至进入梦境，也能够清晰地使用起心动念来觉知自己的思想和行为。几乎不会长时间走神或者被外界刺激产生剧烈的应激反应，时刻保持精细的、柔和的、没有焦点的觉知。能够耳听八方，眼观六路，并且不会起无谓的情绪反应。遇事已经没有终始，整个生活就是一件事——生活，没有开始没有结束，当然没有事前事后的区别。时机：任何时候。

6. 从心所欲不逾矩。嬉笑怒骂、喜怒哀乐自在表现，外在形式与普通人没有任何不同。但是，内在的那个“知”永不缺席，时刻记得念念清晰。表面波涛汹涌也无碍于内心平静安宁，时刻自在祥和。内在念念清静，无妄无念，不喜不悲。外在没有分别心，万物一体，真正实现心灵自由。时机：无始无终。

我们在学习中经常会把“反省”与“自责”混淆。反省就是逆向觉知，从行为和结果逆向觉知到过程及起心动念。自责是对结果和过程不满意，然后评价、批判自己。生活中我们需要觉知和反省，不需要自责。自责会强化错误的认知及错误的过程，导致错误一而再、再而三的发生。

教育孩子也一样，需要告知、提醒、指导、示范正确的是什么，需要重复指导和示范正确的是什么，而不需要反反复复指责孩子所犯的错误，更别让孩子一遍遍去重复说自己错在哪里。我们需要淡化被纠正的地方，不断重复结果就是不断地重复犯错。很多父母老师压根不知道孩子重复犯错是自己教的和训练出来的。发生这种情况我们应责怪父母和老师吗？冤枉，因为他们也不知道，这就是反省，不需要责备。

【读者参与】回到自己的生活中，看看自己和孩子有哪些重复性的犯错，我们应怎样帮助自己和孩子有效地纠正错误，找一件事先来尝试一下吧。

“呆若木鸡”完全理解错了

【原文引用】纪渻子为王养斗鸡。十日而问：“鸡已乎？”曰：“未也，方虚骄而恃气。”十日又问。曰：“未也，犹应响影。”十日又问。曰：“未也，犹疾视而盛气。”十日又问。曰：“几矣，鸡虽有鸣者，已无变矣。”望之，似木鸡矣，其德全矣，异鸡无敢应者，反走矣。（《庄子·达生》）

【参考译文】纪渻子为宣王饲养斗鸡。十天后，宣王问道：“鸡训练完毕了吗？”纪渻子说：“还不行，它还充满着骄矜好斗之气。”过了十日，又问训练好了没有。纪渻子说：“还不行，仍然对外界的声响刺激有反应。”再过十天，又问，纪渻子说：“还不行，仍然气势汹汹眼神犀利。”又过了十天，又问。纪渻子说：“差不多了，即使别的鸡叫，已经没有任何反应了。”宣王去看斗鸡的情况，果然就像木头鸡了。斗鸡的精神全凝聚在内，别的鸡没有敢应战的，看见它转身逃走了。

【学以致用】对于很多人来讲，对呆若木鸡的理解基本上是这样的：突然间被某人某事惊呆了，像个木头鸡一样，呆住不会动了。或者被吓呆了，不知道怎么回应了。我们先来寻根一下，这个成语的出处是《庄子·达生》。不了解原文含义，那会闹很大的笑话。

比如成语“知足常乐”，大家对“知足”通常解读为要知道满足，知道满足就会很快乐。知道满足这个很难吧，得寸进尺才是常态吧。只不过我们把“得寸进尺”用“锐意进取”等相近的词语替代了。“足”的本义是脚，多大的脚穿多大的鞋，羡慕嫉妒都没用。“知足”引申为自己有多少斤两、自己的位置在哪里等。

看完了原文和译文，也了解了故事的真实寓意，你有什么想法和感受呢？停在此处，想一想，这对我们的生活有什么可借鉴的意义，至少要有一个“学到源头自然明”的意识，凡有困惑一定要追根溯源。

《庄子·达生》中原文讲斗鸡，肯定是隐喻，生活中这个“斗”无处不在。从古至今，大到国家民族之间的战争、战斗，中到部落、企业、家庭之间的争斗，再小到家庭成员之间的斗嘴、斗气，甚至自己一个人独处时，自己还和自己斗，不断地自责自伤。这四类斗争，哪一类是根源呢？或者说我们应该从哪里下手，才能真正地消除这些争斗，避免在斗争中受到伤害呢？

在《庄子·则阳》篇中，还有一则荒诞诙谐的故事：一个建立在蜗牛左角上的国家叫触氏，另一个建立在蜗牛右角上的国家叫蛮氏，两国常常为了争夺地盘而发生战争，动辄死伤数万，血流漂杵，战争中甚至追逐逃敌 15 天之久才班师回国。这当然也是暗讽春秋战国那个动荡的年代。当我们将视角拉高，拉到地球外来看，地球都极其渺小。（相关阅读《生命观》）

我们是普通老百姓，不谈大的，谈点小的，前两类争斗暂时忽略，后两类拿来探讨一下。

家庭成员之间的斗嘴斗气；自己跟自己斗、伤害自己。家庭内斗、自己内斗这两个斗争如果不消除，家庭和谐、幸福生活那就是镜中花、水中月。尤其是孩子，受到伤害是池鱼之殃，他们完全没有自我保护的能力。在家庭中最常见的就是夫妻、亲子之间相互指责，都指责对方有错在先，或者对方错得比较严重。（相关阅读《自己，想说爱你不容易》）

“呆若木鸡”的典故，还告诉我们一个“秘密”，你看到了吗？只要自己呆若木鸡，谁都斗不过你！典故中这只鸡经历了几十天的“内化”，练成了呆若木鸡的定力，我们是否也要练练这个定力呢？训练觉知和定力的方法是什么呢？（相关阅读《〈大学〉真够大，一句顶万句》）

再借用《道德经》里的一句话：“以其不争，故天下莫能与之争。”这是很有深度和力量的一句话。在自己的内心消除了所有的争，泯灭了心中所有争的意识和能量，同样会解除内心一切的烦恼和痛苦。这是非常彻底的一种方法！

【读者参与】你的家庭中的有争斗吗，现在你知道如何解除这些争斗了吗？试试看用“不争”的方式来化解。

“老子”天下第一

【原文引用】故飘风不终朝，骤雨不终日。孰为此者？天地。天地尚不能久，而况于人乎？（《道德经》）

【参考译文】狂风暴雨不可能一直持续，它们是谁做的呢，是天地做的。天地做的都不能一直持续，何况人呢？

【学以致用】老子在这段话中非常明显地进行了“迁移”，他把观察到的天地自然规律迁移到人，迁移到生活中来。这是个非常好用的“观天道，悟人道”的做法。这是以自然为师、以天地为师的做法。我们现在使用的农历里很重要的节气就是观天道悟来的。

《道德经》又称《老子》，据说它现在已经是全世界发行量最多的书之一了。人们在美国著名物理学家爱因斯坦家中的一个书架上就发现了一本已经被翻烂的德文版《道德经》。美国著名学者蒲克明曾说过：“当人类隔阂泯除，四海成为一家时，老子的《道德经》将是一本家传户诵的书。”美国学者芭莉娅认为：“老子的智能是人类的智能。在美国历史上似乎还找不到像老子这样大彻大悟的哲学家。”德国著名哲学家、西方现代哲学的开创者尼采说道：“老子思想的集大成《道德经》，像一个永不枯竭的井泉，满载宝藏，放下汲桶，唾手可得。”德国著名哲学大师黑格尔也说：“道为天地之本，万物之源。老子的著作《道德经》最受世人崇仰。”

这么备受推崇的《道德经》里确实宝藏很多，我们再来学习几则，看看老子是如何从观察自然中体悟到生活之道的。

1. 水善利万物而不争。（水利益天地万物却不与之争功）

2. 三十辐，共一毂，当其无，有车之用；埏埴以为器，当其无，有器之用；凿户牖以为室，当其无，有室之用。故有之以为利，无之以为用。（三十根辐条共一个车轮，车轮轴部位中空，才可以当车轮之用；用泥土做陶器，有器具中空部分，才能做器具来用；开凿门窗建造房屋，有了室内空间，才能做房间来用。所以“有”的部分给人便利，“无”的部分才是真正有用的部分）

3. 江海所以能为百谷王者，以其善下之，故能为百谷王。（江海之所以能让百川峡谷归附，是因为它能低于百谷之下，所以百川峡谷归附之）

4. 曲则全，枉则直，洼则盈，敝则新，少则得，多则惑。（曲则可保全，受压则会直，低洼则会充盈，陈旧则会更新，少取则有所得，贪多则会迷惑）

5. 人之生也柔弱，其死也坚强。万物草木之生也柔脆，其死也枯槁。故坚强者死之徒，柔弱者生之徒。（人出生时柔弱，死的时候刚硬。万物草木初生时也是柔脆的，死了也就干硬枯槁了。所以说刚硬是死的，柔弱才是充满生命力的）

6. 天之道，损有余而补不足；人之道，则不然，损不足以奉有余。（天道是取多的给少的，补其不足；人道则不然，夺取本来就少的供奉给已经占有很多的）

“老子天下第一”，指的当然不是自己在吹牛，而是指《道德经》这本经典的影响力和内涵。我写本文也有两个目的：一是推荐大家去读一些经典的原著；二是借用《道德经》里使用的方法“观天道、悟人道”，让我们自己去观察和领悟。只有自己真正领悟到了，才会在自己的生活中起作用。从“观察”下手，直达“领悟”，这是“一手”生活，不会活成“二手”人类。

君子不器，我们回头看这段“埏埴以为器，当其无，有器之用”，一个杯子，这个杯子之所以可以提供便利，实际上用的不是杯子，而是杯子中间空的部分。细想一下，对吗？杯子中间的空无部分，它是空间，不属于杯子。迁移到人的身上，人的身体相当于这个杯子，要用的是中间空的部分，也就是要“虚心”。一个人如果“自满”了，把自己全部装满了，认为

“老子天下第一”了，这下麻烦了，僵死就没有空间可用了。

回到文章的开头，狂风暴雨是天干的，天都不能这么猛烈的持续，何况我们人呢？看看中长跑吧，一开始就冲刺，很难取得好成绩，而需要合理的分配体力，循序渐进。我们要想实现一个大目标，做成一件大事，这需要很长时间、持续地付出。一开始激情满满，用尽全力，没几天就泄气了。失败的唯一定义就是“放弃”，只要还在坚持中，就没有失败。（相关阅读《坚持观》）

《道德经》里面还有大家非常熟悉的“千里之行，始于足下”“合抱之木，生于毫末；九层之台，起于累土”“天下大事，必作于细；天下难事，必作于易”等句子。这些讲的都是规律。我们在学东西、做事情的时候，要学会把大事分解成小事，把难事分解成简单事。踏踏实实地稳步走，这样成就大事就合乎规律了。（相关阅读《为什么我总是学了却没用》）

读《道德经》学习老子观天道、悟人道的思维，然后自己去观察生活，做生活的有心人，这样就会真正懂“世上无难事，只怕有心人”这句话的含义了。让我们一起打破原有的惯性，打破随波逐流不思考的惯性，重新启动思考，启动自己的主导意识，做自己的主人。

【读者参与】自己留心观察一下“水”都有哪些特性，这些特性对自己有什么启发。我写几条开个头，大家请尝试接着写吧。

1. 水，随方就圆，没有自己的形状。（做人学会随顺因缘，不要固执己见）

2. 水，遇障碍即绕开。（遇到障碍，学会变通，绕着走也是一种方法）

3. 水，覆水难收。（人性水性，人心散了也就难再聚拢）

4. 水，________________

5. 水，________________

6. 水，________________